Quebrando ciclos

Dra. Mariel Buqué

Quebrando ciclos

Um guia para curar traumas intergeracionais

Tradução de Geni Hirata

Rocco

Título original
BREAK THE CYCLE
A Guide to Healing Intergenerational Trauma

Copyright © 2024 *by* Mariel Buqué

Ilustração miolo: Madeline Kloepper

Edição brasileira publicada mediante acordo com Folio Literary Management, LLC e Agência Riff

Direitos para a língua portuguesa reservados
com exclusividade para o Brasil à
EDITORA ROCCO LTDA.
Rua Evaristo da Veiga, 65 – 11º andar
Passeio Corporate – Torre 1
20031-040 – Rio de Janeiro – RJ
Tel.: (21) 53525-2000 – Fax: (21) 53525-2001
rocco@rocco.com.br
www.rocco.com.br

Printed in Brazil/Impresso no Brasil

Preparação de originais
NATÁLIA PACHECO

CIP-BRASIL. CATALOGAÇÃO NA PUBLICAÇÃO
SINDICATO NACIONAL DOS EDITORES DE LIVROS, RJ

B965q

    Buqué, Mariel
        Quebrando ciclos : um guia para curar traumas intergeracionais / Mariel Buqué ; tradução Geni Hirata. - 1. ed. - Rio de Janeiro : Rocco, 2024.

        Tradução de: Break the cycle : a guide to healing intergenerational trauma
        ISBN 978-65-5532-449-5
        ISBN 978-65-5595-272-8 (recurso eletrônico)

        1. Famílias - Saúde mental. 2. Famílias - Aspectos psicológicos. 3. Trauma psíquico. I. Hirata, Geni. II. Título.

24-91371
        CDD: 616.8521
        CDU: 616.895

Meri Gleice Rodrigues de Souza - Bibliotecária - CRB-7/6439

A autora não mediu esforços para fornecer números de telefone, endereços de internet e outras informações de contatos precisos, mas nem a autora
e nem o editor assumem qualquer responsabilidade por erros ou por alterações que ocorram após a publicação desta obra. Além disso, o editor não tem qualquer controle e não assume qualquer responsabilidade pelos sites da autora e/ou de terceiros ou pelos seus conteúdos.

Todos os nomes e características de identificação dos indivíduos envolvidos
foram alterados para proteger a privacidade dos mesmos.

O texto deste livro obedece às normas do
Acordo Ortográfico da Língua Portuguesa.

Para a minha irmã, Lady.
Obrigada por me ensinar a quebrar ciclos,
com o amor no centro. Que possamos continuar
a viver o nosso legado intergeracional.
Eu te amo por toda a eternidade — *y más.*

Sumário

Reconhecimento de sensibilidade 9
Uma nota sobre a ajuda emocional profissional 11
Introdução 13

Parte 1: O que você herdou

Capítulo 1: Você pode quebrar ciclos 25
Capítulo 2: O seu eu superior intergeracional 39
Capítulo 3: O seu corpo se lembra do trauma 49
Capítulo 4: O trauma não curado e você 68
Capítulo 5: Uma herança genética 83

Parte 2: Há camadas nisso

Capítulo 6: O seu sistema nervoso intergeracional 115
Capítulo 7: A sua criança interior intergeracional 132
Capítulo 8: Ciclos intergeracionais de abuso 158
Capítulo 9: Quando o trauma coletivo entra na sua casa 171

Parte 3: Alquimiando seu legado

Capítulo 10: Passando pelo luto da sua linhagem traumática — 195
Capítulo 11: Incorporando a resiliência geracional — 217
Capítulo 12: Deixando um legado geracional — 236

Epílogo — 255

Agradecimentos — 261

Apêndice A: Chá curativo de capim-limão de Mamá Tutúna — 265
Apêndice B: Técnicas de aterramento para curar traumas intergeracionais — 267
Apêndice C: Práticas de cura holísticas — 268
Apêndice D: Meditações sonoras — 269

Bibliografia — 270

Sobre a autora — 286

Reconhecimento de sensibilidade

Nas páginas deste livro, fiz o melhor que pude para oferecer o máximo possível de inclusão a experiências diversas no meu domínio de conhecimento. Procurei ser tão receptiva e prática em minha linguagem e abordagem quanto sou capaz. Todo texto tem limitações, mas espero que você sinta que foi compreendido e legitimado ao ler este livro. Se alguma parte da sua experiência não se conectar com o que foi refletido aqui, espero que possa extrair o que puder deste livro e dar atenção às partes que realmente lhe oferecem cura.

Uma nota sobre a ajuda emocional profissional

Contatar um profissional, como um psicoterapeuta, para te ajudar a revisitar as suas emoções é por vezes necessário quando se trabalha com trauma intergeracional. Isso é especialmente verdade se você sentir que precisa de ajuda para processar algum trauma. Se trabalhar com um terapeuta for do seu interesse ou acessível para você, é uma boa regra geral fazer qualquer trabalho de cura centrado no trauma com um profissional licenciado que tenha formação em trauma e seja receptivo a ele.

Se você ou alguém que você ama está passando por um ciclo de abuso e está à procura de ajuda, existem alguns recursos que podem ser úteis:

- Centro de Valorização da Vida: 188 ou https://cvv.org.br/
- Central de Atendimento à Mulher: 180
- Disque Direitos Humanos: 100

INTRODUÇÃO

Minha avó, minha mãe e eu crescemos na pobreza. Minha avó viveu quase toda a vida na cidadezinha de Barahona, na República Dominicana. Lembro-me de, aos dez anos, andar mais de um quilômetro com ela para buscar um galão de água de uma pequena fonte, porque nem a casa nem a aldeia dela tinham água corrente, uma necessidade básica que muitos de nós não valorizamos. Com seu pequeno corpo de menos de um metro e meio, minha avó carregava aquele galão de água de volta para a sua pequena casa, segurando a minha mão enquanto equilibrava com maestria o pesado vasilhame na cabeça, preservando cada gota da água que tinha recolhido para a família. É uma imagem que nunca poderei apagar da minha mente porque era ao mesmo tempo chocante e humilhante ver como minha avó tinha pouco e, ainda assim, conseguia ser engenhosa. Ela economizava não só cada gota de água, mas também cada porção de comida, os últimos remanescentes dos produtos de higiene que conseguira adquirir e até a última peça de roupa. Compreendia que esse nível de preservação era necessário para sobreviver. Ela teve que viver em modo de sobrevivência durante toda a vida, mas, apesar disso, manteve uma grande capacidade de resiliência. Por causa da minha avó, aprendi o grande valor de preservar não só a água, mas todas as pequenas coisas que tínhamos. Nada podia ser desperdiçado. Por causa dela, aprendi que eu também podia ser capaz de ter uma grande força mental e ser alegre.

Minha mãe, que emigrou para os Estados Unidos aos quarenta anos, com suas duas filhas pequenas, manteve-se fiel a esse espírito de preservação durante toda a vida. Minha mãe sempre foi uma *acumuladora*. Ela guarda tudo, por vezes durante décadas, mesmo que já não seja funcional. Durante a maior parte da minha vida, vivemos em uma comunidade de baixa renda em Newark, Nova Jersey, mas minha mãe sempre achou que tínhamos muito, porque sua infância em Barahona havia lhe ensinado o que era ter quase nada. Por isso, sempre que nossas roupas não serviam mais, um eletrodoméstico quebrava ou quando já não usávamos algum utensílio doméstico, nada era jogado fora. Em vez disso, era cuidadosamente arrumado em uma caixa e, anos mais tarde, quando tivéssemos dinheiro suficiente para enviá-lo à nossa família, seria despachado para a República Dominicana. Com o passar dos anos, caixas que tinham décadas de objetos guardados foram se acumulando em nossa casa. Mas aos poucos aprendi que o que estava sendo preservado de verdade naquelas caixas não era roupa usada ou uma torradeira avariada — era o medo da minha mãe de ficar sem nada. Isso vem de uma mentalidade de escassez, motivada pela verdadeira falta de recursos na infância dela, que se tornou um medo enraizado de não ser capaz de sobreviver, e da culpa de não ser capaz de ajudar a família a fazer o mesmo.

Agora vivo uma vida confortável, assim como minha mãe, mas muitas vezes noto que estou me apegando a coisas das quais não preciso, assim como ela fazia. Tenho vivido com esse mesmo medo e essa mesma culpa. Se eu jogasse as coisas fora em vez de doá-las ou enviá-las para a República Dominicana, seria tomada por culpa. Se eu não usasse algo até a última gota, meu eu interior me cutucaria, sussurrando para mim que eu estava desperdiçando e poderia precisar desse algo, para o caso de um dia ficar sem nada. Apesar de sempre ter tido água corrente em casa, eu ainda vivia com o medo da minha avó de que um dia ficássemos sem água. Eu me agarrava a esse mesmo pânico. O medo da minha família tinha sido transferido para mim, e, de uma forma estranha, eu sentia uma profunda lealdade para com ela quando preservava as coisas. Quando fazia isso, sentia que a honrava. Demorei muito tempo para perceber que a minha lealdade tinha um custo psicológico.

INTRODUÇÃO

Felizmente, porque consegui romper o ciclo daquilo que compreendi ser um trauma intergeracional, fui capaz de me livrar da culpa e do medo quase por completo. E quero que outras pessoas que estão sofrendo consigam fazer o mesmo, para se libertarem da lealdade à dor e fazer a transição para um lugar de liberdade emocional. Para isso, no entanto, essas pessoas devem primeiro reconhecer e se curar através dos laços intergeracionais que elas têm com a linhagem de dor da própria família. Não é fácil, mas é possível, e a abundância que pode vir dessa cura é linda e digna do esforço.

Mas como consegui identificar essa dor como um trauma intergeracional? E o que *exatamente* é o trauma intergeracional?

Tudo começou durante meus anos na clínica de psiquiatria ambulatória de adultos do Centro Médico de Irving da Universidade de Columbia, onde fiz meu doutorado. Eu estava com um cliente, e a sessão… Bem, foi difícil. Poucas coisas neste mundo são tão frustrantes para um clínico de saúde mental quanto chegar ao que parece ser um beco sem saída em uma sessão — e foi exatamente aí que o meu cliente e eu chegamos. Foi um momento em que precisamos ficar estáticos, com uma sensação sufocante de impotência que tomava a sala. Senti que não tinha mais nada a oferecer ao meu cliente, porque a minha formação, por mais sólida que fosse, não havia me preparado para o que estava acontecendo naquele momento.

De repente entendi a razão do nevoeiro. O meu cliente era portador de culpa intergeracional, tristeza, mágoa, depressão, ansiedade — a lista não tinha fim. Não estávamos apenas trabalhando a dor do meu cliente. Estávamos trabalhando os fardos emocionais de sua família e de seus antepassados, pessoas que não estavam na sala conosco durante a sessão e que talvez nem estivessem mais vivas. Esse foi um *grande* desafio terapêutico. Nenhuma formação consagrada em psicologia ocidental havia preparado adequadamente nenhum de nós, clínicos de saúde mental, para tratar clientes com traumas intergeracionais. Não existe nenhum manual para quando os clientes vêm até nós com as feridas emocionais de toda uma linhagem de integrantes da família.

Senti o peso das gerações que entraram naquela sessão de terapia com o meu cliente. Naquele momento do nosso percurso terapêutico, a única maneira de atravessar aquele nevoeiro denso era enfrentando as gerações de dor com que estávamos lidando. E, por mais difícil que fosse, eu sabia que tínhamos de aprofundar o trabalho.

O que percebi a partir dessa sessão me transformou para sempre. Daquele momento em diante, todos os dias, pensei sobre cura geracional. Refleti sobre como uma pessoa pode carregar traumas que não foram vivenciados durante a própria vida. Perguntei-me como o trauma podia ser transmissível de uma pessoa para outra. Fiquei curiosa sobre as diferentes formas de transmissão de traumas entre gerações. Será que se parecia apenas com a história desse cliente ou havia outras variações que podiam aparecer em nossas vidas? Minha mente girava à procura de respostas. Senti-me pressionada a ajudar o meu cliente a se sentir melhor, mas também me senti pressionada como clínica a encontrar um protocolo de cura que pudesse ajudar inúmeras outras pessoas que estavam sofrendo dessa forma. Essa sessão foi um momento decisivo na maneira como abordei o meu trabalho clínico. Minha missão desabrochou: encontrei meu propósito de compreender melhor o que fazer quando uma pessoa chegava com a dor emocional de uma família inteira e o desespero de curar essa dor.

Como cientista que sou, decidi investigar que práticas precisavam ser usadas para ajudar essas pessoas — ou seja, pessoas como você e eu — a curar gerações de feridas, a se libertar das respostas traumáticas que nossas famílias e comunidades têm vivido e substituir essas respostas traumáticas por estratégias de sobrevivência saudáveis e flexíveis.

O trauma intergeracional é a única categoria de trauma emocional que transcende gerações e que pode ser vivenciada por vários membros da família. Mas como esse trauma pôde se mover através de gerações da sua linhagem familiar até te alcançar? Sabemos agora que existem dois modos de transmissão. O primeiro é através da sua *biologia*, ou, mais especificamente, das suas expressões genéticas, que são herdadas de cada um dos pais. Isso significa que, se um dos seus pais sofreu um trauma, esse trauma pode ter te alterado de maneira tão profunda a ponto de aparecer em seu código genético. Você pode ter herdado esses genes, de modo a ficar mais vulnerável ao estresse e ao trauma.

O segundo modo de transmissão é através de experiências que afetam a sua *psicologia*, como falta de sintonia com cuidadores, rejeição, relacionamentos abusivos, adversidade extrema, opressão e o sofrimento que você vivencia durante a própria vida. É assim que o trauma é transmitido de um cuidador para uma criança ou da sociedade para uma pessoa, através de *comportamentos e práticas*.

No entanto, o trauma intergeracional pode ser rompido, e essa herança genética não precisa continuar a ser transmitida, razão pela qual estamos aqui, curando-nos através destas páginas. Mas vamos considerar o que acontece quando uma pessoa carrega essas vulnerabilidades emocionais biológicas e *não* teve a base emocional segura e saudável de que precisava. É nessa altura que o ciclo do trauma se torna evidente. É quando podemos dizer que essa pessoa está vivendo com trauma intergeracional. E, embora esse tipo de trauma possa ter tido origem em algum lugar de sua linhagem familiar, através de uma experiência pela qual apenas um indivíduo passou, os efeitos psicológicos, comportamentais e emocionais podem afetar vários membros da família e até comunidades inteiras ao longo de gerações.

O trauma intergeracional é uma ferida na alma. É uma lesão emocional de múltiplos níveis que afeta a mente da pessoa (seus pensamentos e emoções), seu corpo (a forma como carrega o sofrimento fisicamente) e seu espírito (uma ruptura no seu conhecimento interior e na sua ligação com os outros). Percebi, portanto, que a cura também deve ser multidimensional. É preciso curar todas as camadas de uma pessoa, mente-corpo-espírito, ou seja, sua alma.

Por esse motivo, adoto métodos de cura holísticos. Quando digo métodos de cura holísticos, estou me referindo a uma vasta gama de práticas que ajudam a pessoa a curar-se como um todo. A terapia holística, que é o tipo de abordagem terapêutica que utilizo para curar traumas, alinha todas as partes do indivíduo. Ela entende que somos uma soma de todas as nossas partes e que a nossa cura deve procurar nos integrar e nos ajudar a nos sentirmos inteiros. Quando um aspecto da nossa saúde está mal, os outros também sofrem. Quando visamos à pessoa inteira no processo de cura, ajudamos a curar a pessoa inteira.

O campo da psicologia ainda não se adaptou aos métodos holísticos de cura de feridas emocionais, mas tive a sorte de obter uma bolsa de estudos de três anos em clínica, o que me permitiu trabalhar com psicólogos experientes que ousavam pensar fora da caixa. Eles sabiam como cuidar dos seus clientes através de modalidades de saúde mental integrativas, ancestrais, holísticas e menos convencionais. Através dessa bolsa de estudos e do meu próprio trabalho ao longo dos anos, aprendi que, se deixarmos uma parte de uma pessoa carregar a ferida — cuidar da mente, mas não do corpo, por exemplo —, corremos o risco de deslocar a dor de uma dimensão para outra, sem conseguir proporcionar uma cura total.

Quando comecei a minha missão de aprender tudo o que podia sobre como identificar e tratar o trauma intergeracional, eu sabia que a cura de algo tão complexo exigiria os métodos tradicionais de trauma que eu havia sido treinada para fornecer, mas também algo com mais nuances, com mais profundidade. Esse algo é a abordagem personalizada que desenvolvi após anos de estudo e que emprego com meus clientes. E minha abordagem funciona.

Com este livro, reunirei, pela primeira vez, todos os meus ensinamentos para lhe oferecer um guia definitivo à cura do trauma intergeracional.

Este livro segue um fluxo semelhante à forma como trabalho com meus clientes. Em cada capítulo, apresento a você uma orientação aprofundada sobre cada aspecto da cura intergeracional. Em seguida, ofereço uma prática para ajudar a se concentrar e colocar o trabalho em ação. Assim, ao ler, você verá que ofereço conhecimentos concretos com múltiplos pontos de orientação para integrar cada lição à sua própria vida, seguidos, ao final de cada capítulo, de um conjunto de práticas para romper o ciclo. Essas práticas são holísticas e terapêuticas. Em cada exercício, eu ajudarei você a trabalhar o foco daquele capítulo específico. Dessa forma, posso lhe ajudar a absorver o conteúdo de uma forma mais profunda.

Para cada exercício, existe também a opção de trabalhar sozinho ou em conjunto com outra pessoa. A cura pode ser muito especial quando feita em comunidade, por isso, se decidir encontrar um parceiro ou reunir um grupo de pessoas para romper ciclos como você para fazer esse trabalho, cada exercício de fim de capítulo poderá ser dedicado ao seu trabalho em uníssono. Assim, quer opte por trabalhar sozinho ou com outras pessoas, você terá opções sobre a maneira de abordar a sua cura.

Além disso, cada seção tem a própria terapia do som para meditar. Vibrações sonoras são uma prática antiga e que podem ajudar a relaxar a mente e o corpo. Para ajudar você a se orientar melhor, abordarei as técnicas em maior profundidade no Capítulo 1.

Em conjunto, essas serão ferramentas a serem acrescentadas à sua caixa de ferramentas. Estão lá para guiar você. Saiba que a viagem de cura é sua, por isso, apoie-se no que funciona para você.

Agora vamos lhe dar uma visão geral do que você pode esperar nos capítulos a seguir. Começo por lançar os alicerces do que é o trauma intergeracional e como ele conseguiu entrar na sua vida. A Parte 1, "O que você herdou", é composta de cinco capítulos. Em cada um deles, mergulhamos profundamente no que de fato é o trauma intergeracional e como uma pessoa herda a dor emocional dos pais, avós, antepassados e comunidade. Você também aprenderá como a mente, o corpo e o espírito são afetados por essa herança e sobre a resiliência intergeracional que você mantém, apesar de tudo. No Capítulo 1, "Você pode quebrar ciclos", começamos por reconhecer o seu papel no rompimento de ciclos. Vou oferecer um guia para você se preparar para o difícil e necessário trabalho que tem pela frente, a fim de que você tenha as ferramentas para se manter firme enquanto se cura. No Capítulo 2, "O seu eu superior intergeracional", mergulhamos na sabedoria geracional, concentrando-nos nas suas capacidades inatas de romper ciclos e na sua visão ancestral, que atuam como guias aos quais você sempre pode recorrer. Em seguida, iniciaremos uma prática que pode ajudar você a se conectar com o seu eu superior intergeracional. No Capítulo 3, "O seu corpo se lembra do trauma", vou lhe ajudar a compreender como o trauma intergeracional é sentido no corpo e as múltiplas formas como a doença crônica está ligada a gerações de estresse. Vamos terminar quebrando o ciclo através de uma prática que ajudará a diminuir a sua resposta ao estresse e a equilibrar os seus hormônios. No Capítulo 4, "O trauma não curado e você", é onde começamos a jornada para explorar a seguinte questão: "Como você sabe que está trabalhando com trauma intergeracional?" Nesse capítulo, vou apresentar uma Avaliação de Cura do Trauma Intergeracional, que foi concebida para ajudar você a se aprofundar na história de trauma da sua linhagem. Isso vai funcionar como o primeiro mapeamento do trauma intergeracional na sua vida. Passamos, então, ao Capítulo 5, "Uma herança genética", em que ajudo a compreender o papel que os seus genes e células desempenham na transmissão do trauma. Vou guiar você através da compreensão de como o seu trauma está ligado ao trauma da sua família e, para isso, lhe ajudarei a desenvolver a própria Árvore do Trauma Intergeracional, que você pode construir sozinho ou com outras pessoas.

Na Parte 2 deste livro, "Há camadas nisso", abordo exatamente isto: as camadas de dor e as camadas de cura. Nessa seção, apresento formas novas e intergeracionais de olhar para o seu sistema nervoso, sua criança interior, ciclos de abuso e as formas como os valores culturais mantêm o trauma pairando de geração em geração. O Capítulo 6, "O seu sistema nervoso intergeracional", é onde você vai ganhar um conhecimento mais amplo do papel dos gatilhos, das lembranças e do seu sistema nervoso. Em seguida, levarei você a uma prática para ajudar a relaxar o seu sistema nervoso e aliviar a maneira como você responde ao estresse. No Capítulo 7, "A sua criança interior intergeracional", vou lhe ajudar a compreender como a criança interior não resolvida nos seus pais se torna a criança interior em você. Ela é reciclada. Vou apresentar um Questionário de Experiências Adversas Intergeracionais para ajudar a compreender como a sua infância e a dos seus pais estão interligadas, seguido de um exercício de reparenta-

INTRODUÇÃO

lização intergeracional. No Capítulo 8, "Ciclos intergeracionais de abuso", ofereço a você uma das melhores defesas contra ciclos contínuos de abuso: o conhecimento. Mas não vamos parar por aí. Também vou equipá-lo com uma ferramenta de quebra de ciclo, que vai ajudar você em dinâmicas de relacionamento desafiadoras. E, no capítulo final da Parte 2, o Capítulo 9, "Quando o trauma coletivo entra na sua casa", discutimos o trauma coletivo e as múltiplas formas com que desastres naturais, normas culturais e práticas institucionais contribuem para manter o trauma vivo em sua linhagem. Vou guiar você através de uma prática que ajudará a refletir sobre como as ideias internalizadas alimentam o nosso trauma coletivo e convidar você a estender a sua cura para os outros, nas suas comunidades.

Na Parte 3, "Alquimiando seu legado", começamos a cimentar de verdade sua identidade como uma pessoa que quebra ciclos. Essa parte final do livro consiste em três capítulos, que vão guiar você através da dor, da personificação do crescimento pós-traumático intergeracional e da criação do seu legado intergeracional. No Capítulo 10, "Passando pelo luto da sua linhagem traumática", vou ajudar você a compreender as razões pelas quais os segredos de família se mantêm, a começar a deixar a vergonha de lado e lhe fornecer uma técnica para ter conversas difíceis sobre trauma intergeracional com as pessoas mais próximas de você. No Capítulo 11, "Incorporando a resiliência geracional", vou ajudar você a aprender, sendo alguém que rompe ciclos, a se envolver no tema do crescimento pós-traumático intergeracional. Através da nossa prática de "Quebrando o ciclo", você vai aprender a aumentar a sua resiliência geracional. O nosso capítulo final, o Capítulo 12, "Deixando um legado geracional", vai ajudar você a adotar uma abordagem de quebra de ciclos para a vida toda, o que pode causar impactos positivos nas gerações futuras. Vamos abordar como os pais que interrompem ciclos educam seus filhos e de que forma podem adotar uma abordagem parental que leve em consideração o impacto que desejam deixar neste mundo. Completaremos esse capítulo com a nossa última prática, que vai ajudar a criar alquimia no seu processo de legado.

Essa é uma receita abrangente para eliminar traumas intergeracionais e uma orientação imersiva sobre como fazer esse trabalho. E está aqui para você, para lhe ajudar a entrar no legado intergeracional que vive em você.

Escrevi este livro para que você possa aprender *e* praticar com ele. Não se trata apenas de um livro que se lê, mas que se aplica à vida cotidiana. Uma vez que essa é a abordagem, encorajo você a manter um diário e materiais de escrita por perto. Vou recomendar uma série de exercícios, questões para refletir e sugestões de escrita para ajudar você a explorar e expressar seus sentimentos à medida que empreendemos o trabalho de quebra de ciclo juntos. Um diário é uma ferramenta fundamental para esse trabalho.

Ao longo deste livro, você verá que vou me referir a quem quebra ciclos, e essa pessoa é você. Aquele que decidiu romper com o ciclo. Estou grata por você estar aqui, tomando a decisão de se curar e entrar no seu legado intergeracional. Meu desejo é que você deixe para trás o pesado fardo que tem carregado, que você perceba que já não precisa carregar esse peso para se sentir vivo; em vez disso, que a sensação de estar vivo possa ser encontrada em momentos de tranquilidade e paz. A minha esperança é de que você se torne alguém que quebra ciclos do trauma intergeracional e muda a sua linhagem para a abundância intergeracional.

Vamos começar a curar.

Com amor,
Dra. Mariel Buqué

PARTE I

O que você herdou

CAPÍTULO 1

Você pode quebrar ciclos

Depende de nós interromper maldições geracionais. Quando disserem "é de família", diga-lhes "é aqui que isso acaba".
AUTORIA DESCONHECIDA

Se você está lendo este livro, é provável que você seja alguém que rompe com ciclos. Você é a pessoa que decidiu criar, para sua família e sua comunidade, um legado diferente daquele que herdou por meio da maneira que se revela para o mundo. A sua busca pela cura não diz respeito a você apenas. Ela tem uma motivação coletiva. Ao se tornar alguém que rompe ciclos, você envia ondas de cura para trás e para a frente. É uma tarefa difícil e que, uma vez escolhida, ou quando ela te escolhe, tem o poder de libertar a sua linhagem.

A quebra de ciclo vem com uma grande recompensa. Demora um tempo para chegar lá, mas, quando você chega, sente a leveza da paz interior. Você merece sentir essa leveza, sentir liberdade emocional, e não mais carregar fardos intergeracionais. A quebra de ciclo é como deixamos de lado essa bagagem do passado e avançamos para um futuro melhor. Os que quebram ciclos *escolhem* ser assim. É uma decisão ativa e de longo prazo. Para você, essa escolha pode ter vindo depois de testemunhar a dor que a sua família e comunidade tiveram de suportar e de já não aceitar que isso tenha que ser passado para a geração seguinte. Ou pode ter vindo do seu desejo de criar um legado diferente para você e para a sua linhagem. Uma coisa é certa, os que rompem os ciclos em todo o mundo têm um objetivo bem claro: garantir que os padrões geracionais cíclicos terminem com eles. Ao ler este livro, você está dando um enorme passo nessa direção.

Ser alguém que interrompe ciclos é uma busca multinível, multitarefa e multigeracional em direção à paz. É paz para você, para aqueles que vieram antes de você, para aqueles que virão depois de você, para a sua comunidade e para a cultura global. Transformar-se em alguém que incorpora essa mentalidade é se transformar em alguém que tem o conhecimento profundo de que vale a pena lutar por essa paz.

Muitos dos que quebram ciclos não sabem se identificar como tal. Eles apenas sabem em seu íntimo que as coisas devem ser diferentes. Decidem mudar a narrativa e acolher em suas vidas a oportunidade de ter saúde, felicidade e tranquilidade. Pensam na vida dos filhos e desejam que eles tenham uma experiência diferente da sua. Se dão conta de quanto sofrimento a sua família passou e sentem que têm o dever de mudar isso e curar o trauma que assola a sua linhagem. Veem como suas comunidades não estão bem e se sentem motivados a mudá-la. Percebem o impacto global de experiências traumáticas e querem transformar o jeito que as coisas são para criar uma comunidade global melhor para todos nós. Não veem nenhum outro caminho que não seja através da cura. Assim, caminham pela vida em resistência ativa ao *status quo*. Entram em batalhas diárias para lutar contra o que lhes foi ensinado ou como foram tratados. Para isso, recorrem à intuição, à fé e à coragem para criar um processo de ruptura que, em retrospectiva, identificam como uma poderosa correção de rumo para si e para todos à sua volta. Os que rompem ciclos fazem tudo isso, o que significa que você pode já estar fazendo também, mesmo que nunca tenha reivindicado esse título até então. Você também pode estar no início da sua jornada de quebra de ciclo, e isso é igualmente poderoso.

As pessoas que interrompem ciclos não são todas iguais. A combinação dessas características varia de pessoa para pessoa, então talvez você queira pegar o seu diário para anotar as que mais ressoam para você. Ser alguém que quebra ciclos significa que você:

- Percebe a sabedoria e a resiliência geracionais que fluem através de você.
- Escolhe frustrar as reações ao trauma da sua linhagem.
- Reconhece o seu papel na manutenção dos ciclos.
- Está disposto a fazer o trabalho interno que cortará o cordão da dor.
- Sente-se preparado para assumir as consequências de frustrar esses padrões.
- Faz uso de práticas diárias baseadas na mente para se manter consciente das suas experiências emocionais.
- Mantém um estilo de vida que influencia o seu corpo, e particularmente o seu epigenoma (as alterações químicas do seu DNA que podem ser transmissíveis intergeracionalmente), de uma forma positiva.
- Firma-se em práticas espirituais para regenerar a sua alma.
- Reconhece que o seu DNA não é o seu destino.
- Não está mais disposto a viver com uma mentalidade que sustenta a ideia de que você tem um déficit genético, mas, em vez disso, está disposto a mudar para uma mentalidade que abraça a abundância genética.
- Está disposto a fazer ajustes para existir em um corpo que possa te ajudar a absorver melhor o estresse.
- Vê as almas da sua comunidade como uma extensão da própria e as trata de acordo.
- Interrompe as desigualdades sistêmicas que promovem traumas coletivos que continuam a alimentar ciclos.
- Está disposto a compartilhar o conhecimento de cura com os outros, para que todos possamos nos curar mais plenamente nesta geração.
- Vê a si mesmo como um ancestral vivo que influencia as gerações futuras.
- Determinou que o ciclo de trauma herdado não vai se estender além de você.

Para alguém que interrompe ciclos, uma, algumas ou todas essas características podem fazer sentido. O seu jeito de quebrar o ciclo será único para você. Pare um momento para refletir e pergunte a si mesmo: "Quais são as minhas qualidades como alguém que quebra ciclos?" Depois disso, continue a ler, pois, ao longo deste livro, vai entender o que você, que quebra ciclos, tem o poder de alcançar.

Minha missão é te ajudar a honrar o trabalho que você já se sente compelido a fazer. É dar as ferramentas para lhe ajudar a navegar pelas emoções pesadas e conversas difíceis que você vai querer ter consigo mesmo e com a sua família ou membros da comunidade. Espero te complementar e guiar e ser uma voz de compreensão, à medida que você continua o corajoso trabalho que está destinado a fazer: parar o ciclo.

Mas como você sabe que está pronto?

Cada pessoa que interrompe um ciclo é única. No entanto, há um fator em comum para todos nós: ninguém que quebra um ciclo jamais vai se sentir totalmente pronto para quebrá-lo. Isso acontece porque não existe um momento perfeito, um sentimento ou uma pista que faça você saber quando agir.

Um dos meus clientes uma vez sonhou que um antepassado vinha até ele como uma luz de aura azul. O meu cliente não *ouviu* esse antepassado falar com ele durante o sonho, mas *sentiu* que ele disse: "Você tem que ir e travar a batalha." A interpretação que ele teve desse sonho foi o que o prontificou. Não foi nada que ele tenha planejado. Foi um entendimento subconsciente de que seus antepassados estavam com ele e que ele estava pronto para a luta à frente.

A mente e o corpo são veículos para a consciência superior da alma, por isso é importante que escutemos o nosso subconsciente com cuidado. O meu chamado à ação também veio em um sonho. Era uma mensagem de um antepassado vivo, o meu pai, que me disse: "Minha filha, está na hora." Isso aconteceu durante uma época da minha vida em que eu sentia que não conseguia mobilizar nada. Eu não me sentia pronta.

A minha síndrome de impostora — uma mentira intergeracional que absorvi durante muitas décadas — estava prejudicando a minha autoconfiança. A síndrome de impostora é o sentimento de que você é uma fraude ou que não pertence a certos espaços, que é motivada pelo ato de ser expulso desses espaços durante gerações. Mas a minha interpretação desse sonho me ajudou a mudar a minha mentalidade. Eu estava aberta a receber a mensagem do meu pai, que significava para mim o início da jornada de rompimento de ciclo em que estou agora.

Talvez você já tenha recebido um sinal que esteja preparando você para a sua própria busca por estar no seu eu superior intergeracional. Talvez não seja a voz ou a aura de outra pessoa, mas a sua própria voz interior falando com você mesmo. Se você está aqui, pode acreditar que sua alma está pronta.

Cura através de práticas holísticas

Lembre-se de que uma das manifestações do trauma intergeracional da minha família foi preservar todos os bens porque estávamos em um modo de sobrevivência prolongado. Percebi que estava quebrando o ciclo quando fui capaz de abrir mão de um objeto precioso, a caneca da minha avó. Era uma linda caneca branca, pintada de vermelho por dentro, com uma colherinha da mesma cor e um buraco na alça que servia para segurar a colher. Ela havia mandado para mim, com amor, na bagagem de um membro da família que estava vindo da República Dominicana. Sabendo como minha avó tinha pouco, fiquei bastante comovida, e significou muito para mim que ela tenha reunido todos os seus recursos para chegar ao meu lar e ao meu coração com esse presente. Bebi nessa caneca todos os dias, durante anos. Muitas vezes, eu meditava nas palavras e na voz da minha avó enquanto segurava a caneca, tomando o meu chá preferido. Era uma peça central na minha casa. Mas, um dia, a caneca se partiu em pedaços demais para ser consertada. O que doeu ainda mais foi o fato de isso ter acontecido apenas alguns meses depois do falecimento de minha avó. O único objeto que criava uma conexão entre nós estava quebrado. Fiquei desolada e senti uma culpa profunda. Senti-me culpada por não ter preservado a caneca que ela tivera tanto trabalho para me dar. E, claro, como o medo da perda também fazia parte da minha experiência ferida, tive receio de que, sem esse objeto físico para nos unir, eu pudesse perder também a minha sagrada ligação espiritual com ela, algo que me era tão caro.

Eu sabia intuitivamente o que precisava fazer. Em parte, até senti que havia sido a minha avó que me ajudou a saber como me curar através desse momento. Como o trauma se manifesta na alma, eu tinha que tomar medidas para curar todo o meu ser se quisesse seguir em frente.

Na minha cabeça, eu tinha que desafiar o medo de perder a minha conexão com ela e me lembrar de todas as formas pelas quais permaneceremos ligadas para sempre. No meu corpo, tinha que respirar fundo, concentrando-me no meu coração, para curar o coração partido que estava se manifestando através de dores corporais. Para o meu espírito, resolvi começar a escrever cartas ancestrais à minha avó. Isso elevou a minha conexão com ela e assim continua sendo.

Essa experiência também influenciou a minha abordagem no trabalho com os clientes. Escrever cartas aos antepassados se tornou uma ferramenta que eu utilizava com os meus clientes que queriam se manter ligados ao amor e à sabedoria ancestrais dos seus entes queridos. Fizemos o trabalho de curar os pensamentos e sentimentos desafiadores com que seus antecessores não haviam conseguido lidar (curar a mente), trabalhamos em eliminar as formas como o corpo se lembrava desses traumas (curando o corpo) e trabalhamos para ajudá-los a se sentirem firmes e reconectados (curando o espírito). Foi um trabalho em camadas, holístico e profundamente enraizado. Romper o ciclo significou curar as experiências que tinham ficado plantadas nas almas das suas famílias e agora nas deles mesmos. Foi, e continua a ser, a única maneira de separar as camadas de dor que são deixadas para trás no rastro do trauma intergeracional. E é como espero que possamos trabalhar juntos através das páginas deste livro. Cuidar da mente, mas deixar o corpo e o espírito ainda feridos vai fazer com que você permaneça no mesmo lugar de dor emocional em que você e seus antepassados têm ficado há tempos. Eu não quero isso para você. Quero que você vivencie a plenitude da cura e a verdadeira libertação emocional. Através da prática do holismo mental, que no mundo da medicina significa "tratar a pessoa como um todo", estamos trabalhando para curar todo o seu ser. Vamos adotar uma abordagem de cura holística para honrar as múltiplas formas pelas quais você tem experimentado a dor.

Preparando-se para fazer o trabalho

Com o trauma intergeracional, pode haver muito mais do que se pode perceber à primeira vista. Ao longo dos anos, a maioria das pessoas com quem tive a profunda honra de trabalhar tinha camadas de trauma que precisavam ser descascadas. Muitas vezes, essas pessoas começam a se tratar para resolver um problema em suas vidas, mas acabam compreendendo que há várias camadas nessa dor, algumas que nem sequer lhes pertencem, mas sim a pessoas da sua família e linhagem. Talvez você mesmo tenha começado a pensar que as suas dificuldades eram causadas por um único fator e somente mais tarde percebeu que aquilo com que tem se debatido é um trauma herdado. Quando o trauma é transmitido como herança, pode se parecer com outros sintomas, como depressão crônica, ansiedade incapacitante e falta de concentração, de modo que, no início, pode ser difícil de identificar.

O lado bom é você reconhecer que a natureza da sua dor é herdada e, por isso, agora pode fazer algo a respeito. Essa percepção é fundamental para o trabalho que você tem pela frente, mas também muito difícil de aceitar, portanto é natural que seu coração fique pesado conforme você embarca nessa busca pela cura. À medida que você for trabalhando, seu coração por vezes vai se acalmar e, em outras, ficar ainda mais pesado. É importante ter em mente que a sua cura não será linear. Haverá ondas de emoções. Terá altos e baixos. Definir as suas expectativas para a jornada à frente pode ser útil para te ajudar a fluir através da experiência. Será fundamental para te ajudar a se preparar para os momentos difíceis que você vai ter pela frente.

Sempre que você se envolve em um trabalho profundo, há a possibilidade de que você sinta que seus níveis de estresse aumentaram. Abrir essas portas pode desencadear reações psicológicas. Por isso, é imperativo que você tenha um plano de sobrevivência para todo o seu trabalho aqui. É também essencial porque, à medida que o corpo é acionado, ele provoca uma resposta simpática do sistema nervoso. Em suma, as suas emoções podem forçar o seu corpo a entrar em modo de sobrevivência. Quando o seu corpo está em modo de sobrevivência, todas as funções não essenciais, inclusive o complexo fluxo mental de que você vai precisar para aliviar o estresse, ficam comprometidas.

As explosões emocionais, ou emoções que se tornam opressivas demais e transbordam, exigem que a pessoa sempre tenha um roteiro para lidar com as emoções difíceis. Esse roteiro permite que a pessoa tenha capacidade de lidar com esse turbilhão de forma pré-planejada quando sua jornada emocional parecer muito difícil. Ele vai preparar você para qualquer experiência que produza angústia, aumentar as suas chances de ser capaz de ajudar a si mesmo a enfrentar a sua resposta emocional e te ajudar a sair do modo de sobrevivência mais depressa. Para iniciar um plano de sobrevivência prévio, por favor, considere os seguintes passos:

- Escolha um lugar calmo e confortável onde você não seja interrompido.
- Escolha uma técnica de aterramento que possa te ajudar a regressar ao seu corpo. Uma que considero útil é firmar-se com os cinco sentidos. Para isso, faça uma lista de tudo que observa à sua volta enquanto está sentado. Comece olhando ao redor e fazendo uma lista de cinco coisas que você consegue ver. Depois, examine o cômodo e enumere quatro coisas que você pode tocar. Uma vez que tenha terminado o sentido do tato, passe a listar três coisas que você pode ouvir. Depois de terminar

essa lista, olhe ao redor de novo para achar duas coisas que você pode cheirar. Finalmente, liste uma coisa de que você consiga sentir o gosto.
- Depois de se conectar com seus sentidos, você pode passar para uma prática de preparação em que se imagina sobrevivendo a um cenário difícil.
- Comece imaginando uma situação que faça você sentir um leve gatilho. Demore o tempo que for necessário para imaginar isso da forma mais vívida possível.
- Ensaie mentalmente como lidar com a situação. Isso significa que você se imagina encontrando uma solução para o problema e saindo dele, sentindo-se bem.
- Agora, respire lenta e profundamente dez vezes, inspirando por cinco segundos e expirando por sete segundos, enquanto continua a imaginar que está se sentindo bem e tranquilo.
- Por fim, permita-se um momento de descanso. Você pode fazer isso simplesmente permanecendo sentado no mesmo lugar por mais alguns segundos.

Essa prática permite que você veja uma coisa fundamental: é possível sobreviver a qualquer problema. É possível encontrar uma solução e seguir em frente. Você pode retornar a esse exercício sempre que o trabalho que você tem pela frente parecer uma tarefa impossível e se lembrar de que dá para sobreviver a isso também.

Um lembrete amigável

A cura intergeracional exige que você sinta que o trabalho é seguro e tolerável. Portanto, siga no próprio ritmo e esteja ciente de quando precisa fazer uma pausa. Se esse trabalho começar a parecer difícil demais para que você faça sozinho, procure um parceiro de cura ou um profissional de saúde mental que trabalhe com resposta ao trauma para guiá-lo através desse trabalho profundo.

Terapia sonora para te manter firme

A minha intenção é que você se sinta o mais psicologicamente seguro possível ao ler este livro e se envolver em suas práticas. Mas o que é segurança psicológica? É a sua capacidade de sentir que está no presente sem a necessidade de fugir, quer física ou mentalmente. Se você se sentir seguro, pode permanecer no presente e seguir os métodos de cura que proponho. Portanto, para esse fim, eu gostaria de introduzir uma prática para te ajudar a ficar firme: meditações com som. E, para o caso de você não estar familiarizado com esse conceito, deixe-me explicar brevemente.

A terapia do som se refere ao uso do som e, especificamente, das ondas sonoras em determinadas frequências, para criar vibrações no corpo que podem te ajudar a se sentir mais tranquilo e curado. Ondas sonoras emitem frequências vibracionais que atuam em nível celular. E é essa energia que recalibra qualquer tensão que esteja bloqueada ou congelada no sistema nervoso. É quase como se as vibrações estivessem sacudindo suavemente a energia do corpo de volta ao seu lugar. Então, quando o sistema nervoso está desequilibrado devido aos altos níveis de estresse e trauma, as ondas sonoras têm uma maneira, a um nível muito granular, celular, de te ajudar a recuperar o equilíbrio. E, quando o trauma faz parte da nossa vida cotidiana, precisamos colocar a ideia de equilíbrio no centro, ou corremos o risco de ficarmos completamente desestabilizados.

Os banhos de som têm uma longa história, antecedendo por séculos a medicina moderna. Os sinos tibetanos de quartzo, o meu instrumento preferido para a cura pelo som, vieram das práticas budistas tibetanas. Quando tocados, os sinos emitem várias notas que podem ajudar a remover a energia bloqueada ao criar uma vibração em áreas específicas do seu corpo, também conhecidas como centros de chacra. Essas práticas existem há mais de dois mil anos e são tradicionalmente acompanhadas de meditação e cânticos. A prática de cânticos tem raízes ancestrais em todo o mundo e, quando combinada a outros sons curativos, pode produzir um efeito calmante quase imediato na mente e no corpo de uma pessoa.

É meu objetivo te equipar com tantas ferramentas quanto possível para que consiga se manter em um estado de equilíbrio. Quanto mais ferramentas você tiver, mais emocionalmente estável vai se sentir. No esforço de ajudar você a se manter aterrado, promover a sua cura e te ligar à sabedoria ancestral, peguei algumas ideias emprestadas dessa antiga prática e produzi três meditações sonoras, uma para acompanhar cada seção deste livro. Ao me inspirar nessas práticas, eu gostaria que ambos honrássemos as suas origens, o povo do Tibete e seus descendentes, que utilizam essa técnica com sons muito antes de você e eu habitarmos a Terra, e o seu propósito original de cura comunitária.

Cada terapia sonora que acompanha este livro tem o objetivo de aprofundar a sua experiência. Se puder, acolha esse método com som para encerrar cada seção e se permita um momento de descanso e repouso enquanto ouve.

Veja o Apêndice D para as suas meditações sonoras destinadas à cura.

Cura em comunidade

Enfrentar tudo isso sozinho pode parecer assustador. Se você sentir que precisa de uma comunidade, uma estratégia útil para a cura é trazer outra pessoa para essa jornada. Curar-se com pessoas que você considera parte essencial na sua comunidade pode ser benéfico para o seu percurso de cura. Mas, lembre-se, independentemente do fato de você escolher se curar com um parceiro ou curar a sua própria alma, a escolha é sua e é aquela que você intuitivamente saberá se é certa ou errada.

Caso tenha decidido seguir este livro com alguém, traga à mente esse companheiro que também vai interromper um ciclo. Pode ser um antepassado, ou pode ser uma pessoa viva que você convida a fazer esse trabalho, passo a passo, capítulo por capítulo. É fundamental que, se você convidar uma pessoa viva, ela esteja igualmente empenhada em fazer o trabalho árduo de romper ciclos e em te apoiar enquanto você quebra os seus.

Sempre que proponho isso aos clientes, em geral sinto alguma hesitação. Se for assim que você se sente, não o culpo. Meus clientes normalmente pensam que estou pedindo que convidem seus familiares para a sua jornada de cura; que os que têm a dor emocional mais profunda devem fazer esse trabalho com eles. Isso não poderia estar mais longe do que eu quero. Em vez disso, peço que considerem trabalhar com alguém (parente ou não, vivo ou no mundo espiritual) que contribua para a sua segurança psicológica, em oposição a alguém que possa te desestabilizar. Faz mais sentido trabalhar com alguém que ajude você a se sentir seguro quando o trabalho é tão emocionalmente desgastante. Não estou pedindo que você assuma um fardo emocional maior, mas sim oferecendo uma forma de aliviar um pouco do fardo que você já está carregando. Se o conceito de cura em parceria, ou cura em comunidade, parece bom para você, essa é a sua oportunidade de considerar quem será essa pessoa. Se alguém lhe vier à mente, convide-o para essa viagem. Se você sentir que a sua cura será maior se continuar nesse processo sozinho, ouça sua intuição. Seja qual for o caminho que você escolher, não se esqueça de pegar seus materiais de escrita para entrar na sua primeira prática de quebra de ciclo.

Quebrando o ciclo: quebre o seu acordo geracional

Até agora, parte de você tem mantido um acordo inconsciente para aparecer como um eu ferido e manter os velhos padrões que mantiveram a sua linhagem em dor e trauma. Esse acordo tem mantido o ciclo. Mas se apresentar como alguém que quebra ciclos requer romper esse acordo. Requer uma libertação. Você terá que se comprometer a abrir mão de antigos padrões e dar as boas-vindas a outros mais saudáveis. Assim, para fazer isso, eu gostaria de te ajudar a descumprir esse velho contrato e escrever um novo. Pegue uma folha de papel separada para esse exercício e escreva a sua versão do seguinte:

- Desde [insira a sua data], tenho funcionado como um eu ferido. Tenho alimentado inconscientemente um ciclo de trauma intergeracional que me manteve em décadas de sofrimento. Por vezes, sem que minha própria consciência soubesse que estava fazendo isso, ela atrofiou a minha vida e a da minha linhagem. Eu não quero mais ficar preso a esse contrato. Eu o liberto e deixo ir.
- Agora pegue o contrato e rasgue-o em pedaços.
- Agora, no seu diário, escreva um novo contrato que ajude você a entrar em um acordo para se comprometer com a jornada de quebra de ciclo. Você pode escrever uma versão do seguinte:
  - A partir de [insira a data de hoje], entrarei incondicionalmente na identidade de alguém que quebra ciclos. Vou alimentar conscientemente a minha vida e as vidas daqueles que me rodeiam a partir de uma consciência elevada, multigeracional e ancestral. Farei isso por mim, pela minha linhagem e pelo meu coletivo.
- Assine e date o seu contrato.
- Reflita sobre como foi essa prática para você. Como a sentiu na sua mente, corpo e espírito? Ou seja, como a sentiu na sua alma?

O que você aprendeu até agora

Neste capítulo, começamos a reconhecer o que levou você a começar a ler *Quebrando ciclos*: o fato de você ser o protagonista nessa ação. Definimos o que é alguém que rompe ciclos e deixamos algum espaço para você também fazer acréscimos a essa definição. Você também aprendeu a preparar a sua cura para os capítulos seguintes, e terminamos este capítulo com um convite para quebrar o ciclo ao romper o contrato subconsciente que você tem tido com uma linhagem de dor. Isso é muito importante. Espero que você esteja orgulhoso. Seus antepassados certamente estão. Agora vamos continuar a trabalhar através de algumas perguntas para refletir.

QUESTÕES PARA REFLETIR

Como você se sente ao aplicar o conceito de quebrar ciclos em si mesmo?
Como está se sentindo a respeito da preparação para o trabalho que você tem pela frente?
Como foi interromper o contrato com seus ciclos passados?

CAPÍTULO 2

O seu eu superior intergeracional

você é uma só pessoa
mas quando você avança
uma comunidade inteira
anda por meio de você
– ninguém anda sozinho[1]

RUPI KAUR

Agora que você sabe que é alguém que rompe ciclos, está na hora de dar o próximo passo para compreender o seu *eu superior intergeracional*. Entrar em contato com o seu eu superior intergeracional exige que você reconheça e acesse a resiliência e a sabedoria ancestrais que você já tem dentro de si. Muitas vezes, quando se aborda a jornada de cura intergeracional, as pessoas querem ir direto ao que está causando a dor. Isso faz com que seja fácil perder de vista um aspecto igualmente importante dessa experiência: a sua resiliência intergeracional. O trauma não é a única experiência que pode ser transmitida de geração em geração. Pode ter havido palavras gentis de amor, poder ou afirmação que também se refletiram em você. Para entender

---

1 Tradução de Ana Guadalupe, em: kaur, rupi. *meu corpo minha casa*. São Paulo: Planeta, 2020 [N. do T.].

como abordar a sua cura intergeracional, em primeiro lugar é necessário que você se conecte à sua sabedoria intergeracional. É lá que você encontrará força e conhecimento interior que vai ajudá-lo a adquirir estamina para a estrada que tem pela frente. E embora esse já seja um traço herdado que você tem, eu gostaria de te orientar melhor sobre como é possível explorar a sua resiliência geracional.

Você já deve ter ouvido falar do conceito de *eu superior*. O seu eu superior é a sua versão que passou por uma transformação através da cura. É uma versão de você mesmo que já não está imersa até o pescoço em traumas. O eu superior não é um eu perfeitamente curado, porque a cura perfeita é um mito. Em vez disso, é a sua consciência superior. É onde a sua mente mais sábia se encontra. É onde vive grande parte da sua sabedoria inata. É a versão de você mesmo que se sente firme, e não emocionalmente instável. É como você se sente quando tem uma mente clara e estável. O seu eu superior intergeracional é tudo isso e muito mais. É um reflexo tanto da sua própria sabedoria inata quanto da sua sabedoria ancestral. É tanto o conhecimento inato que você tem quanto o conhecimento que foi transmitido a você. É um eu superior em camadas. Um eu superior intergeracional é o corpo vivo da abundância intergeracional. Honrar o seu eu superior intergeracional significa viver em alinhamento com um propósito maior. Trata-se de redirecionar a energia que você teria usado para se autodestruir e transferi-la para a elevação intergeracional. Aqui, o nosso objetivo será te colocar em contato com esse eu superior intergeracional e sua sabedoria, primeiro te ajudando a compreendê-lo melhor e em seguida a acessá-lo.

Primeiro, deixe-me dar um exemplo da minha própria vida — o momento em que enfim assumi o meu eu superior intergeracional. Minha mãe compartilhou comigo um poderoso conjunto de palavras durante o primeiro semestre do meu doutorado. Eu estava enfrentando a pior síndrome da impostora da minha vida. O fato de ser uma imigrante negra, latina, oriunda da classe trabalhadora e de estar em uma instituição da Ivy League significava que eu era constantemente confrontada com a ideia de que não pertencia àquele lugar. Faziam com que eu me sentisse assim por meio de um bombardeio constante de abusos motivados por raça e classe e que eu enfrentava quase diariamente. Quando contei à minha mãe sobre essas experiências e o quanto eu queria desistir do meu doutorado — o racismo e o classismo eram quase insuportáveis —, ela proferiu algumas palavras de sabedoria geracional que nunca mais esqueci. Ela disse: "Você vem de uma linhagem de pessoas fortes e habilidosas. Deus te protege, e nós também. Você já é vitoriosa. Agora volte lá e mostre a eles o quanto você é poderosa." E foi exatamente o que eu fiz. Usei o meu poder geracional e a minha sabedoria geracional. Apareci como o meu eu superior intergeracional. Sempre que eu sentia a síndrome da impostora atiçando meu medo, eu me lembrava das palavras da minha mãe, "Você é poderosa", e dizia essas palavras em voz alta. E era verdade. A síndrome da impostora, que vem de gerações das minhas comunidades ouvirem dizer que elas não pertenciam a certos lugares, tinha se infiltrado na minha alma. As palavras da minha mãe, no entanto, me levaram a romper com essa mentira geracional. Eu era uma mulher de uma linhagem de poder, desenvoltura, força, resiliência e sabedoria. Agora sei que a síndrome da impostora não é a minha verdade, mas uma herança de gerações de marginalização. É uma forma pela qual eu e muitas outras pessoas das minhas comunidades fomos isoladas, excluídas e obrigadas a sentir que não pertencíamos. Mas nós pertencemos, e eu entrei com toda confiança nessa verdade. Meu eu superior intergeracional cresceu a partir desse momento. Ajudou-me a ultrapassar um dos momentos mais difíceis da minha vida e espero que possa fazer o mesmo por você.

Como o eu superior se torna intergeracional

O seu eu superior é um lugar de autoiluminação. É a parte mais sábia da sua mente. Todos os seus desejos mais verdadeiros para você e para a sua cura estão capturados no seu eu superior. Esses lampejos de intuição, inspiração e comunicação não verbal fazem parte dessa experiência interna. O seu eu superior intergeracional é um lugar de autoiluminação *e* iluminação ancestral.

As intenções, os desejos e a sabedoria cumulativos dos seus antepassados estão sobrepostos aos seus, para contribuir para o seu eu superior intergeracional. Quando você está sintonizado com o seu eu superior intergeracional, está em um lugar que é amoroso, acolhedor, ancestralmente sábio e intuitivo. Nesse sentido, é sagrado. Quando você entra nessa elevação geracional, é capaz de experimentar mais calma, confiança em si mesmo, curiosidade e autoconsciência. Ela o ilumina e o preenche através desses dons.

O trauma intergeracional nos obriga a entorpecer a nossa criatividade, alegria e gosto pela vida. O seu eu superior intergeracional, no entanto, ajuda a reacender o seu potencial e fazer você ressurgir das cinzas. Quando você se compromete a continuamente reprogramar a sua alma, o seu novo normal será se apoiar na sua sabedoria interna. Por fim, você usará automaticamente essa ferramenta mais do que os seus atuais mecanismos de sobrevivência, o que permitirá que você reconecte o seu cérebro e sistema nervoso para experimentar uma tranquilidade maior diante do estresse. Há muitas formas de iniciar o processo de se conectar ao seu eu superior intergeracional. Vamos destacar algumas com as quais você pode começar.

Entrando em contato com o seu eu superior intergeracional

O seu eu superior intergeracional é uma ferramenta, um instrumento de cura, um catalisador para a libertação geracional. Entrar em contato com ele significa estar usando as ferramentas inatas que estão dentro de você para ajudar a aliviar a dor que foi transmitida. E há formas passivas e ativas de fazer isso. Para algumas pessoas, um eu superior intergeracional entra em contato com elas primeiro. Essa versão futura delas mesmas revela símbolos, sinais, ideias, sonhos e histórias aos quais elas não sabiam que tinham acesso. Essa sabedoria pode parecer sobrenatural. E, no entanto, como essas mensagens vêm de um lugar profundo, elas se sentirão firmes, fortes e confiantes. Aqui estão algumas maneiras pelas quais o seu eu superior intergeracional pode estar tentando chegar até você, por isso preste atenção:

- **Enquanto permanece sentado em silêncio:** o silêncio é o terreno fértil para os nossos momentos de percepção mais profundos. Encontre um lugar calmo para se sentar e se concentre no que está ao redor. Escute para onde vão os seus pensamentos. Se a sua mente divagar, tudo bem. Basta trazê-la gentilmente de volta ao foco. Essa orientação para o tempo presente pode te ajudar a viver os momentos com mais atenção e a limpar a desordem da mente para as mensagens que querem passar do seu subconsciente para o consciente.
- **Através da meditação ativa:** se a sua mente estiver mais focada para o interior, será mais fácil voltar a sua atenção para as mensagens e para a orientação do seu eu superior intergeracional. Uma simples meditação enquanto você está sentado pode te ajudar a se aproximar do que a sua consciência elevada espera ouvir. Mas, se você for uma pessoa que tem a mente muito ocupada, também pode mover o corpo como uma forma de meditação. Algumas pessoas optam por fazer caminhadas sem os seus celulares e absorver os sons e sinais ao redor. Uma caminhada suave pode te ajudar a entrar em um estado de consciência diferente, porque oferece um poderoso momento de atenção para você se conectar com essa parte mais sábia de si mesmo muito mais facilmente. Se você não estiver interessado em meditar durante uma caminhada, algumas alternativas podem ser ioga, tai chi e dança.
- **Quando sonha:** o estado de sonho do seu sono está fora do seu controle consciente, e nele a sua mente é capaz de mergulhar nas maiores profundezas do seu subconsciente. Os sonhos são capazes de oferecer mensagens de nível superior, se você estiver disposto a ouvir. Alguns dos campos mais antigos e mais psicanalíticos da psicoterapia incluem a análise de sonhos para avaliar traumas profundos e complexos. Os sonhos nos enviam mensagens sobre o nosso mundo emocional. Prestar atenção nos sonhos é uma boa maneira de medir e caminhar por onde anda o nosso inconsciente.
- **Enquanto se envolve com a natureza:** a ligação com os elementos da natureza não só alimenta a alma, como também pode nos ajudar a nos conectar com os muitos pequenos milagres que existem à nossa volta.

A Terra é verdadeiramente sábia e ancestral. Entrar em contato com as diferentes camadas da natureza pode nos ajudar a captar a sabedoria que está bem à nossa frente. A tarefa aqui pode ser tão simples como andar descalço na relva ou procurar alimentos no seu parque ou espaço verde local. Você pode ser tão criativo quanto quiser quando tiver curiosidade sobre as pequenas maravilhas da Terra.

- **Enquanto dialoga com o seu eu mais sábio:** ter conversas contínuas com o seu eu superior intergeracional, como se fosse uma pessoa de verdade à sua frente, pode te ajudar a acessar qualquer informação que o seu eu superior intergeracional espera que você saiba. Para algumas pessoas, olhar-se no espelho e falar literalmente consigo mesmas ajuda. Isso pode te levar à prática de conversar consigo mesmo cotidianamente. Você ficará surpreso com o que aparece quando se torna amigo do seu eu superior intergeracional dessa forma.
- **Através de cartas e registros no diário:** gosto de pensar em escrever cartas ou no diário, como meditação escrita. Você está colocando seus pensamentos, desejos, fantasias, perguntas e intuições no papel. Dessa forma, você pode ser capaz de se concentrar mais concretamente nas perguntas para as quais está buscando respostas e voltar a elas mais tarde. Escreva algumas notas no seu diário e veja que aspectos da sua sabedoria intergeracional surgem.
- **Através de exercícios imagéticos:** a visualização pode aproveitar o poder de uma autoconexão mais sábia nas mais diversas formas. Imaginar o seu eu superior intergeracional vindo até você com uma palavra de cura é uma ferramenta poderosa. Essa ferramenta te proporciona uma experiência imersiva de segurança e contenção. Vamos tentar agora:
  - Pense no seu eu superior intergeracional e veja se uma imagem vem à cabeça. Como ele está vestido? Qual é a postura dele? Como fala? Parece-se com você em uma época diferente da sua vida? Será que, em vez disso, parece com outra pessoa, talvez um guia ou um antepassado? Tem uma forma humana ou mais mítica e espiritual? Fique curioso a respeito dele e use a sua criatividade.

- Em seguida, conecte-se com ele e ouça suas palavras. Às vezes, as anotações desses exercícios ajudam a manter um registro do que você ouviu e viu.

O que surge para cada pessoa em decorrência desses exercícios é individual, e muitas dessas práticas, se não todas, serão novas para você, portanto uma regra importante é estar aberto e receptivo a tudo o que você sentir. As maneiras como as mensagens chegam até você podem parecer pouco naturais no início, mas lembre-se de que, com a abertura para uma consciência maior, recebemos mensagens maiores e mais diretas. Assim, sempre que você for praticar, seja curioso sobre que mensagens estão sendo deixadas para você e como você pode abrir sua mente para recebê-las. Pode haver muitos benefícios em receber pensamentos mais sábios, por exemplo:

- Obter uma nova perspectiva que pode te ajudar a se orientar.
- Ajudá-lo a se sentir mais aterrado.
- Aumentar a sua capacidade de se render à sabedoria do seu eu superior intergeracional.
- Ajudá-lo a apreciar mais a sua própria sabedoria inata.
- Ajudá-lo a desenvolver a paciência e talvez até a autocompaixão e a compaixão coletiva.
- Ajudá-lo a compreender como você está interligado aos elementos da vida e do universo.
- Ajudá-lo a abraçar as múltiplas camadas de quem você é e de onde você vem.
- Ajudá-lo a manter a esperança, apesar de ter vivido uma vida que destruiu o seu sentido de esperança.

A mensagem aqui é que há muitas maneiras pelas quais essas práticas podem acrescentar profundidade à sua viagem. Apoie-se nelas, mesmo que pareçam novas e diferentes da forma como você normalmente utiliza a sua sabedoria. Lembre-se, trata-se de elevar essa sabedoria e aumentar as formas de ser resiliente. Esses exercícios podem ajudar.

Quebrando o ciclo: entrando no seu eu superior intergeracional

Eu gostaria de apresentar uma versão modificada de uma intervenção que temos em psicologia chamada técnica da cadeira vazia. Essa técnica deriva de um tipo de psicoterapia psicanalítica chamada terapia Gestalt, que tem por objetivo ver uma pessoa inteira como a soma de diferentes partes. Ela nos ajuda a olhar para as situações a partir de múltiplas perspectivas, de modo a ver como todas elas estão interligadas. A técnica original da cadeira vazia envolve uma única cadeira vazia; a que criei para o processo intergeracional requer três cadeiras colocadas lado a lado. Uma cadeira simbolizará o seu eu ferido, uma simbolizará o seu eu superior intergeracional e a outra simbolizará o seu eu ancestral intergeracional. O eu superior intergeracional reflete todas as qualidades que discutimos ao longo deste capítulo. E o eu ferido é a parte que carrega a ferida do trauma intergeracional, enquanto o eu ancestral intergeracional se refere à parte que contém o seu ponto mais sábio de discernimento e sabedoria ancestral.

Uma nota a considerar sobre essa prática: se a mobilidade para cadeiras diferentes não for acessível, você pode se imaginar nas diferentes cadeiras enquanto navega por esse exercício. Outra modificação que pode ser feita é pensar nas palavras e afirmações que você pode dizer a si mesmo, em vez de dizê-las em voz alta.

- Comece sentando na cadeira que você designou como a cadeira do seu eu ferido.
- Caso se sinta seguro, feche os olhos para aumentar a sua concentração.
- Agora, considere estas perguntas:
  - O que parece estar ferido?
  - Que emoções surgem quando você pensa nessa ferida?
  - O que você sente no seu corpo?
  - Como o seu espírito capturou essa ferida?
  - O que você gostaria de poder ouvir neste momento?
- Respire fundo algumas vezes enquanto se assenta nessa experiência.

- Agora abra os olhos e vá para a cadeira do seu eu superior intergeracional.
- Volte-se para a cadeira do seu eu ferido.
- Veja se consegue imaginar o seu eu ferido sentado ali.
- Lembre-se de algo que gostaria de dizer ao seu eu ferido. O que o seu eu ferido precisa ouvir neste momento?
- Agora diga em voz alta o que você acredita que o seu eu ferido precisa ouvir.
- Agora sente-se na cadeira do seu eu ancestral intergeracional.
- Volte-se de novo para a cadeira do seu eu ferido.
- Continue a imaginar o seu eu ferido sentado ali.
- Traga à mente algo que você acredita que os seus antepassados diriam ao seu eu ferido. Que mensagem ancestral o seu eu ferido precisa ouvir neste momento?
- Agora diga em voz alta o que você acredita que o seu eu ferido poderia ouvir, de um ponto de vista ancestral.
- E agora, ainda na sua cadeira ancestral, vire-se para a cadeira do seu eu superior intergeracional.
- Visualize seu eu superior intergeracional sentado lá.
- Traga à mente algo que você deseja dizer ao seu eu superior intergeracional de um ponto de vista ancestral.
- Agora diga em voz alta o que você acredita que seu eu superior intergeracional precisa ouvir de um ponto de vista ancestral.
- Feche os olhos e visualize as três partes de si mesmo se juntando como um todo integrado.
- Absorva a experiência durante o tempo que for necessário.
- Respire fundo algumas vezes para fazer a transição da sua prática.
- Quando estiver pronto, escreva algumas linhas no seu diário sobre esta experiência.

O que você aprendeu até agora

Neste capítulo, você aprendeu tudo sobre o seu eu superior intergeracional, a parte de você que é infinitamente sábia e que carrega sabedoria ancestral. Você foi guiado por maneiras de entrar nessa resiliência geracional e foi conduzido, por meio do exercício intergeracional da cadeira vazia, a se conectar ainda mais à sua percepção geracional. Dê uma olhada nas questões para refletir que se seguem e escreva em resposta o que vier à cabeça antes de passarmos ao capítulo seguinte, em que nos concentraremos em desvendar de que maneira o trauma intergeracional é processado como memória corporal.

QUESTÕES PARA REFLETIR

Como é para você se imaginar como um eu superior intergeracional?
Como foi para você participar da técnica da cadeira vazia intergeracional?
De que outra forma você gostaria de aparecer como o seu eu curado no contexto do trabalho intergeracional?

CAPÍTULO 3

O seu corpo se lembra do trauma

O trauma não é apenas um acontecimento que teve lugar em algum momento do passado; é também a marca deixada por essa experiência na mente, no cérebro e no corpo.
                                                    BESSEL VAN DER KOLK

Quando os nossos corpos estão sobrecarregados por estresse tóxico, quando vivenciam muita tensão, podem começar a se desgastar. Todos nós temos um medidor de desgaste neurológico que os neurocientistas chamam de *carga alostática*. A carga alostática é o fardo cumulativo de estresse crônico que o corpo acumula ao longo do tempo. Quando o estresse se acumula sem descanso nem reparação necessária do sistema nervoso, ele sobrecarrega a nossa carga alostática. Isso esgota a capacidade do corpo de encontrar o próprio equilíbrio e, em consequência, compromete a capacidade do corpo de se manter saudável. Como você pode imaginar, é extremamente importante levar isso em conta para aqueles de nós que sofrem de tensão intergeracional, porque nossos corpos e os corpos dos nossos antepassados estão em sobrecarga alostática há gerações. Isso é muito para assimilar. Por isso, vá com calma enquanto continua a leitura.

O trauma emocional pode causar danos físicos ao corpo. Mentes inflamadas produzem corpos inflamados. Vários distúrbios das funções neurológicas e imunológicas podem ser rastreados até o desgaste psicológico que colocamos no corpo. Pessoas que têm muitos traumas emocionais — aqueles que são propensos a ter inadvertidamente extrapolado a sobrecarga das próprias capacidades alostáticas — podem ter fígados que produzem glicocorticoides em excesso, por exemplo. Isso pode afetar a função hepática e, o que é bastante interessante, os principais centros de memória do cérebro. Outro exemplo disso é como o trauma desencadeia o corte ou a "poda" dos neurônios, que pode vir do estresse de longa data, que talvez leve ao risco de degeneração neurológica, do tipo que pode desencadear condições como a doença de Lou Gehrig (Esclerose Lateral Amiotrófica — ELA). O estresse crônico inflama o corpo de inúmeras formas. E, quando os seus genes começam a registrar toda essa atividade hiperinflamatória por um longo período de tempo, ocorrem alterações epigenéticas. Mas não é aí que a história termina. Você pode reequilibrar o seu corpo para reduzir o risco de complicações de saúde física ou reduzir a progressão de doenças que habitam o seu corpo. Uma forma de começar a fazer isso é ajudando o seu sistema nervoso a relaxar mais e a libertar a sobrecarga de inflamação situada no seu corpo. Você tem feito isso com algumas das práticas deste livro, por isso já está à frente, mas vamos continuar a aprender mais sobre a ligação mente-corpo e sobre mais formas de ajudar a aliviar o estresse tóxico do seu corpo.

A mente e o corpo são um só

Estima-se que 60% a 80% das consultas de cuidados primários são o resultado de um motivo subjacente relacionado ao estresse. Espero tê-lo guiado por ciclos mentais suficientes para consolidar a mensagem central aqui: a mente e o corpo estão intrinsecamente ligados, e o estresse impacta ambos. Por outro lado, quando você cuida da sua mente, o corpo sente esse esforço. Se você estiver se libertando do peso emocional da sua mente através de um trabalho de cura, seu corpo se sentirá mais leve e menos tenso. Os exercícios de relaxamento da mente ajudam a curar o corpo, e os exercícios de relaxamento do corpo ajudam a curar a mente. Os dois trabalham em conjunto em um ciclo de promoção da saúde, buscando alcançar o equilíbrio para você em todos os momentos.

Exemplos dessa ligação podem ser encontrados em todo o corpo. Quando o sistema nervoso está relaxado, você é mais capaz de alcançar clareza mental e de ter pensamentos complexos, e a sua capacidade de resolver problemas fica melhor. Tudo isso porque o seu corpo não está em modo de sobrevivência, e, assim, o córtex cerebral, responsável pelo pensamento de mais alto nível, é capaz de atingir o funcionamento considerado ótimo. Outro exemplo desse relacionamento mente-corpo é encontrado na microbiota intestinal, onde muitos dos neurotransmissores, as substâncias químicas que ajudam a equilibrar o humor, estão alojados. Quando você ingere alimentos que nutrem a sua microbiota intestinal, neuroquímicos como a serotonina, o ácido gama-aminobutírico (GABA), a dopamina, acetilcolina, norepinefrina e melatonina também são afetados. Um humor bem regulado, por sua vez, pode ajudar a melhorar a digestão, os níveis de energia, a qualidade do sono e o equilíbrio geral do corpo. A mente e o corpo são feitos para coexistirem em uma relação de colaboração que deve funcionar para manter você saudável.

O trauma, no entanto, pode alterar esse sistema de equilíbrio e lançar o ciclo mente-corpo na direção oposta. A dor emocional afeta o corpo negativamente, o que, por sua vez, afeta a saúde mental. Parte do que tem mantido gerações de famílias nessa espiral mente-corpo descendente é o fato de que, em muitas sociedades, o sistema médico não trata a mente e o corpo em conjunto.

Tradicionalmente, a ciência médica ocidental trata a mente e o corpo como dois sistemas que funcionam de forma independente. Não ajudamos as pessoas a aliviarem o estresse como forma de melhorar a sua saúde física, mas deveríamos. No modelo médico atual, cada órgão é tratado separadamente, em vez de ser visto como parte de um sistema global interativo.

Um cardiologista trata o coração, um gastroenterologista cuida do trato digestivo, um pneumologista trata dos pulmões, um neurologista cuida do cérebro e assim por diante. Mas não há especialidades que se concentrem em identificar como os fatores de estresse levaram o coração a ter complicações estruturais; ou como uma relação tóxica fez o seu estômago se revirar de forma crônica, causando o que parece ser a síndrome do intestino irritável; ou como a dor é transmitida aos pulmões e a falta de ar crônica pode ser uma resposta a um trauma relacionado ao luto; ou como os neurônios do cérebro vão sendo podados e diminuem de volume com o estresse crônico, deixando você vulnerável a doenças neurodegenerativas. A sua mente e o seu corpo são um sistema único, não dois sistemas independentes. Por isso, uma abordagem médica integral, como a que você encontra neste livro, que é holística e considera a forma como a mente e o corpo funcionam como uma unidade, é essencial para uma cura sustentável.

Quanto mais você for capaz de ver como a sua vida emocional é uma experiência centrada no corpo, mais você verá como é fundamental integrar o corpo na cura da dor geracional. Se isso parecer demais para assimilar, eu compreendo. Eu também demorei um tempo para perceber, mas me deixe explicar como cheguei a esse entendimento.

Durante o meu doutorado, fui selecionada para uma bolsa de estudos clínicos de saúde mental holística, concedida pelo Departamento de Saúde e Serviços Humanos dos Estados Unidos, em colaboração com o Centro Médico de Irving, da Universidade de Columbia. Desempenhei várias funções durante os três anos da minha bolsa. Durante o primeiro ano, a diretora, dra. Elizabeth Fraga, atribuiu-me o papel de coordenadora do programa, em que comecei a trabalhar no desenvolvimento de um programa-piloto que me colocaria em diferentes clínicas de especialidades médicas do sistema hospitalar da Columbia. Nosso objetivo era ajudar os pacientes que sofriam de doenças comórbidas, ou seja, que se debatiam com complicações de saúde física e mental. Concebemos o programa em torno da comunidade majoritariamente latina de Washington Heights, em Upper Manhattan, onde o *campus* do Centro Médico de Columbia ocupa uma área. Depois de conceituar o programa e promover a sua integração no centro médico, meu papel era prestar serviços psicológicos holísticos, em espanhol, a membros da comunidade que se qualificavam, de acordo com as condições clínicas que procurávamos atender. Entre os sintomas de saúde mental que estavam sendo tratados encontravam-se a depressão, a ansiedade, a síndrome do pânico, o transtorno bipolar, o transtorno de estresse pós-traumático (TEPT), o transtorno de déficit de atenção com hiperatividade (TDAH) e a psicose. Os sintomas de saúde física com que trabalhamos foram problemas cardíacos, doenças pulmonares, doenças autoimunes, problemas de estômago, transtornos neurológicos e complicações periparto e pós-parto.

Durante o segundo ano, fui designada clínica de saúde mental em várias clínicas especializadas em todo o hospital (por exemplo, cardiologia, neurologia, ginecologia e consultórios de atenção primária). A minha tarefa era oferecer serviços de saúde mental a pacientes que chegavam com queixas físicas, sem causa física aparente, ou àqueles que tinham comorbidades físicas e psiquiátricas que pareciam estar relacionadas. Além disso, orientei outros clínicos do hospital (por exemplo, médicos, enfermeiras, assistentes sociais e assistentes clínicos) sobre as condições de saúde mental subjacentes que frequentemente estavam por trás das queixas de saúde física que os nossos doentes apresentavam. Trabalhávamos em equipe. Partilhávamos pacientes, ideias, sessões e funcionávamos como uma equipe de clínicos centrada na mente *e* no corpo. Integramos antigas práticas de cura a esse sistema médico supermoderno. Era verdadeiramente inovador e, para muitos dos nossos pacientes, eficaz e encorajador. Tratava-se de um modelo de psicologia centrado na comunidade e nas pessoas, que tinha como objetivo aliviar as doenças que afligiam os membros da nossa comunidade, e não mantê-los como pacientes perpétuos.

A certa altura, um dos meus supervisores clínicos e a então diretora clínica, dra. Diana Puñales-Morejón, quiseram trazer espiritualistas de língua espanhola às reuniões da equipe com o objetivo de nos treinar nas formas de integrar ao nosso trabalho, com mais eficácia, antigas compreensões culturais e espirituais. Sabíamos que o trabalho que precisávamos fazer na nossa comunidade exigiria uma lente holística mente-corpo-espírito que fosse culturalmente relevante e responsável.

    Estávamos trabalhando para construir o futuro da assistência médica, um modelo integrado de medicina. Lembro-me da noção de dever que senti de fazer um bom trabalho. Afinal de contas, aquela era a minha comunidade. A minha família vivia tão perto do *campus* que, certa vez, quando estava no átrio da clínica de ginecologia à procura de uma das minhas pacientes, ouvi a minha prima grávida gritar do outro lado do saguão: "Mariel, ei!" Fiquei paralisada por um momento, porque a psicologia tradicional nos diz que devemos ser esses quadros em branco, sem qualquer ligação pessoal ao trabalho ou às pessoas que servimos. Por isso, no dia seguinte, na minha sessão de supervisão, eu disse nervosamente à dra. Puñales-Morejón e ao dr. Santos Vales (o meu outro supervisor) que eu tinha cruzado com a minha prima na entrada, achando que eles me diriam para não interagir com membros da comunidade fora da sala de tratamento. Em vez disso, eles deram uma boa risada. Sabiam que era o meu momento de iniciação no trabalho de cura da comunidade. A dra. Puñales-Morejón disse, meio brincando: "Bem-vinda à psicologia comunitária!", e o dr. Vales disse alegremente: "É à nossa gente que estamos ajudando." Naquele momento, tive uma percepção monumental. Nós fazíamos parte daquela comunidade e estávamos fazendo um trabalho comunitário holístico enraizado na forma como as nossas comunidades se curam há séculos. Esse trabalho era tanto pessoal como profissional. Éramos profundamente dedicados a prestar os melhores cuidados à nossa amada gente. Compreendemos que precisávamos pensar para além dos modelos tradicionais de psicoterapia e entrar em modelos que de fato funcionassem a longo prazo. Quando vimos quantas pessoas no hospital vinham até nós com histórias geracionais de dor, doenças comórbidas e sintomas físicos derivados do estresse, compreendemos que o modelo mais sólido e mais ético de cuidado era um modelo holístico que honrasse a mente, o corpo e o espírito das pessoas a que fomos incumbidos de servir. Foi nessa altura que começamos a ver mudanças globais reais em nossos pacientes. Esse é o modelo que estou empenhada em ensinar a você nas páginas deste livro.

Neste momento, é provável que você esteja pensando: "O que significa estar se curando dessa forma mais global?" A resposta rápida é que você já está fazendo cura holística através das práticas que está aprendendo neste livro. Cada uma das práticas de "Quebrar os ciclos" tem como alvo pelo menos um aspecto da mente ou do corpo e quase todas têm um tom espiritual. Em cada prática, levei em consideração toda a sua alma. Por isso, se a ideia de que o estresse está no corpo parece assustadora, comece compreendendo que você já tem ferramentas à sua disposição; basta folhear os exercícios deste livro. Você pode repetir essas práticas até começar a ver resultados tangíveis. Foi o que eu fiz com os meus clientes, repeti essas práticas até vermos melhorias. Vamos às histórias de Nola, uma paciente cuja dor estava profundamente enraizada no corpo, e da própria jornada mente-corpo da minha irmã Lady, para ajudar a ilustrar um pouco mais essa abordagem holística.

A dor está nos pulmões

Nola tinha uma doença pulmonar crônica. Ela não fumava, não trabalhava em condições insalubres e não fazia nada que pudesse causar uma doença como a dela. Em um dia qualquer, respirar simplesmente ficou mais difícil. Isso aconteceu vezes suficientes para que ela fosse enfim diagnosticada com uma doença pulmonar crônica idiopática. *Idiopática* significa que a doença surgiu espontaneamente, sem causa conhecida. Ao longo dos anos, ela foi submetida a várias intervenções, incluindo biópsias cirúrgicas, em que um médico extraía uma amostra do tecido pulmonar em busca de respostas para essa inflamação misteriosa. E os médicos continuavam a tratar o pulmão físico, ignorando os problemas da mente e do espírito. O tratamento não levava em conta as camadas de estresse a que essa mulher estava sujeita nem a função generalizada de inflamação intergeracional baseada no estresse que contribuía para a redução do funcionamento dos seus órgãos.

Assim que comecei a trabalhar com Nola, reuni em nossa clínica um nutricionista, um assistente social e médicos para elaborar um plano holístico que pudesse ajudar a liberar alguns dos fatores de estresse da sua vida. Se não conseguíamos eliminar completamente a inflamação pulmonar, pelo menos podíamos limitar a progressão. Quando ela vinha às minhas sessões, trabalhávamos em métodos holísticos de saúde mental (ou seja, todas as práticas que você já tem à sua disposição através deste livro, como a respiração profunda e a visualização, exercícios de estimulação vagal ventral, meditações, outras práticas sensoriais corporais e, claro, falar sobre os seus traumas intergeracionais). Participei dessas sessões com o nutricionista e o médico para dar a minha contribuição e conhecer as recomendações deles sobre nutrição para promoção da saúde e equilíbrio do humor. O nosso assistente social colocou Nola em um ensaio clínico em que ela podia receber monitoração de ponta da sua função pulmonar. E o mais importante: todos os médicos e especialistas trocavam sobre os níveis hormonais, as mudanças de estilo de vida, a análise da doença e o progresso da cura. Trabalhamos em conjunto para levar a saúde de Nola a um nível ótimo. E isso ajudou mesmo. Com o tempo, ela passou a respirar melhor, tornar-se mais ativa e sentir-se emocionalmente mais leve sob os nossos cuidados.

Mas, para mim, o caso da Nola era mais do que profissional. Era pessoal. Enquanto eu tratava da Nola, estava também cuidando da minha irmã, Lady. Alguns anos antes, também ela havia desenvolvido uma doença pulmonar. A dela, no entanto, era consequência de uma doença inflamatória chamada artrite reumatoide. Seus pulmões se tornaram a fonte primária da inflamação artrítica. Como irmã mais velha, ela sempre teve muita pressão sobre si. É uma prática comum nos lares latinos atribuir muita responsabilidade à filha mais velha, especialmente a uma filha imigrante da primeira geração. É uma prática cultural que pode ter consequências devastadoras para as crianças, dando a elas responsabilidades demais em uma idade demasiadamente jovem. Ela sempre foi a pessoa a quem recorrer. Passou a sua vida tomando conta de todo mundo. Não só de mim, mas muitas vezes dos nossos pais também. Juntamente a esse sentido crônico de responsabilidade familiar, ela passou por outros traumas, inclusive a pobreza e a ausência do meu pai quando ele esteve separado de nós durante dez anos enquanto esperava pelo *green card* estadunidense. Uma vida inteira carregando o peso emocional de todos estava agora se expressando no seu corpo físico. Essa doença quase lhe custou a vida.

Creio que minha irmã, tal como Nola, guardou muita mágoa. Em especial, a dor de uma infância perdida. Uma infância sacrificada a serviço de tornar realidade o "sonho americano" da minha família e de cuidar de mim e dos meus pais. Agora, minha irmã e eu olhamos para trás e falamos de como foi parentificada, que é o que acontece quando os pais dão a uma criança algumas responsabilidades que pertencem a um pai ou a uma mãe, como cuidar parcialmente dos irmãos mais novos. Durante a maior parte da nossa infância, minha irmã foi encarregada de cuidar de mim, enquanto nossa mãe trabalhava em dois empregos. Quando minha irmã adoeceu, subitamente os papéis se inverteram, e fui eu que passei a tomar conta dela. Eu funcionava como estudante de doutorado durante o dia e enfermeira da minha irmã durante a noite. Às vezes, eu dormia em uma poltrona de hospital ao lado da cama dela, depois pegava o trem do Bronx para Upper Manhattan para ver meus clientes, ia para a supervisão com a minha supervisora de saúde mental holística, dra. Traci Stein, voltava para Upper Manhattan para assistir às aulas da tarde, dava minhas próprias aulas no *campus* principal da Columbia em Morningside Heights, depois corria de volta para Washington Heights para dar aula no Departamento de Aconselhamento Genético do Centro Médico de Columbia e, enfim, regressava ao Bronx para a minha poltrona de hospital. Ufa!

Enquanto eu passava por isso, não pensava em nada. Não tinha tempo para pensar. Tinha o dever de ajudar minha irmã a sobreviver e o objetivo de terminar o doutorado para ajudar mais pessoas a se curarem. Acho que a resiliência geracional me ajudou a passar por esses momentos. Ainda assim, consegui tirar boas notas e absorvi todos os conhecimentos holísticos que podia, porque não só os meus pacientes dependiam de mim, mas a minha irmã também.

O que eu aprendia durante esse tempo, aplicava a todos os aspectos da minha vida. Quando, durante a minha bolsa de estudos, aprendia sobre as implicações da inflamação no corpo, partilhava essa informação com os meus colegas e com minha irmã. Quando aprendi sobre os benefícios da prática de meditação holística, levei-a aos meus pacientes e à minha família. Comecei a praticar tai chi e ioga. E adivinha quem se juntou a mim? Exatamente: os meus pacientes e a minha irmã também começaram a praticar tai chi e ioga. Nas aulas, aprendi sobre as implicações da microbiota intestinal no humor e na saúde e levei essa informação aos meus pacientes e à minha irmã.

Todos os conhecimentos que obtive sobre cuidados holísticos voltaram para a comunidade e para os meus espaços pessoais. Minha irmã teve um pico positivo em sua função pulmonar. Na verdade, começou a melhorar um pouco em um curto espaço de tempo. Infelizmente, quando começamos a integrar essas práticas centradas no corpo, os pulmões da minha irmã mal funcionavam, e uma ligeira melhoria não era suficiente para mantê-la viva. Ela já estava recebendo oxigênio 24 horas por dia, sete dias por semana, e precisava de um transplante o mais rápido possível. Tivemos a sorte do nosso doador ter proporcionado à minha irmã a oportunidade de um transplante e a segunda oportunidade de vida que ela teve. Mas nunca abandonamos as lições que aprendemos sobre a mente e o corpo. E continuamos a praticar a cura holística até hoje.

Ainda assim, eu gostaria de ter aprendido sobre o tratamento holístico do trauma mais cedo. Gostaria de ter percebido que, durante séculos, nas culturas orientais, o sofrimento é capturado nos pulmões, no chacra do coração. Gostaria de ter sabido como o corpo ataca a si mesmo quando está muito inflamado pelo estresse e por que as práticas anti-inflamatórias da mente e do corpo são fundamentais para a cura. Gostaria de ter tido conhecimento de todo um mundo de sabedoria antiga de cura e o que tinha para me ensinar sobre como trazer equilíbrio para o corpo antes que ele desista. Gostaria que não tivéssemos sofrido uma desconexão tão profunda da cura ancestral no mundo moderno e que não tivéssemos de nos esforçar tanto para recuperar essa sabedoria em momentos tão críticos, quando a dor que carregamos ameaça a nossa vida. E, acima de tudo, gostaria que, tanto para os meus pacientes quanto para minha irmã, pudesse ter havido métodos preventivos que os tivessem protegido de um conjunto de procedimentos médicos traumatizantes. Gostaria de ter podido salvar todos dos seus sofrimentos. Gostaria de ter podido me salvar do meu próprio sofrimento.

Mas não pude. Eu tinha que aceitar que não consegui. Tudo que pude fazer foi me educar, educar meus clientes, minha família, minha comunidade e agora todos vocês. Não posso desfazer o passado, mas posso ajudar a equipar você com conhecimento e a construir uma vida mais equilibrada, agora e por muitas gerações. Para minha irmã, quebrar o ciclo significou reconectar seu corpo holisticamente. Significou também que, como filha mais velha de imigrantes, ela devia abandonar o fardo de salvar todo mundo, porque agora era ela que precisava ser salva. Ela teve de desaprender a sua reação ao trauma, que era agradar as pessoas com uma grande dose de culpa. E isso significava que ela precisava lamentar a infância que nunca lhe foi permitido ter. Para viver uma vida mais plena, ela precisava largar a bagagem emocional que pesava sobre os seus pulmões. Você também terá de abandonar o peso do estresse que está se instalando em você. Vamos mergulhar mais fundo nesses conhecimentos com base no estresse que podem ser úteis ao longo da sua jornada. Lembre-se de respirar profundamente e fazer pequenas pausas enquanto continua a leitura.

O impacto geracional do estresse

As doenças crônicas influenciadas pelo estresse podem atravessar gerações de famílias. Isso é particularmente verdade no caso das doenças inflamatórias (por exemplo, doenças autoimunes, doenças cardíacas e problemas gastrointestinais). A exposição a Experiências Adversas na Infância, as EAIs (do inglês *Adverse Childhood Experiences*, ACEs), tem sido associada à inflamação crônica e a um risco elevado de reações inflamatórias no corpo. As crianças que vivem com histórias adversas tendem a ser mais indefesas contra infecções recorrentes e mais suscetíveis a doenças inflamatórias crônicas, tais como problemas cardíacos, artrite, diabetes, depressão, doenças gastrointestinais, diferentes tipos de câncer, doenças autoimunes, demência e outras doenças ao longo de toda a vida. As doenças cardíacas e outras doenças crônicas que persistem na idade adulta têm sido associadas ao abuso psicológico sofrido no início da vida. Um estudo que se centrou em pessoas que vivem com lúpus sistêmico encontrou uma história comum de privação emocional na infância, mostrando uma correlação entre a presença da doença e uma relação fraturada com os cuidadores.

Estudos de longo prazo que analisam a forma como as crianças veem seus pais (por exemplo, de forma positiva e calorosa ou de forma negativa e fria) relacionaram o risco elevado de doença cardíaca e hipertensão a quem via os seus pais ou cuidadores com menos afeto. E um estudo de Harvard e Johns Hopkins ainda descobriu que as pessoas que relataram relações menos calorosas e amorosas na infância tinham mais probabilidade de desenvolver câncer na meia-idade. A relação estresse-doença é real e é prejudicial para o equilíbrio do organismo.

O estresse intergeracional não tratado pode tornar quase impossível que o corpo atinja o equilíbrio (homeostase). Em casos graves, o trauma pode destruir a capacidade do corpo de se manter vivo, porque agrava os problemas de saúde existentes ou cria novas doenças no corpo. Veja, por exemplo, um grupo muscular que é fortemente afetado pela tensão no corpo: o coração. Os hormônios do estresse, como a adrenalina, a noradrenalina e o cortisol são altamente responsáveis por inflamação no sistema circulatório e, especialmente, nas artérias coronárias, que são as vias para ataques cardíacos induzidos pelo estresse. E quando há inflamação cronicamente dirigida a um órgão, a função do sistema imunológico normalmente é suprimida, deixando espaço para um risco elevado de infecção e outras doenças. Vou ilustrar alguns outros exemplos de ligações comuns entre estresse e doença, mas, antes disso, vamos fazer uma pequena pausa, porque você está assimilando muita informação densa.

Faça um rápido exame corporal e repare como o seu corpo está recebendo essa informação centrada no corpo. Os seus músculos estão mais tensos ou mais relaxados? Há alguma sensação que você não tenha percebido antes? Se assim for, desloque a sua atenção para o local em que está sentindo isso. Se as suas mãos conseguirem alcançar essa área, faça uma massagem suave ou apenas toque levemente nessa área. Aumente a profundidade da sua respiração, inspirando por mais segundos e expirando por mais segundos. E, quando estiver pronto, vamos ver mais alguns exemplos.

Outro grande exemplo dessa ligação mente-corpo é a depressão que existe nas famílias. A depressão é uma das principais causas de incapacidade em todo o mundo. Os casos de depressão ultrapassaram os de câncer, HIV/AIDS e doenças cardiovasculares e respiratórias em conjunto. A depressão não é apenas uma doença mental, mas também uma doença do corpo. Pode ser muito difícil que as pessoas coloquem o corpo em movimento quando estão deprimidas. É por isso que muitas vezes se ouve dizer que as pessoas deprimidas só têm energia para ficar na cama ou no sofá o dia todo. Isso se deve em parte ao fato de que a própria depressão tem uma função inflamatória, o que significa que o corpo e o cérebro deprimidos estão inflamados. Isso pode explicar por que alguns antidepressivos não funcionam para determinadas pessoas. A função de alguns antidepressivos é desencadear ou inibir certos neurotransmissores responsáveis pelo humor; no entanto, essa linha de tratamento não aborda o processo inflamatório da depressão, que é fundamental de se levar em conta.

O estresse também pode ter um impacto direto nos órgãos sexuais e na reprodução. Quantidades excessivas de cortisol podem afetar o funcionamento bioquímico dos órgãos sexuais, criando desequilíbrio nos níveis hormonais, o que interfere na produção de esperma e contribui para a impotência, menstruações anormais, dores e complicações nos órgãos reprodutivos.

É importante considerar também que inverter o estresse, ou geri-lo melhor, também pode ajudar a melhorar o funcionamento do nosso corpo em todas essas áreas. Como já mencionei antes, os dois estão ligados bidirecionalmente, de modo que se afetam mutuamente em ambas as direções (positiva e negativamente).

Sabendo de tudo isso, vamos agora considerar algumas doenças inflamatórias crônicas comuns e seus sintomas de saúde mental. As pessoas que têm lúpus se debatem frequentemente com desorientação mental e perda de memória. As pessoas que sofrem de síndrome do intestino irritável têm sintomas comuns de ansiedade. Um dos principais sintomas da fibromialgia é a depressão. A inflamação crônica agrava os estados de humor negativos, e esses estados de humor afetam negativamente a condição física. Essas condições interligadas se tornam cíclicas entre a mente e o corpo. É por isso que, quando se trabalha para *melhorar* a inflamação ou o humor, isso terá um impacto *positivo* no outro. E é por isso que alguns medicamentos que são utilizados para tratar doenças inflamatórias também ajudam a aliviar o humor. Por exemplo, os medicamentos que tratam a artrite reumatoide, a psoríase e a asma têm tido mais sucesso no tratamento da depressão do que alguns antidepressivos, dependendo da pessoa que está sendo tratada. Uma defesa de primeira linha contra o estresse, portanto, também se concentraria na redução da inflamação no corpo, e é por isso que enfatizo tanto isso aqui. Porque eu não quero que você coloque um band-aid na sua cura. Quero que você esteja muito bem-informado e que cure globalmente a sua tensão e o seu estresse geracional.

Curando o corpo de forma holística

Um protocolo de trauma bem integrado ensinará você a como ajudar o seu corpo a dissolver o estresse. Para se concentrar na cura por inteiro em vez de tratar apenas um problema de saúde específico, será essencial integrarmos práticas holísticas de bem-estar na sua rotina diária. Toda vez que você se dispõe a curar com intenção e intuição, um pouco do seu trauma intergeracional deixa o seu corpo. E isso abre espaço para que ele absorva a saúde intergeracional. Se você fizer isso, o bem-estar holístico pode ser um novo modo de vida.

As culturas antigas têm corrigido os desequilíbrios mente-corpo-espírito há gerações. Os seres humanos têm utilizado os recursos naturais e a energia da Terra para aliviar e tratar doenças há mais de sessenta mil anos. Há uma razão para que as práticas de cura tenham se mantido por milênios: porque funcionam.

Práticas holísticas estimulam uma reação curativa que oferece serenidade para todo o corpo. Incluem tudo o que se enquadra no âmbito da medicina alternativa, da homeopatia ou da naturopatia, e incluem a sabedoria extraída da *ayurveda*, da medicina chinesa, da cura de origem africana, da sabedoria indígena, do espiritualismo e de muitas outras escolas de cura que têm ajudado a manter a população humana viva há séculos. Os terapeutas holísticos integram um vasto leque de práticas em sua terapia, dependendo da sua formação e das necessidades dos clientes que eles tratam. Essas práticas podem ir desde a meditação ao consumo de ervas, da ioga à terapia de movimentos da dança africana, de chás até cura energética. Estão honrando o corpo de sabedoria que a humanidade tem carregado pelo mundo.

Uma das técnicas que escolhi para integrar a minha própria vida e o meu trabalho com os clientes é a preparação consciente de chá com o uso de ervas medicinais. As plantas são uma parte especial da forma como ofereço educação psicológica centrada no holismo. Muitas pessoas que estão familiarizadas com o meu trabalho através das redes sociais me conhecem porque organizo o que chamo de sessões de terapia do chá. Comecei a gravar vídeos como sessões de terapia enquanto fazia os meus chás favoritos, fornecendo alguns conhecimentos de sabedoria curativa enquanto estávamos isolados durante a pandemia de covid-19. Eu usava um bordão — *O chá está quente!* — para significar que a mensagem que eu iria transmitir, sobre trauma, relacionamentos e saúde mental, seria difícil, mas necessária de ser digerida. E as pessoas gostavam. O que a maioria não sabe sobre as minhas sessões à hora do chá é que elas nasceram de um profundo amor multigeracional pelo chá e uma tradição familiar de cura com chá.

Depois da morte da minha avó, comecei a fazer um trabalho de cura por conta própria, investigando os meus antepassados e recolhendo a sabedoria da minha *titi* (minha tia); do meu tio-avô; da minha irmã, Lady; da minha prima Leezet; e dos meus pais. Foi essa pesquisa que me levou ao chá. Minha mãe faz chá todas as noites. Certa noite, ofereceu-me um chá que cheirava a capim-limão, o meu aroma preferido para aromaterapia. Enquanto a minha mãe fazia o chá, explicou-me como minha avó fazia o mesmo chá em Barahona. Começou a falar das minhas raízes ancestrais e das formas como a minha família tem confiado nas misturas de chá locais como bálsamos curativos há muitas gerações. Minha avó vivia em uma pequena casa em Barahona, em uma comunidade de dominicanos profundamente empobrecida economicamente durante gerações. A casa dela era feita de frágeis painéis de madeira e tinha um teto de zinco, sem pisos (o chão era de terra batida) e sem encanamento interior. Havia apenas uma cozinha improvisada, e, nessa cozinha, ela preparava a sabedoria antiga. Usava ervas locais para ajudar a curar os seus filhos, incluindo a minha mãe, sempre que adoeciam. Agora, minha mãe estava transferindo essa sabedoria intergeracional para mim, através do chá de capim-limão da minha avó.

Quando eu era mais nova, sempre ignorei a crença da minha mãe no poder restaurador dos chás. Agora não acredito que um dia eu os tenha menosprezado. Quando sinto o cheiro de capim-limão, sinto-me profundamente firme. Ao ouvir a história da minha mãe, enfim entendi por quê. Esse aroma foi uma fonte de cura durante gerações em minha família. Podemos carregar memórias olfativas multigeracionais que nos lembram da resiliência e da cura, tal como fiz com o chá da minha avó. Depois de ter aprendido sobre esses chás, continuei a pesquisar. Descobri as muitas propriedades curativas que estavam presentes nesse chá em particular — tinha muitos benefícios anti-inflamatórios. Fiquei maravilhada. Acredito que a minha avó teria desejado que todo mundo conhecesse esse chá, para que também eles pudessem sentir o seu poder curativo. Assim, como um presente intergeracional sincero da minha família para a sua, gostaria de oferecer a você essa receita. Eu a chamo de chá curativo de capim-limão da Mamá Tutúna. E, caso você precise de uma pequena orientação sobre no que ele pode ajudar, eu ofereço a você uma sabedoria de cura que me foi transmitida. Você encontra essa receita e informações no final deste livro, no Apêndice A.

Quebrando o ciclo: estimulando o nervo vago ventral intergeracional

Uma vez que o seu corpo é ancestral e feito de camadas, o trabalho que você será requisitado a fazer para regulá-lo também será feito em camadas. A tonificação vagal é uma prática que ajuda a penetrar profundamente no seu sistema nervoso e a estimular o seu nervo vago ventral — o nervo que é conhecido por ser o principal responsável pelo descanso do sistema nervoso e pela redução do estresse. É uma prática que nos ajuda a entrar em um estado mais calmo. A estimulação do vago ventral pode produzir um efeito imediato no seu sistema nervoso e ter um efeito duradouro no seu funcionamento emocional como um todo. Mas como?

A Estimulação do Nervo Vago, ENV (do inglês *Vagus Nerve Stimulation*, VNS), libera aos seus neurônios sinais químicos chamados neuromoduladores, para ajudar a aumentar a quantidade de "substâncias químicas felizes", como a dopamina, a serotonina, as endorfinas e a oxitocina, que eles produzem. O processo de ENV envia sinais aos seus neurônios de que você está seguro, e, como resultado, esses neuromoduladores começam a gerar alterações muito específicas e duradouras no cérebro. Chamamos a isso neuroplasticidade: quando alterações químicas produzem mudanças estruturais em certas regiões do cérebro. A ENV tem sido bem-sucedida em ajudar efetivamente nos efeitos de algumas lesões cerebrais ligeiras e no transtorno do estresse pós-traumático. Em resumo, ajuda o seu corpo a se sentir mais à vontade e pode diminuir o impacto que o trauma provocou no seu cérebro e sistema nervoso, dando mais oportunidades para você se sentir seguro, ampliando a sua janela intergeracional de tolerância (mais sobre isso no Capítulo 6, em que abordamos o seu sistema nervoso intergeracional) e desintoxicando o estresse intergeracional do seu corpo. Assim, no espírito de usar a estimulação do nervo vagal para oferecer a você uma ferramenta para liberar o estresse, pense em uma canção que te leve a um estado amoroso, calmo e tranquilo. Se a canção for antiga, como a que um antepassado ou querido familiar cantava para você, é uma escolha ainda melhor.

- Sente-se em uma cadeira confortável, se puder, e abaixe o olhar até onde se sentir seguro ou feche completamente os olhos.
- Se possível, coloque a mão direita sobre o coração e a mão esquerda sobre a barriga.
- Inspire suavemente e comece a cantarolar uma canção.
- Certifique-se de controlar a sua respiração, cantarole a melodia muito devagar e preste muita atenção à forma como o seu corpo recebe essas vibrações sonoras.
- Imagine o som que você está produzindo penetrar profundamente no seu sistema nervoso e oferecer cura a você, percorrendo seu caminho através de cada um dos seus neurônios e criando novas ligações neurais centradas na cura e memória celular.
- Quando estiver no meio da canção, pense nas pessoas da sua linhagem que você gostaria de ver livres do fardo do estresse.
- Aprofunde o som que está produzindo, cantarolando um pouco mais alto, e, conforme o aprofunda, imagine o som vibrando em seus nervos vagais ventrais.
- Tenha-os em mente enquanto cantarola a canção até o fim.
- Imagine-se mais calmo em seu estado emocional mais regulado. Imagine que os seus familiares também o fazem. Imagine que os seus antepassados também sentem isso. Imagine como vocês estão todos se curando coletivamente neste momento.

- Quando terminar a canção, sinta-se à vontade para respirar suavemente outra vez para terminar a sua prática.
- Envie gratidão aos antepassados que você reuniu nessa prática, pronunciando simplesmente "obrigado" ou "obrigada".
- Dê em si mesmo um aperto suave.
- Abra os olhos e permaneça sentado durante mais trinta segundos.
- Observe o que você está sentindo. Como está a sua alma neste momento?
- Se ajudar, pegue o seu diário e tire um momento para refletir no papel. Tenho certeza de que há muito a ser escrito.

O que você aprendeu até agora

Neste capítulo, você explorou a forma como o estresse é interpretado na ligação mente-corpo. Também aprendeu como o estresse pode ser o culpado de muitas doenças físicas e como a cura holística ajuda o corpo a se sentir mais estável. Em seguida, fez um exercício que se concentrou na tonificação do nervo vagal ventral. Aprendeu muito e fez muito, por isso felicite-se por ter passado por essa parte, respire fundo algumas vezes para continuar a estabilizar o seu corpo e, quando estiver pronto, mergulhe nas questões para refletir do capítulo, antes de abordar o que é verdadeiramente o trauma intergeracional e como ele vive em você.

QUESTÕES PARA REFLETIR

O que mais impressionou você na forma como o trauma intergeracional é capturado no corpo?
Como você se sente em relação à integração de práticas de cura holística como um estilo de vida ou rotina?
Como foi para você participar do exercício vagal ventral proposto neste capítulo?

CAPÍTULO 4

O trauma não curado e você

Encontre a liberdade no contexto que herdou.

Lee Maracle,
revolucionário autor indígena Stó:lō

Agora que você tem uma boa compreensão da razão para estar lendo este livro — porque você é alguém que quebra ciclos, porque carrega dentro de si muita resiliência e porque merece se curar por inteiro —, vamos começar a entender as maiores profundidades do trauma intergeracional. Quando uma ferida do corpo físico não é curada, ela continua a causar dor e se torna vulnerável à infecção. Essa infecção e essa dor podem se espalhar para outras partes do corpo. Algo semelhante acontece com as emoções. As emoções negativas nos magoam profundamente quando não são curadas. Elas têm o poder de contaminar todas as outras partes da nossa vida, fazendo com que, por vezes, viver seja quase insuportável. Mas, ao contrário das feridas físicas, as feridas emocionais podem ir para além da pessoa que é magoada e têm a capacidade de magoar outros, como familiares, parceiros, amigos, colegas de trabalho e filhos. Por essa razão, as feridas emocionais não curadas podem ter efeitos devastadores em famílias e comunidades inteiras.

O vazio crônico de Nola

As pessoas que vivem com trauma intergeracional muitas vezes sofrem de problemas de saúde mental crônicos. Uma das condições mais comuns com que elas têm que lidar é a depressão. E esse foi certamente o caso de Nola. Nola, a minha cliente que sofria de doença pulmonar idiopática, vinha lutando contra algo que denominei "vazio crônico". Tratava-se de uma depressão crônica que a impedia de encontrar alegria na sua vida, por mais que tentasse. Ela nem sequer conseguia encontrar alegria nas duas áreas da vida em que se sentia mais realizada: a maternidade e a carreira. Nada preenchia o vazio. Porque a depressão faz isso. Ela cria uma tristeza profunda, vazio e solidão. Para Nola, sua depressão também se manifestava como irritabilidade constante. Ela estava sempre reagindo negativamente às pessoas à sua volta e tinha frequentes explosões de raiva. Essa era a sua reação ao trauma — ou, dito de outra forma, sua resposta emocional à angústia extrema.

Nola estava frequentemente em conflito com as pessoas da sua vida, muitas vezes discutindo com os que a rodeavam (o marido, colegas de trabalho, a única amiga que tinha conseguido manter e até a sua filha adolescente). A infelicidade inevitável era tudo o que ela conhecia, porque, enquanto crescia, era tudo o que via. Sua mãe sofria do mesmo vazio, tal como sua avó. Todas elas estavam presas em um ciclo de infelicidade.

Como sua médica, custava-me muito ver a frequência com que Nola entrava em uma espiral, especialmente no trabalho. Ela era assistente social e, em vez de ajudar a curar a sua comunidade através desse trabalho, carregava essa mesma infelicidade para as interações com as pessoas que deveria ajudar. Falava rispidamente com elas, se irritava com frequência e não as ajudava em tarefas simples que poderiam mantê-las fora dos abrigos. Como se costuma dizer, a infelicidade adora companhia, e Nola espalhava o seu tormento atingindo os que entravam em contato com ela. Como no caso de Nola, a dor que uma pessoa experimenta pode se tornar uma arma nociva que é descarregada em qualquer pessoa próxima.

Há muitos tipos de reações ao trauma, e as suas manifestações podem variar drasticamente de pessoa para pessoa. No entanto, as reações ao trauma vêm do mesmo fato de serem causadas pelo sofrimento e criarem mais sofrimento. Elas criam sofrimento para os outros, como foi o caso de Nola, e criam sofrimento para si, como nos exemplos de autodestruição ou de consumo excessivo de álcool.

Como saber se o que você está sentindo é uma resposta a um trauma? Para começar, parte de você sabe intuitivamente que a sua reação vem de um local de estresse avassalador. Esse estresse pode ser agudo (o que significa que a experiência traumática causou um nível elevado e repentino de tensão emocional e talvez até tenha ameaçado a sua vida, como uma catástrofe natural, um assalto à mão armada ou um acidente grave), ou pode ser crônico (o que significa que o agente estressor ocorreu durante um longo período de tempo, como abuso na infância, opressão ou dinâmica familiar tóxica).

Mas uma resposta ao trauma não é o evento traumático, original, em si. É como emocionalmente processamos o acontecimento. É como a sua mente lidou com a circunstância prejudicial a fim de manter você vivo e seguro. Portanto, quando você está passando por uma resposta ao trauma, na realidade, o que você está vivenciando são adaptações mentais que foram concebidas para manter você são e sua mente e coração intactos durante um acontecimento avassalador. O problema surge quando esses sintomas se mantêm quando você já não está sob ameaça, mas continua a sentir a necessidade de se proteger incessantemente.

O trauma em si, de acordo com as definições clínicas atuais, pode ser classificado em várias categorias, incluindo estresse pós-traumático, trauma de infância, trauma complexo, trauma com base na raça e, atualmente, o trauma intergeracional. Algumas dessas representações do trauma ainda não entraram no manual de diagnóstico que os clínicos usam em todo o mundo. Mas você não precisa de um manual científico que diga que a sua experiência é genuína ou que a sua experiência vivida foi afetada por mágoas emocionais. Você sente o dano na sua *mente* através das emoções e pensamentos, no seu *corpo* através de sensações físicas e gatilhos, e no seu *espírito* através das suas relações desfeitas, da falta de se sentir firme e da sensação de estar sempre em modo de sobrevivência. Você sente na *alma*. Sei que isso é muito para assimilar. Talvez você esteja sentindo o peso de tudo isso enquanto lê. Mas não se preocupe, eu estou com você, e vamos aprender muitos exercícios que podem ajudar.

Como você sabe que está lidando com trauma intergeracional?

Então, por onde é que se começa? Bem, talvez você já tenha adivinhado, mas comece por identificar o que o levou a pegar este livro em primeiro lugar. Na minha própria experiência, a minha primeira compreensão de como eu estava carregando feridas intergeracionais surgiu quando reconheci a minha incapacidade de me desapegar de pequenas coisas materiais como um sintoma de trauma. Para você, a primeira vez que você soube que estava sofrendo de trauma intergeracional pode ter sido quando teve de criar uma distância saudável entre si e um membro da família. Talvez tenha sido quando se deu conta pela primeira vez de que as suas emoções foram rejeitadas pelos membros da sua família durante toda a sua vida. Ou talvez tenha sido quando percebeu que reagia ao estresse e à dor emocional da mesma forma que os seus pais reagiam. Ou talvez tenha sido quando:

- Você foi fazer terapia e viu os seus padrões pouco saudáveis de relacionamento adulto refletidos na sua casa de infância.
- Entendeu que grande parte do seu sofrimento emocional vem de não ter recebido amor suficiente dos seus cuidadores e que eles também sofreram o mesmo destino.
- Reparou que estava repetindo os mesmos ciclos de relações tóxicas pelos quais viu seus pais passarem.
- Observou que os membros de sua família estavam guardando segredos profundos que atormentavam a eles — e a você — emocionalmente.

- Começou a ver como a dinâmica das relações na sua família é na verdade tóxica e prejudicial, em vez de vê-la como padrão.
- Se deu conta de que você tem um histórico de agradar as pessoas para se sentir aceito e amado, e que esse histórico começou na sua família muito antes de você ter sido concebido.
- Percebeu que os seus relacionamentos têm padrões de codependência, que você sempre julgou ser padrão nos relacionamentos em geral.
- Reparou que fazer *gaslighting* uns com os outros era considerado normal na sua família.
- Notou que, apesar de estar consciente sobre relacionamentos pouco saudáveis, você continuou a se comportar de formas que têm sido prejudiciais, até mesmo para seus filhos.
- Perguntou-se por que você se sentia em casa em relacionamentos abusivos e por que outros em sua família sentiam o mesmo.
- Identificou que tem tendência a se afastar sempre que não se sente seguro junto das pessoas e recorda que as gerações passadas também se afastavam quando a vida parecia demasiado estressante.
- Compreendeu que, inconscientemente, estava recorrendo à dependência química para adormecer a sua dor da mesma forma que as pessoas da sua família haviam feito.
- A perda de um membro da família trouxe à tona algumas emoções que você achou que estavam enterradas.
- Ouviu a história da vida de um antepassado e percebeu como o sofrimento dele foi semelhante ao seu.
- Notou como era difícil para você confiar em si mesmo e nos outros, da mesma forma que foi difícil para os seus pais confiarem.
- Se deu conta de que você tinha dificuldade em aceitar o amor dos outros, porque o amor genuíno não foi demonstrado a você, e agora, como adulto, as expressões de amor fazem você se sentir desconfortável.
- Percebeu que era difícil para você dizer às pessoas que as amava porque você nunca teve um modelo para isso.

- Teve os próprios filhos e começou a se preocupar com a possibilidade de poder transmitir os mesmos fatores de estresse emocional que você herdou dos seus pais.
- Reparou que estava repetindo a mesma linguagem nociva e os mesmos castigos com os seus filhos.
- Se deu conta de que pertencer a um grupo marginalizado tem sido uma fonte de sofrimento para a sua família muito antes de você ter nascido.
- Percebeu que você e a sua linhagem têm sido vitimados por instituições durante gerações.
- Começou a notar que havia desafios e traumas de saúde mental não diagnosticados e não tratados na sua família.
- Não conseguiu encontrar nenhuma explicação médica para os seus sintomas.
- Constatou que a sua família também funcionava a partir de um lugar de sofrimento e, por mais doloroso que tenha sido reconhecer, teve que aceitar o fato de que isso era o melhor que eles podiam fazer.
- Entendeu que merecia um passado melhor e que desejava um futuro melhor.

Uma ou mais dessas situações podem soar exatamente como o momento que levou você a perceber que estava lutando contra a ansiedade, a depressão, a tristeza, a vergonha, a solidão e o trauma de pessoas que vieram antes de você. Ou a sua história pode ser ainda diferente. Há muitos outros momentos de percepção que não se enquadram nessa lista, mas que são experiências factuais e dolorosas que você teve de suportar e que assinalam trauma intergeracional. Seja qual for a sua história, guarde-a no coração. Ela é sua e é válida. Independentemente dos momentos que fizeram você perceber que havia camadas de trauma em sua vida familiar, você está aqui, com uma consciência elevada do fato de que as feridas intergeracionais afligiram a sua família e que elas fluem através de você. E eu sei que aceitar a ideia de que o trauma é parte da sua linhagem pode ser traumatizante por si só. Vamos esboçar lentamente a sua narrativa intergeracional através do mapeamento da sua história em uma Avaliação de Cura do Trauma Intergeracional e na criação da Árvore do Trauma Intergeracional neste capítulo e no seguinte. Também falaremos sobre como lidar com as emoções que surgem quando se começa a escavar as camadas, para que você esteja preparado a cada passo do caminho. Por ora, saiba que, enquanto você lê, aqui e agora, tem em si o poder e a oportunidade de romper o ciclo da dor. E, por mais difícil que seja ter que fazer esse trabalho, você também deve ficar orgulhoso de poder mudar o destino de toda a sua linhagem. Não é uma tarefa fácil, mas aqui está você, fazendo isso mesmo assim.

Tensão intergeracional: o que os nossos antepassados sentiram

O conjunto de todas as nossas experiências vividas — desde os antepassados distantes, aos antepassados vivos, até você — pode culminar em uma camada de *tensão intergeracional*. Gosto de chamar de tensão porque é exatamente isso que ela faz. Ela sobrecarrega você. É um fardo que você carrega e que, mesmo que seja carregado honradamente, continua a ser cansativo e a tornar a vida muito mais difícil de suportar. A tensão intergeracional vive dentro de você e é uma transmissão mental, física, espiritual e cultural do trauma. É a angústia multigeracional que se acumula, fica enraizada na sua alma e determina a maneira como você lida com as tristezas *e* alegrias da vida.

Muito antes de o trauma hereditário ter sido conceituado nos nossos diversos campos da medicina moderna, os seres humanos mostraram sinais de que compreendiam esse fenômeno a partir da perspectiva de transmissões energéticas baseadas na alma. Em algumas culturas afro-indígenas, uma pessoa que passa por uma crise psicológica é vista como alguém que está em profunda conexão com o seu mundo espiritual interior. Acredita-se que ela seja portadora de um dom espiritual, perdido em algum lugar de sua linhagem, que precisa ser recuperado pela comunidade. Da mesma forma, entre os povos originários dos Estados Unidos, considera-se que as pessoas que sofrem de estresse são portadoras de mágoas de até sete gerações da sua linhagem. Se não conseguirem uma resolução na sua geração, diz-se que esse estresse afetará até sete gerações no futuro.

Se refletirmos sobre a descendência que data de sete gerações atrás, estamos olhando para 128 sexto avós, que geraram 64 dos seus filhos, que geraram 32 dos seus filhos, que geraram 16 dos seus filhos, que geraram 8 dos seus filhos, que geraram os seus 4 avós, que geraram os seus 2 pais, que, enfim, geraram *você*. Em conjunto, e contando apenas sete gerações, você em si carrega pelo menos 255 histórias diretas, incluindo a sua própria. Esse despertar para o número de potenciais feridas de alma que você carrega dentro de si é um passo importante para a cura.

Estamos nos preparando para mergulhar com mais detalhes na sua linhagem. Enquanto o fazemos, siga este conselho: trate as suas reflexões sobre a linhagem como uma prática de coleta de dados. Recolha esses dados e os analise como se estivesse em um laboratório de pesquisa, à procura de respostas, padrões e soluções. Em parte, este livro é uma jornada de coleta de dados, de obtenção de conhecimento e de análise ancestral. Nestas páginas, você vai aprender e desaprender, encontrando as melhores soluções para colocar você no melhor caminho possível e desenvolvendo dentro de si a abundância intergeracional. Então, vamos recapitular por um momento:

- A tensão intergeracional se refere à mente, ao corpo, ao espírito e à transmissão cultural do trauma.
- Sim, os seus genes desempenham um papel que faz desse um tipo único de trauma. Iremos abordar este conceito em detalhe no próximo capítulo, quando aprendermos sobre epigenética.
- Sim, isto está em grande parte ligado ao que os seus pais e antepassados passaram.
- Sim, há muita história vivendo em você neste momento.
- Sim, você tem mesmo que fazer um trabalho pesado para se sentir mais leve.

- Sim, esse trabalho pesado vai exigir que você olhe para as camadas de tensão de trauma.
- Não, o trauma não determina toda a sua vida, mas pode tornar a vida mais pesada de se viver.
- Sim, nas páginas que se seguem, você vai continuar a aprender formas de se livrar de parte desse peso.

Quebrando o ciclo: a Avaliação de Cura do Trauma Intergeracional

Depois de identificar que você está sofrendo de trauma intergeracional, o próximo passo para romper o ciclo é reunir informações sobre o que contribuiu para esse ciclo em primeiro lugar. Para isso, criei uma avaliação que aborda as múltiplas áreas do trauma intergeracional. Eu a denomino Avaliação de Cura do Trauma Intergeracional. Essa avaliação oferece um ponto de partida para a coleta de informações sobre a forma como o trauma se manifestou na sua vida, em várias camadas. Pode ser usada como uma ferramenta para a sua cura e como um recurso para curadores que estão ajudando clientes com dor intergeracional. As perguntas dessa avaliação oferecem uma oportunidade para uma reflexão de base sobre as suas próprias experiências traumáticas intergeracionais. A exploração que você dedicar a cada uma dessas questões pode ser tão profunda quanto você achar necessário.

Agora, é importante notar que a preparação para a avaliação será tão importante quanto a própria avaliação. Você descobrirá que tipo de preparação e configuração funciona melhor para você, mas aqui estão algumas ideias para começar:

- Encontre um espaço de cura que incorpore estabilidade, tranquilidade e segurança. Esse local pode ficar na sua casa ou talvez em um espaço exterior. Eu criei vários espaços desses na minha casa. Alguns ficam na parte de dentro, e outros, na parte de fora. Sinta-se livre para designar uma certa quantidade de espaços para a sua cura. A chave aqui é que, quando você combina estabilidade, tranquilidade e segurança, tem uma preparação física saudável para o seu trabalho de profundidade. Pode ser útil ter um objeto nesse espaço que ajude você a se sentir firme, como um cobertor confortável ou um objeto que alguém tenha dado a você de presente e que faça você se sentir apreciado e compreendido. Qualquer objeto serve, desde que contribua para o ambiente seguro e tranquilo que estamos buscando. Além disso, você pode arrumar o cenário com velas e óleos aromáticos suaves que poderá cheirar ou usar para massagear as mãos quando precisar de uma firmeza extra. Um elemento essencial de segurança é a privacidade, por isso escolha espaços que deem a oportunidade de estabelecer privacidade para fazer esse trabalho profundo.

- Localize na sua casa um objeto que tenha uma história ou energia. Pode ser uma relíquia de família ou a sua erva-santa, *palo santo*, *yerba santa*, cristais, água benta ou outros objetos produtores de energia que tenham valor na sua vida. Você talvez queira levar esses objetos ao seu espaço, para oferecer uma experiência energética mais profunda à sua prática de avaliação.
- Depois de ter estabelecido o local onde você gostaria de estar e os objetos pelos quais gostaria de estar rodeado, é fundamental que você encontre um momento para se firmar e se aproximar o máximo possível de estar em segurança no seu corpo e na sua mente, no momento presente. Este pode ser um momento para mergulhar na meditação do banho de som para esta seção. Para algumas ideias adicionais, veja no apêndice B uma lista de Técnicas de Aterramento para Curar Traumas Intergeracionais.
- Por fim, você precisará de coragem. Esse é um trabalho vulnerável. Trabalho vulnerável é trabalho corajoso. Tudo isso produz medo e requer que você mergulhe na resiliência geracional central que existe dentro de você.

Lembre-se de se controlar. Essa avaliação é sua e deve ser feita no seu próprio tempo e a um ritmo que pareça adequado. Não force a jornada.

Em vez disso, flutue. Comece a Avaliação de Cura do Trauma Intergeracional na página seguinte, respondendo a cada pergunta. Leve o tempo que precisar para responder cada uma de forma completa. E, na medida do possível, tente não saltar nenhuma pergunta, mesmo que as suas respostas sejam curtas e especialmente quando forem difíceis de encarar. Lembre-se de respirar e de que você tem a força geracional de que precisa para prosseguir.

AVALIAÇÃO DE CURA DO TRAUMA INTERGERACIONAL
Dando início
- Como você está se sentindo a respeito de iniciar esta avaliação?
- Faça uma varredura corporal: verifique o seu corpo e repare em quaisquer sensações. Do que o seu corpo está se lembrando?
- Anote como você se sente em relação à prática e às memórias ou sensações do seu corpo que surgem enquanto você pensa nesta avaliação.
- Lembre-se de se ancorar com uma técnica de aterramento ou com a meditação do banho de som desta seção em todos os momentos da avaliação, mas especialmente antes de começar.

Mapeando suas origens
Responda às perguntas abaixo com algumas frases que descrevam como essas experiências apareceram na sua própria família:

- De que forma alguém em sua família usou a palavra *trauma* para descrever experiências pelas quais passou? A propósito, isso inclui você.
- Que experiências foram referenciadas como relativas a trauma?
- Houve incidentes de abuso psicológico, físico ou sexual em sua família? Em caso afirmativo, quais? Seja o mais descritivo possível, enquanto permanece atento à sua experiência interna de anotá-los. As reflexões sobre abusos podem gerar gatilhos, por isso observe como você está metabolizando emocionalmente essas reflexões e ofereça a si mesmo pausas e recalibração com técnicas de aterramento conforme necessário.

- Houve separações demoradas (por exemplo, devido a divórcio, imigração, perda de casa e outras)? Em caso afirmativo, o que aconteceu?
- Houve experiências de dependência química na sua família? Em caso afirmativo, escreva tudo que você considere relevante para essas experiências.
- Houve experiências médicas adversas na sua linhagem? Em caso afirmativo, quais?
- Houve pessoas na sua família que vieram a falecer súbita ou repentinamente? Em caso afirmativo, o que aconteceu? E como as pessoas processaram essa perda?
- Houve experiências de violência cultural em sua família (por exemplo, racismo, pobreza, discriminação religiosa, sequestro de terras, ocupação, preconceitos de identidade, depravação cultural, guerras e outras)? Em caso afirmativo, quais foram essas experiências? Acrescente todo o contexto que for necessário.
- De que forma tem havido um ar de silêncio em torno das questões familiares?
- De que forma as respostas ao trauma foram normalizadas na sua família? Como foram normalizadas na sua comunidade?
- Houve outras experiências que pareceram muito devastadoras que são únicas à sua família de origem ou comunidades? Descreva-as minuciosamente conforme necessário e lembre-se de acrescentar detalhes relativos a cada geração sobre a qual você tem informações.

O seu conhecimento interior

- Quando você percebeu pela primeira vez que tinha herdado trauma intergeracional?
- O que aconteceu durante esse momento de percepção?
- Em que parte do seu corpo você sentiu as feridas da dor geracional?
- Que sensações corporais ocorrem para você agora, ao refletir?
- Que emoções surgem quando você pensa que tem uma herança de trauma?

- Como você se sentiu em relação aos membros da sua família quando chegou a essa conclusão?
- Como você se sentiu em relação a si mesmo quando descobriu que vinha sofrendo de trauma intergeracional?

Qualificando o impacto
- De que forma o trauma intergeracional contribuiu para que você se sinta conectado ou desconectado dos outros?
- Onde isso causou uma perturbação ou mal-estar na sua vida familiar?
- De que forma causou alguma perturbação na sua vida (por exemplo, nos seus relacionamentos, carreira etc.)?
- De que forma você herdou a força e a resiliência intergeracionais?
- Que sabedoria geracional você obteve das pessoas da sua família e da comunidade?
- De que forma essa sabedoria ajudou você a sobreviver a momentos difíceis?
- De que forma essa força geracional está ajudando você a acessar a cura apresentada neste livro?

Você e o trabalho
- A que aspectos da sua herança geracional você está intencionalmente se agarrando?
- Que aspectos da sua herança geracional você está pronto para abandonar?
- Quando você imagina uma versão de si mesmo que está atuando a partir de um lugar de cura, o que vem à sua mente?
- Quando você se vê bem longe nessa jornada, o que faria a sua alma se sentir à vontade?
- Com que três técnicas de firmeza você está disposto a se comprometer diariamente enquanto faz este trabalho de profundidade para além desta avaliação? (Veja no Apêndice B uma lista de técnicas de aterramento para experimentar.)

Saindo
- Como você está se sentindo depois de passar por esta avaliação? Que emoções ainda estão presentes? (Mente)
- Faça uma varredura corporal e repare em quaisquer sensações. Onde o seu corpo está se lembrando? (Corpo)
- O quanto você se sente ligado ou distanciado da sua linhagem e de si mesmo? (Espírito)

Ao terminar a avaliação, lembre-se de se ancorar com a sua técnica de aterramento escolhida ou com a meditação do banho de som desta seção. Você fez algo importante e difícil. Leve o tempo que for necessário para deixar tudo se assentar. E aproveite alguns momentos de tranquilidade para ajudar a acalmar as emoções que ainda persistem. Quando você estiver pronto, vamos concluir este exercício e fechá-lo com uma última rodada de respirações profundas. Inspire profundamente e expire completamente até o seu corpo se sentir bem e seguro.

O que você aprendeu até agora

Neste capítulo, você aprendeu a identificar o trauma intergeracional e como pode detectá-lo na sua própria linhagem. Completamos o capítulo ajudando você a trabalhar a sua própria história através da Avaliação de Cura do Trauma Intergeracional a fim de começar a investigar as formas como o trauma intergeracional e a resiliência surgiram em sua vida e o impacto que tiveram. Você está pronto para continuar? Espero que sim, e espero especialmente que você se sinta firme e cheio da coragem que será necessária para o trabalho à frente. Mergulhe rapidamente nas suas questões para refletir, e vamos entrar na genética de tudo isso.

QUESTÕES PARA REFLETIR

Qual foi o seu momento "ahá!" quando você soube que tinha uma história de trauma intergeracional?

Como você se sentiu ao completar a Avaliação de Cura do Trauma Intergeracional?

Depois de completar a avaliação, que lições aprendeu sobre a forma como você se relaciona com o próprio trauma intergeracional?

CAPÍTULO 5

Uma herança genética

Hijos de tigres nacen con rayas.
(Filhos de tigres nascem com listras.)

EXPRESSÃO LATINA REPETIDA
PELA MINHA MÃE, MARGARITA

O trauma intergeracional é uma força que flui da geração de uma família para a seguinte. As emoções que não são resolvidas ou levadas em consideração por uma geração correm o risco de serem transmitidas como herança, de forma recorrente. O trauma de sua família se tornou tanto uma herança biológica quanto social que acabou chegando até você. É um legado que se perpetua porque a maioria das pessoas não quer reivindicá-lo ou trabalhar para resolvê-lo. As pessoas que têm um histórico de trauma intergeracional têm um pai ou mãe (ou os dois), avós, bisavós e antepassados mais distantes que sofreram os próprios traumas. As pessoas que vivem com trauma intergeracional não resolvido muitas vezes não estão inteiramente conscientes dos seus sintomas ou perigos, de modo que têm poucas oportunidades e ainda menos recursos para resolvê-lo. Isso pode acontecer porque elas não têm sido informadas sobre o que é o trauma intergeracional, uma vez que é uma das mais recentes áreas de estudo da saúde mental, mas também porque esses traumas têm sido tão amplamente normalizados nas comunidades que se tornaram quase invisíveis. E o que não é visto é difícil de resolver. Em alguns casos, é impossível. Na maior parte das vezes, isso faz com que os traumas intergeracionais sejam passados de uma pessoa para outra, sem querer.

Há níveis a considerar aqui. Há o que chamamos de *traumas com T maiúsculo* (traumas que são extremos, generalizados, que ameaçam a sua segurança ou a sua pessoa) e *traumas com t minúsculo*, ou traumas sutis (ocorrências que são comuns, rotineiras, que causam danos emocionais, mas não constituem uma ameaça à sua segurança).

Os traumas com *T* maiúsculo e os traumas com *t* minúsculo dos seus antepassados, combinados às formas como eles reagiram a essas experiências, foram então transmitidos a você primeiro em nível genético, quando você estava no útero formando-se para a vida, e mais tarde na forma como vivenciou o mundo, através de fatores contínuos de estresse e do exemplo de como lidar com esses mesmos problemas. Essa não é uma lista exaustiva de traumas grandes e pequenos, mas dê uma olhada e veja se alguns deles soam familiares para você.

Os traumas com *T* maiúsculo podem ser:
- Ter sido abandonado por cuidadores.
- Viver com pais que não atendem às suas necessidades (físicas, emocionais ou espirituais).
- Não ter suas necessidades básicas atendidas (por exemplo, roupas limpas, nutrição adequada, higiene), mesmo que não tenha sido um ato intencional, mas um subproduto da injustiça econômica sofrida pelos seus cuidadores.
- O divórcio dos seus pais, especialmente se o divórcio incluiu grandes perturbações emocionais e logísticas.
- Ter entes queridos que eram dependentes químicos ou que sofriam de outras dependências.

- Ter os limites do seu corpo violados, como, por exemplo, através de molestação e violência sexual.
- Ter sofrido formas extremas de punição.
- Ter um dos pais encarcerado.
- Sofrer injustiça ou perseguição com base na identidade.
- Ser forçado a assimilar uma nova cultura ou língua.
- Ser deslocado de casa.
- Viver na pobreza.
- Viver em um país que está em guerra ou ocupado.
- Sofrer ou testemunhar violência ou ofensas corporais.
- Sofrer *bullying*.
- Sofrer ou ter alguém próximo a você sofrendo de uma doença debilitante.
- Passar por uma experiência médica que deu errado.
- Sofrer um acidente grave.
- Passar por uma catástrofe natural ou uma pandemia.
- Testemunhar uma morte.
- E passar por qualquer outra experiência que tenha ameaçado a sua noção de segurança, identidade ou bem-estar.

Os traumas com *t* minúsculo podem ser:
- Ter que se mudar para uma nova cidade ou terra.
- Perder um animal de estimação querido.
- Estar em conflito permanente com alguém.
- Revelar algo vulnerável e ser rejeitado em consequência disso.
- Ser bode expiatório, ou seja, ser o alvo das frustrações e da raiva de outra pessoa.
- Perder um objeto de estimação.
- Trabalhar com um supervisor ou colega difícil.
- Passar por uma separação difícil.
- Ter uma emergência financeira temporária.
- Sofrer mudanças súbitas na família.

- Perder parte da sua rede de apoio.
- Sofrer um ferimento que não põe em risco a sua vida.
- Não conseguir um emprego que queria.
- Ser rejeitado por um amigo ou interesse amoroso.
- Passar por uma batalha judicial.
- Ter que esconder quem você é.
- Ter estado em uma relação tóxica (mas que não ameaçava a sua noção de segurança).
- E experimentar praticamente todo o resto que possa ser considerado altamente estressante, mas que não causa uma ameaça de segurança de alto nível.

Independentemente do nível de trauma ou do impacto gerado, a forma como um trauma é internalizado pode ser muito individual e pessoal, o que significa que qualquer trauma tem a capacidade de criar a experiência de traumatização geracional. Não subestime o poder dos traumas com *t* minúsculo quando combinados ao longo do tempo. Todas as experiências traumáticas, grandes *e* pequenas, têm a capacidade de nos sobrecarregar emocionalmente. Com um ambiente emocional acolhedor, os traumas com *T* minúsculo podem desaparecer e, com um ambiente emocional pouco saudável, provocar um impacto maciço e intergeracional, ou seja, o nível da experiência traumática em si não é o único fator que pode manter o trauma. Os nossos ambientes sociais também desempenham um papel importante na forma como os traumas *T* e *t* são processados.

Começa com um ambiente forte

Os ambientes sociais estressantes ou, como alguns terapeutas cognitivo-comportamentais os chamam, *ambientes fortes*, podem deixar uma marca no seu epigenoma — as suas expressões genéticas — e causar uma miríade de consequências potencialmente devastadoras para você e os seus descendentes. Um ambiente forte é aquele em que o estresse é persistentemente elevado, como uma casa com um pai ou mãe mal-humorado ou um bairro onde a sua segurança era constantemente ameaçada ou uma escola onde você vivia em estado de terror devido a *bullying* ou violência. Quando esse estresse persiste durante meses ou mesmo anos, você registra o estresse causado pelo seu ambiente forte nas próprias células.

Grande parte da nossa compreensão inicial a respeito das transmissões genéticas de traumas vem de estudos que envolvem os descendentes de quem sobreviveu ao Holocausto. Esse ambiente extremo, em que o terror e o genocídio persistiam em campos de concentração que se definiam por violência brutal, morte sem fim, violações de segurança e terror constante, deixou profundas marcas emocionais nos sobreviventes. O que os cientistas descobriram ser notável foi que os remanescentes desse trauma eram também visíveis nas gerações dos seus descendentes.

E, assim, para compreender esses vestígios, os estudos mais notáveis no meu campo de atuação não se concentram nos sobreviventes do Holocausto, mas sim nos filhos dos sobreviventes e na transmissão intergeracional de respostas ao trauma que eles carregavam. Esses estudos são notáveis porque mostraram que os filhos adultos de sobreviventes do Holocausto tinham um marcador genético único: os níveis de cortisol eram inferiores aos níveis de judeus que não tinham nascido de sobreviventes do Holocausto, e baixos níveis de cortisol podem ser indicativos da presença de TEPT. Havia uma diferença distinta nos níveis de cortisol dos descendentes de pessoas que sofreram de horror persistente e daqueles que não carregavam esse legado. E os estudos continuam a mostrar os efeitos adversos desses traumas *T* em grupos de comunidades-alvo, incluindo pessoas da diáspora africana, devido aos séculos de terror racial, sistemas de castas e opressão que continuam a causar danos multigeracionais às pessoas de ascendência africana. Um trabalho semelhante se centrou no risco de doença mental entre os povos originários dos Estados Unidos, uma vez que várias gerações passaram por genocídio, terror e deslocamento nas mãos dos colonizadores europeus.

E outros estudos começaram também a se concentrar nas experiências geracionais dos povos aborígenes, das comunidades asiáticas, das comunidades do sul da Ásia, das comunidades do Oriente Médio e de outras populações que acumularam traumas coletivos e para quem o trauma foi transmitido durante séculos.

Como o trauma fica preso

Todos nós temos um sistema neurológico programado para nos ajudar a lidar com o estresse, e o seu corpo responde automaticamente para ajudar você a resolver e seguir adiante. Quando confrontado com um fator de estresse, você entra em um estado de atenção. O sistema nervoso é ativado pela liberação de hormônios do estresse, a saber: o cortisol e a adrenalina. Nessa fase, fisicamente falando, suas pupilas se dilatam, os batimentos cardíacos aceleram, a respiração encurta, os sentidos se aguçam, e você pode até começar a tremer. O seu corpo está se preparando para se defender da ameaça. Normalmente, assim que o agente estressor é resolvido ou desaparece e o seu sistema nervoso já não percebe qualquer ameaça à sua segurança, o seu corpo se prepara para descansar depois de ter recebido uma carga alta de energia. Esses hormônios do estresse começam a sair do seu sistema à medida que você se acalma e atinge o equilíbrio emocional. Por exemplo, uma forma mais leve de isso acontecer é apresentada no seguinte cenário: você tem que ir a uma consulta médica e precisa se certificar de que tem a guia de consulta para receber o serviço. No entanto, não consegue encontrar a guia. Corre o risco de se atrasar e perder a consulta, o que aumenta os níveis de hormônios do estresse. Mas, felizmente, você encontra a guia bem a tempo de chegar à consulta, quando então o seu sistema nervoso já não se sente alarmado. Por isso, ele relaxa naturalmente. A ameaça de perder a consulta desapareceu. Você está de novo em equilíbrio. Essa é uma das maneiras pelas quais uma ocorrência diária pode levar o seu sistema nervoso a um estado elevado e em seguida de volta ao equilíbrio quando não precisa mais estar em alerta.

Mas e se o agente estressor não desaparecer? E se o estresse for forte demais para se dissipar sozinho? Ou se você for exposto ao mesmo acontecimento estressante várias vezes? Se o estresse permanecer por muito tempo, digamos, dias ou semanas, então você pode começar a desenvolver certos sinais de agitação emocional contínua. Isso pode acabar por instigar sintomas emocionais persistentes como tristeza, falta de concentração, irritabilidade e complicações físicas como problemas intestinais, dores de cabeça e insônia. Se você não conseguir resolver esses sintomas em um período de tempo razoável e não permitir que a sua mente e o seu corpo descansem, você ficará estressado para além da sua capacidade de lidar com a situação, e as fontes de energia do seu corpo vão se esgotar. Se esse nível de estresse existir em um corpo durante anos a fio, é nessa altura que a pessoa se torna suscetível a doenças crônicas e até a morte. Na maioria das vezes, quando esse estresse crônico não é tratado, torna-se uma herança emocional.

Nas últimas décadas, a nossa compreensão do sistema nervoso e de como ele está envolvido nas respostas ao trauma tem avançado. Os sintomas traumáticos foram identificados como respostas físicas incompletas detidas no corpo. O corpo capta a energia ligada a cada situação em que estamos envolvidos. E, quando ocorre algo que ameaça a vida ou que seja cronicamente estressante, ele se transforma em energia no corpo, que procura ser descarregada. Se for mantida no corpo durante muito tempo, essa energia pode se transformar em um sintoma de trauma, que é muitas vezes difícil de expulsar.

O corpo guarda uma lembrança do acontecimento estressante, o que torna mais difícil para o corpo processar e liberar essa energia na próxima vez que um agente estressor for encontrado. Essa energia corporal fica congelada. Mantida no corpo durante demasiado tempo, a energia acumulada acabará por ser convertida na corrente subjacente do trauma intergeracional, porque o nosso sistema nervoso está preparado para passar pelo estresse e descarregá-lo logo, não para retê-lo. Se você não for capaz de eliminar com sucesso essa energia baseada no estresse, ela fica presa, tornando-se debilitante e, com o tempo, intergeracional.

Imagine o seguinte: você está em um elevador e ouve um grande estrondo. Tenta abrir a porta e percebe que está preso. O botão de ajuda não funciona. Passa-se uma hora, depois duas, e ainda ninguém ouviu os seus gritos de socorro. A tensão cresce dentro de você. A cada momento que passa, mais energia se acumula. O seu coração está disparado, a sua respiração se contrai, o seu corpo começa a tremer, e você fica tonto. Os seus pensamentos dizem que você nunca será encontrado. Agora você teme a morte. E, assim, o seu corpo agora está em um surto energético, tentando manter você vivo.

Quando a ajuda enfim chega, seu corpo ainda está respondendo ao medo que você sentiu no elevador. O agente estressor pode ter desaparecido, mas o estresse no seu corpo permanece. Você não entra de forma imediata no estado de repouso. A liberação surge quando você ativamente ajuda o seu sistema nervoso a relaxar, sendo por meio de respirações profundas ou de outras práticas de relaxamento. Se nunca tiver a oportunidade de se acalmar ativamente, corre o risco de não recuperar a sensação de segurança no seu corpo. Sem iniciar esse processo calmante, seja natural, seja intencionalmente, o corpo pode ficar preso na sensação de ter sobrevivido a uma ameaça. Essa energia presa pode então se tornar um sintoma de trauma. Meses depois, o medo e as respostas corporais que acompanharam aquele agente estressor se tornam crônicas. Anos mais tarde, o seu corpo recorre ao medo como norma, e suas células registram que o seu corpo está cronicamente em trauma.

Várias áreas científicas de estudo estão trabalhando para nos ajudar a juntar as peças dessa enorme teia a que chamamos de trauma intergeracional. Para ter ideia da importância generalizada do trauma intergeracional, considere que a informação crítica relativa às transmissões geracionais pode ser encontrada em campos que focam na estrutura e função das nossas células (biologia celular); nos conteúdos da mente (psicologia);

no processo biológico das emoções (psiquiatria); na estrutura do cérebro (neurologia); nas formas como o sistema nervoso e o cérebro influenciam a mente (neuropsicologia); no desenvolvimento pré-natal de células sexuais, embriões e fetos (embriologia); na ligação entre a mente, o corpo e as relações (neurobiologia interpessoal); na relação entre imunidade, sistema endócrino e sistema nervoso (psiconeuroimunologia); nas formas como a adversidade no início da vida conduz à deficiência no adulto (ciência do desenvolvimento); e, sobretudo, na forma como o nosso ambiente social afeta nossas expressões genéticas (epigenética).

Cada um desses campos de investigação científica desempenhou um papel fundamental na revelação da importância das histórias geracionais. Cada um desempenhou um papel na revelação da multiplicidade de formas com que as experiências traumáticas são mantidas na mente, no corpo e no espírito, que depois causam impacto em um grande número de pessoas. Cada campo nos ajudou a compreender um aspecto fundamental da forma como o estresse traumático nos afeta em nível celular, microscópico e, de forma interessante, como essa transmissão pode ter começado muito antes de termos nascido.

Três corpos em um

Pesquisadores e cientistas estão descobrindo que os corpos contam histórias através dos resquícios de estresse deixados em suas células. E isso começa, bem, no início. O mecanismo inicial de transmissão do trauma é através das células sexuais (através do óvulo e do esperma), na concepção. Estudos realizados especificamente com esperma descobriram que as expressões genéticas relacionadas ao estresse se refletem nessas células. Os espermatozoides se multiplicam ao longo da vida de uma pessoa, replicando mensagens genéticas que incluem a memória celular do trauma. O outro tipo de célula sexual, o óvulo, embora não se replique da mesma forma que os espermatozoides, carrega mensagens genéticas semelhantes.

Os fetos desenvolvem suas células sexuais precursoras no útero. Isso significa que você veio de uma célula precursora de um óvulo e de um espermatozoide nos órgãos reprodutores dos seus pais, enquanto *eles* ainda se desenvolviam como embriões no útero das suas avós. É um belo momento transgeracional em que você, os seus pais e as suas avós eram todos um só. Vocês estavam coexistindo um dentro do outro, tanto do lado materno quanto do paterno; três gerações em um só corpo, partilhando os mesmos sons, histórias, vibrações, respirações e amor, mas, simultaneamente, os mesmos agentes estressores. Você fazia parte de dois corpos intergeracionais separados, o que significa que você compartilhou essas experiências intergeracionais do útero com sua mãe e sua avó materna, mas também com o seu pai e sua avó paterna. Quaisquer que tenham sido os pensamentos e emoções que guiaram as experiências vividas de ambas as suas avós estavam empurrando hormônios para as suas correntes sanguíneas, que eram filtradas para os seus pais e para você. Nesses momentos, as células em que mais tarde você iria se desenvolver interiorizavam o que quer que estivesse acontecendo na vida das suas avós através desses hormônios. Se elas estivessem estressadas, os hormônios do estresse alertavam todas as células de seus corpos grávidos (inclusive você!) para o fato de que algo não parecia seguro. As células sexuais que existiam nesses úteros intergeracionais eram suscetíveis ao estresse que sentiam. As células precursoras que acabariam por se tornar você estavam recebendo informação emocional dos ambientes sociais de suas duas avós, e, se elas sentissem que o estresse estava presente em seus corpos, é provável que seus genes estivessem sofrendo uma regulação epigenética, em que as células registram como devem responder a estímulos ou agentes estressores. Ao longo do tempo, qualquer superestimulação ou estimulação crônica do estresse que fazia parte dessa formação pode ter impactado o seu desenvolvimento cognitivo, emoções e sistema nervoso — antes mesmo de seus pais terem nascido.

UMA HERANÇA GENÉTICA

Está dentro das suas células

Quando somos concebidos, herdamos não só características como a cor dos olhos, cabelo e altura, mas também características de personalidade e até mesmo a forma como lidamos com os agentes estressores da vida. De fato, apenas 2% dos marcadores genéticos estão relacionados às nossas características externas. Todos os outros estão relacionados a traços que não podemos ver. Nos anos 1980, aprendemos que os genes têm a capacidade de se ligarem ou desligarem com base nos sinais que recebem do nosso ambiente social. Esses genes controlam não só a nossa aparência física, como também as nossas emoções e nossos comportamentos. A partir dessa compreensão do comportamento celular, cientistas e clínicos começaram a desenvolver uma janela de conhecimento sobre como a memória celular de um antepassado pode alterar as expressões genéticas dos seus descendentes. Isso foi algo que eu vi surgir muito explicitamente no meu trabalho com a minha cliente de longa data, Brooklyn.

Brooklyn nasceu para quebrar ciclos. Ela era curiosa, muito curiosa a respeito de tudo. Por isso, fazia sentido que ela aplicasse essa curiosidade à sua história familiar. Brooklyn veio de um lar onde o caos era a norma. "Todo mundo tem alguma coisa", dizia-me, referindo-se ao histórico de saúde mental da sua família. Mas ela não via isso como um destino a que devesse se resignar. "Não vou deixar que isso me defina", dizia muitas vezes. E eu acreditava nela. Vi a sua vontade de interromper ciclos e quis ajudar.

Quando comecei a trabalhar com Brooklyn, ela estava no terceiro ano da graduação, em uma universidade em Nova York. Ela é nova-iorquina e, na época, vivia com a família e trabalhava em tempo parcial enquanto frequentava a faculdade. Tinha um espírito revolucionário, com um nível de inquisição que, creio, era tanto o seu dom quanto calcanhar de aquiles. Sua curiosidade sobre a própria situação emocional às vezes a levava a entrar em profundos becos sem saída, que acabavam por conduzi-la ao que viemos a chamar de sua "dor profunda". Nessa dor profunda, Brooklyn temia o pior (mente), tinha dores de cabeça crônicas e latejantes (corpo) e se sentia completamente desligada de si mesma e de todos à sua volta (espírito). Em outras palavras, ela sentia essa dor na alma. Devido ao caos da sua família e da sua casa, Brooklyn vivia em estresse crônico. Ela em geral era ansiosa, preocupando-se com tudo e com todos. Ela não tinha um agente estressor, mas muitos. Brooklyn ficou perturbada quando notou que, quando as coisas pareciam demasiado boas para ser verdade, como na ocasião em que recebeu notas excelentes, as quais merecia, ou quando se sentia mais profundamente ligada ao seu parceiro afetivo, ela ia para o beco sem saída, cavando cada vez mais fundo, até que sabotava a oportunidade ou o relacionamento, regressando ao seu lugar de medo e escuridão. Tanto Brooklyn quanto eu estávamos curiosas sobre o que a sua dor profunda poderia nos dizer sobre o passado de sua família e as razões pelas quais parecia tão familiar e estranhamente reconfortante se refugiar nela.

O que aprendemos é que essa dor profunda era mais familiar a ela e fazia com que ela se sentisse mais em casa do que quando estava rodeada de positividade e esperança. Subconscientemente, ela a buscava quando as coisas pareciam demasiado boas. Ela me disse: "Parece que cada célula do meu corpo está bem quando entro nessa tristeza profunda." E, quando ouvi isso, meus olhos se arregalaram. Algo importante havia feito sentido.

Fui ao meu próprio beco sem saída para compreender as implicações científicas e psicológicas desse sentimento. Eu queria descobrir *como* o corpo dela era afetado por esse impulso. Afinal, ela não estava muito longe da verdade ao dizer que *todas as células* sentiam a dor. Quando em trauma, certas células são de fato ativadas, especialmente se tiverem sido programadas para reagir de forma exagerada ao estresse através de gerações de experiências. Eu tinha certeza de que havia uma energia profunda, ancestral e dolorosa fluindo por todo o corpo de Brooklyn. E eu estava comprometida em ajudá-la a entender isso por si mesma. Vou destacar como foi a jornada de Brooklyn nos próximos capítulos, mas, por agora, vamos aprofundar a forma como o nosso corpo se liga ao trauma em nível celular.

Conectados

Estamos biologicamente ligados ao estresse das nossas famílias de muitas maneiras. Uma das mais poderosas é através das células nervosas do nosso corpo, chamadas neurônios. Os neurônios são um componente fundamental do nosso sistema nervoso e são responsáveis por receber informações sensoriais do mundo exterior. As mensagens que os neurônios recebem do mundo são posteriormente enviadas para o nosso corpo através de sinais elétricos que são transferidos como informações para o nosso cérebro. Cada experiência sensorial que temos — cada som, cada toque, cada cheiro, cada sabor e cada visão — nada mais é do que uma carga elétrica que envia uma mensagem do seu corpo para o cérebro.

Porém, se um neurônio reflete a forma como vivenciamos o mundo através desses sinais elétricos, então um neurônio-espelho é um neurônio que dispara uma carga elétrica quando estamos vivenciando o mundo de outra pessoa. Digamos que você esteja vendo alguém entrar em um sótão escuro na televisão. Se sentir medo, não é porque você está em perigo; é porque suspeita que a pessoa na televisão possa estar em perigo quando entra nesse quarto escuro e assustador. Esse medo é causado pelos seus neurônios-espelho, que estão em ação. Você empaticamente vivencia as emoções que acredita que os outros estejam vivenciando. Quando os cientistas começaram a estudar esse sentimento, foram capazes de ver que as áreas pré-frontais do cérebro que disparam certos neurônios quando, por exemplo, você entra em um sótão escuro, estão conectadas aos neurônios que disparam quando você vê outra pessoa entrar em um sótão escuro.

Com o passar do tempo, depois de ter várias vezes tomado a experiência de outra pessoa como se fosse sua, os seus neurônios-espelho têm uma probabilidade maior de exagerar e começar a formar uma resposta habitual às emoções dos outros. Os neurônios-espelho hiperativos são especialmente prevalentes em famílias com trocas emocionais intensas e níveis elevados de reatividade emocional. Os neurônios-espelho ajudam a criar uma sensação de empatia, mas, se forem usados em excesso, podem tornar difícil separar as suas reações emocionais das de outra pessoa.

Na casa de Brooklyn, as experiências emocionais de todos estavam ligadas entre si. Espelhavam as mágoas uns dos outros com tanta empatia inconsciente que o dilema de um único membro da família podia levar a família inteira a uma sobrecarga do sistema nervoso. Chamo isso de *sistema nervoso intergeracional*. Explicarei isso melhor no próximo capítulo, mas fique sabendo que, para Brooklyn e sua família, isso significava que, quando uma pessoa estava infeliz, outra sentia empatia por essa dor, depois outra, depois outra, até que todos na casa estivessem tristes ou sentindo uma dor profunda. Quando uma pessoa sentia raiva, todos sentiam raiva também. E assim por diante. Partilhavam uma única experiência emocional, desencadeada coletivamente. Isso não é incomum em famílias em que o caos emocional é a norma. Essas famílias absorvem coletivamente as emoções sentidas por um indivíduo, porque todos estão funcionando sob uma experiência coletiva de neurônios-espelho.

Lembro-me do momento em que Brooklyn e eu falamos sobre esse fenômeno pela primeira vez. Ela teve um sentimento de desamparo ao ver sob quantas camadas de pré-programação ela vinha trabalhando há tantos anos. Ficou igualmente perturbada ao compreender enfim a forma como os membros da sua família tinham que sofrer uma dívida emocional que não pertencia a eles.

Ela foi confrontada com a realidade de que, naquele exato momento, enquanto estávamos sentadas em silêncio, dando espaço às suas lágrimas, ela não podia mudar de forma imediata essas respostas enraizadas na sua família ou nela mesma. Primeiro, tivemos de refletir sobre sua frustração pela sua própria dor e pela dor que a sua família sofria há gerações. Tivemos de refletir sobre o fato de que, dessa forma, ela havia atravessado períodos críticos em sua vida e que não poderíamos voltar atrás no tempo para desfazer a forma como o seu sistema nervoso tinha sido moldado por essas forças intergeracionais. A única medida que podíamos tomar naquele exato momento era olhar para a frente. Não tínhamos o poder de reescrever o passado, mas podíamos trabalhar o nosso caminho através do desconforto e da dor enquanto traçávamos uma forma de ajudá-la a reestruturar o próprio sistema nervoso. O nosso objetivo era ajudar Brooklyn a encontrar alguma libertação.

Em vez de se sentir derrotada, Brooklyn saiu do meu consultório nesse dia com uma consciência elevada sobre como as respostas ao estresse da sua família estavam ligadas entre si. Em última análise, ela sentiu que um peso tinha sido tirado dos seus ombros por saber enfim que sua família e ela estavam cronicamente engatilhadas. Apesar de ser uma informação difícil de aceitar e apesar de dar a ela uma sensação de tristeza, ela também experimentou alívio. Olhou para o próprio corpo com espanto pela forma como tinha estado em sincronia com os corpos da sua família. E experimentou uma profunda sensação de controle sobre si mesma após esse momento. Ela agora compreendia algo que podia libertá-la do efeito de contágio do estresse que percorria a casa da sua família. E isso, para Brooklyn, era ouro puro.

Você também terá momentos em que se sentirá esclarecido e fortalecido. Adquirir um conhecimento mais profundo sobre a pré-programação de sua própria família virá com alguma dor, mas também com alívio, como aconteceu com Brooklyn. O trabalho acabará valendo pena.

Isso é uma resposta ao trauma!

Resposta ao trauma é um termo que parece estar tomando conta do mundo hoje em dia. Uma resposta ao trauma, em termos simples, é uma reação crônica a um agente estressor. As respostas ao trauma são a forma como você aprendeu a se manter em segurança. E podem ser úteis (adaptativas) ou inúteis (desadaptativas). Algumas respostas ao trauma podem ser transmitidas geneticamente ou através do comportamento. Aqui está um exemplo mais leve para ajudar a ilustrar. Digamos que o seu avô se queimou gravemente em um fogão quando era jovem, e, por isso, todos na família ficaram a vida inteira com medo de serem queimados por fogões. Quando você era criança, gritavam "Cuidado!" sempre que você se aproximava de um. Agora, como adulto, esse medo de fogões quentes, que foi modelado por seu avô, transformou-se no próprio medo de se aproximar de um fogão. O medo de se queimar se tornou tão profundo, de fato, que você nunca aprendeu a cozinhar, para evitar uma queimadura. Essa é uma reação traumática herdada. É uma resposta impulsionada pelo medo resultante de uma experiência traumática do seu antepassado. Esse medo pertencente a outra pessoa — seu avô — se tornou um modelo para você e subsequentemente foi incutido em você. Agora você também carrega essa resposta ao trauma.

Existem tantas variações de respostas ao trauma quanto existem pessoas. Quando começar a refletir sobre quais dos próprios comportamentos podem ser respostas a traumas, lembre-se de que o objetivo aqui não é esclarecer essas respostas para produzir vergonha em si mesmo. Pelo contrário, o objetivo é chamar a atenção consciente, com curiosidade, para esses comportamentos. Na melhor das hipóteses, isso permitirá que você repare como tem atuado a partir do modo de sobrevivência e por quê. Refletir sobre quais dos seus comportamentos podem ser respostas a traumas é um exercício que tem por objetivo ajudar você a extrair os próprios padrões de trauma ancestrais que já não são respostas úteis ou adaptativas. É verdade que essas respostas ao trauma podem ter ajudado você, sua família e sua comunidade a se adaptarem e sobreviverem durante gerações. Você pode até vê-las como um companheiro familiar que você subconscientemente não quer deixar de lado, como a "dor profunda" de Brooklyn. E, no entanto, reconhecer esses comportamentos é o primeiro passo para ajudar você a se sentir motivado a substituí-los por outros melhores. Quando construir a sua caixa de ferramentas intergeracionais com as práticas que proponho ao longo deste livro, você terá uma gama mais ampla de maneiras de abordar a sua cura. Isso irá permitir que você viva uma vida mais plena e redefina o seu legado intergeracional.

Antes de chegarmos ao objetivo de estabelecer o seu legado, temos de esclarecer essas respostas ao trauma para que você possa começar a substituí-las por comportamentos mais saudáveis. Vamos começar por aqui: no seu diário, liste todas as respostas traumáticas que você ou sua família carrega. Mantenha-as à mão, porque vamos precisar delas na próxima seção, quando começarmos a adicionar camadas a esse exercício. Para ajudar você a começar, aqui estão alguns exemplos comuns de como as respostas ao trauma podem aparecer:

- Evitar confrontos a todo custo.
- Ter o pavio curto quando está estressado.
- Fechar-se ao menor sinal de estresse.
- Não falar sobre ou expressar emoções autênticas.
- Não ser capaz de mostrar vulnerabilidade nas relações.
- Comportar-se de uma forma autodestrutiva que põe em risco o seu bem-estar.
- Ficar em silêncio e perpetuamente não tomar medidas.
- Sentir-se cronicamente vazio.
- Ser um pessimista crônico e ter uma visão negativa da vida.
- Ter longos períodos de tristeza.
- Estar constantemente agindo a partir de um lugar de medo.
- Sentir-se nervoso e se assustar facilmente com ruídos repentinos.
- Não conseguir se concentrar.
- Ter sonhos perturbadores.
- Evitar interações sociais.
- Evitar certos ambientes.
- Culpar-se constantemente.
- Não ser capaz de se envolver intimamente.

Consegue pensar em algumas respostas ao trauma que parecem mais exclusivas suas e de sua família? Você pode começar por refletir sobre quaisquer situações estressantes que já viveu. Como você reagiu? Como os seus familiares reagem em geral a situações semelhantes? Como é que todos se sentem nesses momentos? E como você lida com essa situação?

O acumulador de emoções

Vou contar uma história da minha própria experiência familiar para ilustrar a forma como as reações ao trauma podem ser transmitidas de uma geração à outra. Tal como a minha avó, a minha mãe e eu, o meu *papi*, Rammy, sempre foi um acumulador. Mas não de objetos. O meu pai é um acumulador de emoções. Ele se agarra às emoções até parecer que o seu pobre coraçãozinho está prestes a implodir. Meu pai é um doce. Gentil, amável, humilde ao extremo e um ser humano adorável. Apesar de ser bombardeado com mensagens socializadas sobre masculinidade, mensagens particularmente predominantes na comunidade latina, em que o machismo (um termo de origem hispânica que significa um forte orgulho masculino, em geral tóxico) corre desenfreado, meu pai manteve a ternura e o coração bondoso.

Mas, quando meu pai não se sente bem ou tem uma emoção difícil, como medo ou preocupação, ele não conta a ninguém. Ele guarda o problema para si até que passe. Sempre que um dos membros da família está doente, por exemplo, ele se preocupa. Intensamente. Podemos ver nos olhos dele, mas ele nunca menciona o problema. Somente depois que a doença passa, depois de tudo voltar ao normal, é que enfim vemos meu pai respirar fundo, ou mesmo chorar, e libertar o medo ao qual ele se agarrava silenciosamente.

Quando perguntei ao meu pai por que ele nunca discute situações mais difíceis pelas quais está passando ou os medos que alimenta, ele me disse: "Não quero colocar nenhum fardo na minha família." Ele não quer que mais ninguém sinta a dor. Por isso, *guarda* as emoções, *por nós*.

Meu pai viveu como um acumulador de emoções durante toda a sua vida. Os pais dele o criaram para ser sempre amigável, agradável e gentil. Suas lições eram lindas, e é por causa delas que vejo tanta luz no meu pai. Mas, quando damos tanto valor à harmonia e à afabilidade, sobra pouco espaço para a expressão de outras experiências emocionais menos toleráveis. Uma abordagem comum aos problemas do lado da família do meu pai é "Não vamos nos concentrar no que é ruim; tudo vai ficar bem". Isso soava um pouco como o conceito de *positividade tóxica*, que é quando uma pessoa sente que só pode exprimir emoções positivas e, por isso, nem sempre demonstra ou discute emoções e circunstâncias negativas. Quando perguntei ao meu pai o que ele achava desse conceito, ele respondeu dizendo que vê isso mais como um "otimismo realista". Ele diz que é importante manter a fé de que as coisas vão correr bem e não considerar a possibilidade de que algo possa dar errado. "É assim que protegemos as nossas famílias de fardos emocionais", disse ele. Compreendo o que ele queria dizer, especialmente porque tinha algumas conotações culturais que eu pessoalmente entendia. Ele quis dizer que vai esconder as emoções negativas da sua família, porque, como pai, acredita que esse é o seu dever. Essa é uma mensagem socializada, e, na cultura latina, não é incomum para um pai ou uma mãe, especialmente um pai, ser o acumulador de emoções difíceis em nome das pessoas que ama. Mas também compreendi, de um ponto de vista psicológico, que uma pessoa não pode afirmar sempre que está tudo bem para que assim seja.

Compreendi que as emoções reprimidas não desaparecem. Elas apenas encontram outras formas de se expressar. Durante anos, vi como esse otimismo realista, ou talvez a negação das emoções difíceis, havia sido uma parte definitiva dos anos de formação do meu pai. Ser educado para dar espaço apenas ao que é bom pode desafiar a capacidade de uma pessoa expressar corretamente toda uma gama de emoções. Não havia muito espaço na vida do meu pai para expressar mais abertamente sentimentos de vergonha, medo, tristeza, preocupação ou ansiedade, o que era também uma norma geracional da época dele. E, embora ele seja mais expansivo e aberto em relação aos próprios sentimentos agora que fez um pouco desse trabalho de quebra de ciclo, durante uma grande parte da vida, ele lutou contra essas emoções.

O instinto do meu pai de guardar emoções fortes, de mantê-las em segredo para proteger aqueles à sua volta de se sentirem "mal", é um reflexo de amor, mas é também uma resposta ao trauma, que ele, sem saber, modelou para os seus filhos. Eu sempre tive uma propensão para adormecer emoções inconvenientes até o agente estressor passar. Através do meu trabalho, compreendi que essa é uma versão da resposta ao trauma do meu pai. Aprendi a me tornar uma acumuladora de emoções, tal como ele. Essa caraterística herdada levou muito tempo e uma tonelada de prática para ser libertada. Ainda me preocupo profundamente com os outros, mas não às minhas próprias custas. E acredito que você também possa desenvolver esse padrão. Embora esse tipo de herança leve tempo e prática para ser desfeita, ela pode ser curada. Essa é a principal mensagem que espero que você abrace aqui: que, mesmo quando temos um longo histórico de peso emocional, como meu pai e eu, a cura é possível. Foi para nós e pode ser para você.

Quebrando o ciclo: a sua Árvore do Trauma Intergeracional

Então, por onde começamos a fazer o trabalho? Como digo aos meus clientes, nós não podemos olhar para a frente sem olhar para trás. E o mesmo se aplica a você. As feridas que você carrega muito provavelmente abrangem muitas gerações. E embora não seja possível — ou mesmo necessário — voltar ao início do tempo para encontrar as origens iniciais das feridas da alma de sua família, qualquer informação que você tenha pode criar um mapa bom o suficiente para ajudar a responder a algumas perguntas críticas para a sua jornada de cura. Então vamos traçar as origens da sua dor através de uma Árvore do Trauma Intergeracional.

Vou pedir que você desenhe uma árvore, desde as suas raízes até a sua folha mais alta. Essa árvore representará as características psicológicas, físicas, espirituais e culturais das pessoas da sua família e até da sua comunidade estendida. Ela será composta por quatro partes igualmente importantes: o solo, as raízes, o tronco e as folhas. Cada componente contribui para o seu quadro geral e do seu bem-estar, incluindo o trauma dos seus antepassados como parte da sua história. Queremos prestar muita atenção ao desenvolvimento de cada parte da árvore e suas características correspondentes para que, quando nos afastarmos, vejamos uma imagem clara de sua narrativa do trauma intergeracional.

O mapeamento da árvore tem sido usado extensivamente na psicoterapia baseada na narrativa e em outras terapias comparáveis. Quando mapeamos as experiências psicofisicoespirituais (mente-corpo-espírito) de uma pessoa e as mensagens culturais que ela internalizou, podemos obter uma imagem mais clara do trauma que pode ter sido capturado na unidade familiar. Aqui, tomamos emprestado dessas abordagens terapêuticas para criar uma árvore estendida, mais contextualizada, que oferece as narrativas de várias gerações, com a esperança de obter maior clareza sobre a dinâmica da sua família como um todo. Não se apresse com esse exercício. Essa é uma longa linha de histórias, e vai levar algum tempo para reuni-las. Dê a si mesmo esse momento prolongado.

Começaremos com as folhas, que significam cada membro da família, depois passaremos para o tronco, que é um reflexo do impacto que ela exerce sobre você, depois passaremos às raízes, que significam quaisquer crenças que tenham sido internalizadas, e, enfim, vamos para o solo, que é o reflexo das normas culturais que mantêm o trauma no lugar por gerações.

Quando você estiver pronto, vamos começar. Desenhe uma árvore em uma folha de papel, ocupando todo o espaço. Lembre-se das quatro partes — as folhas, o tronco, as raízes e o solo — e não se esqueça de deixar bastante espaço para escrever em cada uma delas. Se precisar de uma ajuda visual, veja o exemplo que apresento abaixo. Isso deve ajudar a ver como você vai começar a desenhar a árvore. Leve o tempo que for necessário para criar essa árvore e para respirar e libertar a tensão enquanto a completa.

Árvore do Trauma Intergeracional

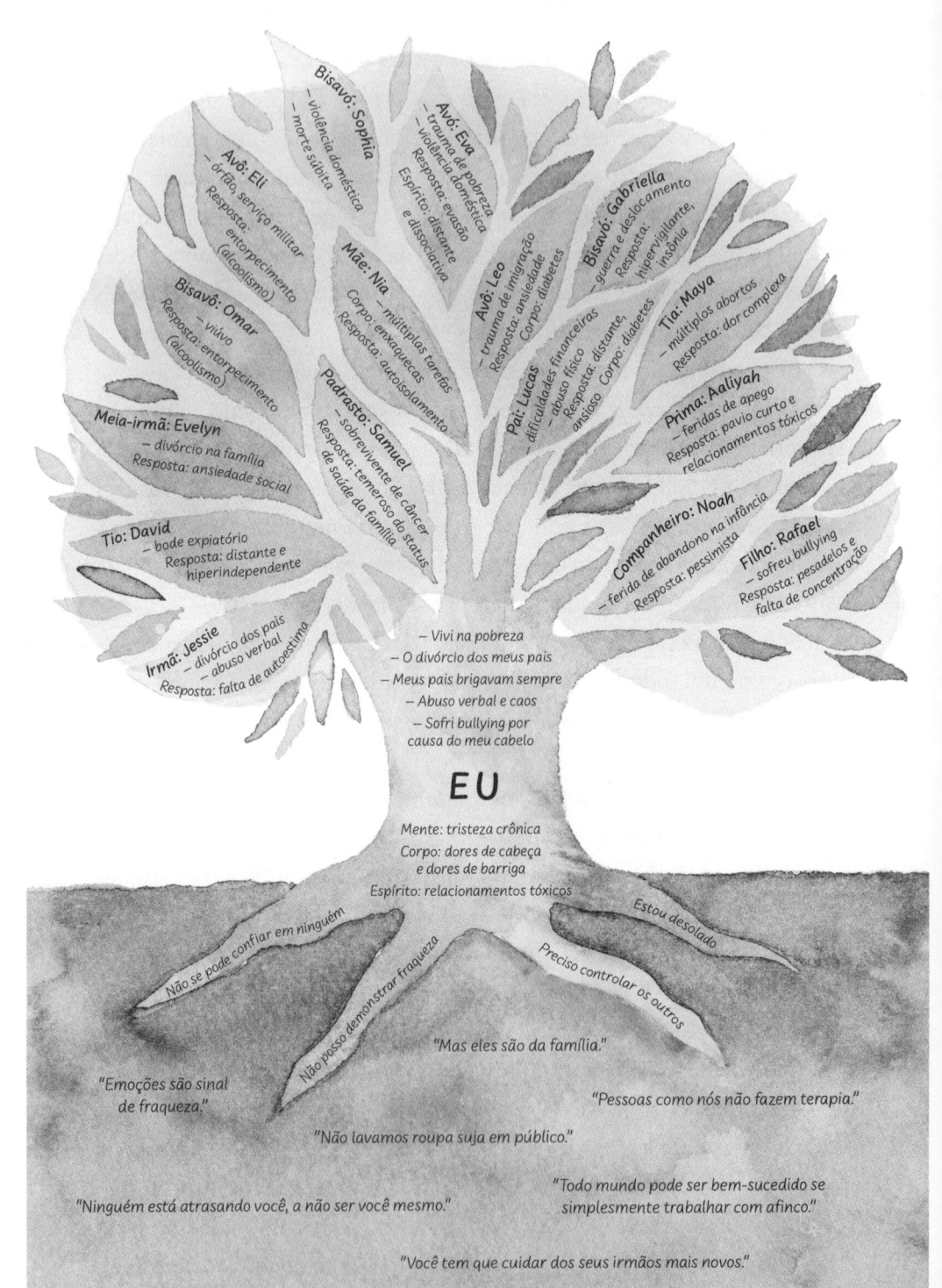

Bisavó: Sophia
— violência doméstica
— morte súbita

Avô: Eli
— órfão, serviço militar
Resposta: entorpecimento (alcoolismo)

Avó: Eva
— trauma de pobreza
— violência doméstica
Resposta: evasão
Espírito: distante e dissociativa

Bisavô: Omar
— viúvo
Resposta: entorpecimento (alcoolismo)

Mãe: Nia
— múltiplas tarefas
Corpo: enxaquecas
Resposta: autoisolamento

Avô: Leo
— trauma de imigração
Resposta: ansiedade
Corpo: diabetes

Bisavó: Gabriella
— guerra e deslocamento
Resposta: hipervigilante, insônia

Pai: Lucas
— dificuldades financeiras
— abuso físico
Resposta: distante, ansioso Corpo: diabetes

Tia: Maya
— múltiplos abortos
Resposta: dor complexa

Meia-irmã: Evelyn
— divórcio na família
Resposta: ansiedade social

Padrasto: Samuel
— sobrevivente de câncer
Resposta: temeroso do status de saúde da família

Prima: Aaliyah
— feridas de apego
Resposta: pavio curto e relacionamentos tóxicos

Tio: David
— bode expiatório
Resposta: distante e hiperindependente

Companheiro: Noah
— ferida de abandono na infância
Resposta: pessimista

Filho: Rafael
— sofreu bullying
Resposta: pesadelos e falta de concentração

Irmã: Jessie
— divórcio dos pais
— abuso verbal
Resposta: falta de autoestima

— Vivi na pobreza
— O divórcio dos meus pais
— Meus pais brigavam sempre
— Abuso verbal e caos
— Sofri bullying por causa do meu cabelo

EU

Mente: tristeza crônica
Corpo: dores de cabeça e dores de barriga
Espírito: relacionamentos tóxicos

Não se pode confiar em ninguém

Estou desolado

Não posso demonstrar fraqueza

Preciso controlar os outros

"Mas eles são da família."

"Emoções são sinal de fraqueza."

"Pessoas como nós não fazem terapia."

"Não lavamos roupa suja em público."

"Ninguém está atrasando você, a não ser você mesmo."

"Todo mundo pode ser bem-sucedido se simplesmente trabalhar com afinco."

"Você tem que cuidar dos seus irmãos mais novos."

Agora que a árvore está desenhada, vamos começar preenchendo as folhas. As folhas significam cada membro da família que você deseja que faça parte da sua narrativa. Podem ser pessoas que têm ligação de descendência direta com você, como pais, avós, filhos e assim por diante. E podem ser pessoas que estão ligadas a você através de um ou dois graus de separação, como irmãos, tias, tios e primos. Se você tiver uma família escolhida ou adotada, ou pessoas que tenham tido uma ligação suficientemente extensa à sua vida e linhagem, sinta-se à vontade para adicioná-las também. A tensão emocional e a resiliência não vêm apenas da linhagem, mas de todos que estiveram suficientemente próximos para influenciar a sua experiência de vida. Essa é a sua árvore e a sua história, portanto, torne-a sua.

Quanto mais família você puder incluir, melhor, mas não se sinta pressionado a adicionar pessoas para as quais você não tem um registro histórico. Essa árvore tem a ver com a visualização de informação, por isso faça o seu melhor para preenchê-la com as pessoas a cujas histórias você tem acesso.

Em cada folha da árvore, escreva o nome da pessoa, o parentesco em relação a você, qualquer evento traumático que tenha acontecido na vida dessa pessoa, as características de personalidade que tenham adotado e que sejam reflexo de uma resposta ao trauma, a forma como os seus corpos responderam (se houve algum problema de saúde física, especialmente se resultaram de estresse crônico) e as formas como os seus espíritos capturaram esses problemas (através da desconexão de si mesmo ou dos outros).

Se for útil, seguem alguns exemplos de possíveis acontecimentos traumáticos:

- Dificuldades financeiras.
- Acidentes graves.
- Mortes traumáticas.
- Abuso (físico, emocional, sexual, financeiro etc.).
- Violência ou preconceito de identidade.

Alguns exemplos de respostas ao trauma poderiam ser os que você anotou anteriormente ou estes:

- Evitar pessoas, locais ou coisas que desencadeiam medo.
- Ter dificuldade em estabelecer limites adequados.
- Envolver-se em situações de alto risco.
- Sabotar a si mesmo.
- Agradar às pessoas para se sentir aceito ou amado.
- Entorpecer-se com atividades sem sentido.
- Excesso de compartilhamento ou de explicações para se sentir compreendido.
- Atacar verbalmente quando não se sente ouvido.
- Negar a sua própria realidade (praticar *gaslighting* consigo mesmo).
- Afastar o amor devido à dificuldade em aceitá-lo.
- Assumir que há mais em relação a alguém do que há de verdade, só para o caso de outras pessoas poderem magoá-lo.
- Evitar conflitos.
- Não falar por si mesmo.

As condições físicas comuns relacionadas ao trauma incluem:

- Condições metabólicas (por exemplo, diabetes, doenças cardíacas, hipertensão etc.).
- Condições autoimunes/inflamatórias (por exemplo, doenças reumáticas, fibromialgia, síndrome do intestino irritável etc.).
- Outras condições inflamatórias (por exemplo, dores de cabeça, fadiga crônica, dor muscular etc.).

Desconexões comuns baseadas no espírito podem ser:

- Falta de amor-próprio.
- Baixa autoestima ou senso de valor próprio.

- Incapacidade de manter relações saudáveis.
- Dissociar-se.
- Sentimento de ser um bode expiatório.
- Qualquer outra coisa que crie uma desconexão de si mesmo e dos outros.

As condições comuns de saúde mental diagnosticáveis associadas a respostas ao trauma podem ser as seguintes:

- Transtornos depressivos (por exemplo, episódio depressivo não especificado, depressão bipolar etc.).
- Distúrbios de ansiedade (por exemplo, transtorno obsessivo-compulsivo [TOC], ansiedade social, fobias específicas etc.).
- Transtorno do estresse pós-traumático (TEPT).
- Transtorno de déficit de atenção com hiperatividade (TDAH).
- Distúrbios psicóticos (por exemplo, esquizofrenia, transtorno delirante etc.).

Aviso legal: Acredito que há uma utilidade clínica em entender como os sintomas, tomados em conjunto, podem ser vistos como uma condição a ser tratada por um profissional de saúde mental. Também considero útil nomear e chamar a atenção para quaisquer problemas de saúde mental que tenham existido em nossas unidades familiares. No entanto, é importante compreender que alguns rótulos podem (1) ser prejudiciais, (2) ser mal interpretados e (3) não nos permitir ver a complexidade das experiências traumáticas que levaram uma pessoa a interiorizar esses sintomas. Tenha esse ponto em mente ao acrescentá-los à sua narrativa intergeracional.

Depois de você ter considerado todas as camadas de cada folha da sua árvore, vamos passar ao tronco. Essa parte se concentra mais em você. Aqui, faça uma lista de como as tensões intergeracionais dos indivíduos nas folhas afetaram você. Podem ser experiências tanto diretas quanto indiretas. Um exemplo de uma experiência direta é alguém dizer explicitamente que você não é uma pessoa amável. Uma experiência indireta seria saber que a sua avó era fisicamente abusiva com sua mãe. Como resultado, a sua mãe se tornou uma pessoa muito retraída. Tão retraída, na verdade, que deixou de cuidar das suas emoções da maneira que você precisava. Então, as tendências agressivas da sua avó afetaram você indiretamente ou, dito de outra forma, afetaram a capacidade de sua mãe de amar e cuidar, o que por sua vez afetou a forma como ela cuidava ou não cuidava de você.

Alguns exemplos adicionais de impacto indireto são os seguintes:

- Um bisavô que estava preso a um padrão de agradar às pessoas e o modelou para os seus filhos, que o modelaram para os filhos dos filhos, que depois o modelaram para você. (Assim, a tendência do seu bisavô de agradar as pessoas se tornou um legado que foi passado a várias gerações e que chegou até você.)
- Uma avó que sofria de depressão pós-parto e não conseguia se ligar emocionalmente ao seu pai quando ele era bebê, e o seu pai, que teve dificuldade em se sintonizar emocionalmente com você. (Portanto, o impacto inicial teria sido no seu pai, mas você sofreu a consequência intergeracional dessa depressão pós-parto não tratada.)
- Um irmão mais velho que machucava fisicamente (você) o irmão mais novo, porque aprendeu com os seus pais que, quando alguém está zangado, o comportamento adequado é bater em alguém que é mais vulnerável. (Portanto, a fonte inicial de dor foi de seus pais com o seu irmão mais velho, mas o alvo secundário intergeracional acabou por se tornar o irmão mais novo, você.)
- Um pai que não conseguiu obter empréstimos devido à sua origem racial, o que os levou a uma dívida da qual não conseguiram se recuperar e que levou você a não ter recursos suficientes enquanto crescia. (Portanto, o impacto inicial foi sobre um dos pais, mas você teria, consequentemente, sofrido uma pobreza traumatizante a partir de então.)

Isso pode ajudar se você começar a refletir sobre experiências específicas que teve com cada indivíduo, mais uma vez considerando as formas diretas e indiretas que elas impactaram você. Para começar, olhe para cada folha e se pergunte: "De que forma o trauma *deles* contribuiu para o trauma que eu vivenciei?" É aqui que você começa a fazer a famosa pergunta: "O que aconteceu com você?" Também pode se perguntar: "Como cheguei aqui?", "Quem me magoou?", "O que eles viveram?" e "Como é que o fato de não terem sido capazes de romper o ciclo acabou por me prejudicar?".

Quando tiver terminado o seu tronco de árvore, respire fundo, porque isso foi muito. Quando estiver pronto, vamos tratar das raízes dessa árvore.

Quando sofremos, nossa mente cria novas realidades, novas crenças e novas normas para nos ajudar a lidar com a situação. Nós mudamos e desenvolvemos uma forma diferente de ser. Eu mudei, e você também. E essa parte da árvore oferece uma oportunidade para você refletir sobre o que de fato mudou em você devido à experiência traumática de sua família. Por isso, aqui, você escreverá em cada raiz as diferentes formas com que você adotou crenças limitantes sobre si mesmo, os outros e o mundo, como resultado das experiências angustiantes que você registrou no tronco. Essas são as crenças internalizadas que mantêm o ciclo do trauma em você. Nas etapas posteriores da sua cura, a conscientização dessas crenças vai ajudar a compreender quais delas precisam ser descartadas. Alguns exemplos dessas crenças podem ser:

- "Não se pode confiar em ninguém."
- "As pessoas só vão me amar se eu for útil para elas."
- "Por mais que eu tente, nunca irei longe."
- "Sou um fruto estragado, arruinado."
- "Não posso mostrar qualquer sinal perceptível de fraqueza."
- "Se eu mostrar qualquer vulnerabilidade, estou aberto a qualquer ameaça."
- "Tenho que tomar conta de todo mundo primeiro."
- "Preciso controlar as pessoas, do contrário, sinto que vou perder o controle sobre mim mesmo."
- E quaisquer outras que pareçam mais pessoais à sua experiência de vida.

Reserve um momento para refletir sobre as crenças a que você se agarrou pessoalmente e que são um reflexo de suas feridas. Quando terminar de cuidar das raízes, é hora de escavar a terra e passar ao solo da sua árvore.

Nenhum sistema de árvore está completo sem o solo que a mantém em crescimento. Na sociedade, todos nós internalizamos mensagens de nossas comunidades e das instituições a que estamos ligados, como escolas, centros religiosos e as pessoas da nossa cultura. Essas instituições incutem crenças em nós que tanto podem nos impulsionar para a frente quanto manter ciclos de trauma florescendo em nossas comunidades. Um exemplo de uma crença cultural proeminente é que não se deve falar dos assuntos da família fora da família. É uma regra rígida para muitas comunidades. Essa crença pode encorajar a manutenção de segredos prejudiciais em nível individual e familiar. Por isso, ao pensar sobre mensagens sociais, eu gostaria que você considerasse esses tipos de roteiros culturais que têm incutido crenças comuns nos membros da sua família e em você.

Alguns exemplos dessas mensagens podem ser:

- "Não se lava roupa suja em público."
- "Mesmo que magoem você, eles continuam a ser da família, por isso você tem que ser simpático com eles."
- "Você tem que respeitar os mais velhos, independentemente do comportamento deles em relação a você."
- "Não vamos à terapia; resolvemos os nossos problemas sozinhos."
- "A depressão não é real; você só tem que se levantar e sacudi-la."
- "Mostrar as suas emoções é um sinal de fraqueza."
- "Não se pode confiar nas pessoas fora da família."
- "Todos têm as mesmas oportunidades; ninguém está impedindo você, só você mesmo."
- E quaisquer outras que tenham sido proeminentes na sua vida.

Ao terminar o solo que rodeia a árvore, o exercício está finalizado. Bem, por agora. Você terminou uma parte importante de uma tarefa muito difícil, e, por isso, vamos fazer uma pausa. Nesse ponto da sua reflexão, você provavelmente está sentindo muitas emoções. Pode haver uma mistura de raiva e culpa e uma pitada de tristeza invadindo seu coração. Essas reações são completamente normais. E é por isso que vamos parar por um momento para mergulhar em um pouco de reflexão com alguma escrita guiada.

Faça uma pausa e verifique: como vai a sua alma?

Pegue o seu diário. Escreva sobre o seu processo de completar a sua Árvore do Trauma Intergeracional. Como você se *sentiu* (palavra-chave *sentir*) ao preencher cada parte da sua árvore? Que partes foram as mais difíceis? Quando você se sentiu mais magoado? Houve alguma coisa que fez você se sentir triste ou zangado? Agora, dedique um tempo a pensar em que parte do seu corpo esses sentimentos aparecem. Na cabeça? No estômago? Nas costas? Por último, dedique um tempo a pensar sobre o seu espírito. Até que ponto você se sente ligado a si mesmo e à sua família depois de completar essa prática?

O que eu estou tentando dizer aqui é: como está a sua alma? Como se sente em sua mente, em seu corpo e em seu espírito? Eis a minha tentativa de fazer você se verificar, de forma completa e holística. É muito importante que façamos isso frequentemente ao longo da sua jornada. Porque o trabalho com traumas intergeracionais é um trabalho árduo. É multidimensional, não apenas multigeracional. Por isso, à medida que você for avançando nas próximas fases deste livro, ofereça a si mesmo uma verificação mais profunda e pergunte: "Como está a minha alma?" E se a palavra alma fizer você se lembrar de alguma experiência religiosa ou espiritual que não seja agradável para você, tente usar a pergunta modificada: "Como eu estou, de verdade?" Ao terminar, ofereça a si mesmo algumas respirações para trazer a sua mente-corpo-espírito de volta a um estado mais neutro. Se ajudar, faça uma pausa aqui e vá para a meditação do banho de som desta seção para ajudar você a ficar firme.

O que você aprendeu até agora

Este capítulo continha muita informação sobre transmissões biológicas do trauma, genes e respostas ao trauma através da sua linhagem. Havia muitos pormenores difíceis, mas você conseguiu aplicar o que aprendeu para completar uma Árvore do Trauma Intergeracional que mapeasse a sua própria história intergeracional. Espero que você esteja orgulhoso de si mesmo por ter conseguido passar por essa parte da jornada. Agora que você completou tudo isso, faça algumas pausas e respirações e se concentre em mais reflexão com as perguntas abaixo. Quando estiver pronto, avance para o próximo capítulo, em que você será levado a compreender o seu sistema nervoso intergeracional.

QUESTÕES PARA REFLETIR

Que emoções surgem quando você pensa nas diferentes formas como os corpos da sua família têm estado geneticamente ligados ao estresse?

Qual é a sensação de mergulhar profundamente na sua linhagem através do exercício de mapeamento da árvore?

Até aqui, sobre o que você procura saber mais?

PARTE 2

Há camadas nisso

PARTE 2

Há camadas nisso

CAPÍTULO 6

O seu sistema nervoso intergeracional

Os pais não podem lhe dar o que nunca receberam.
LADY, MINHA IRMÃ

Há um ramo do sistema nervoso do corpo humano que é diretamente responsável pela navegação nas relações interpessoais. Ele nos ajuda a vivenciar as nossas ligações com os outros de uma forma que nos faz sentir seguros e protegidos. Os cientistas o chamam de *sistema nervoso social*. É uma parte do corpo humano que começa a se desenvolver no útero, e depois rapidamente na primeira infância, para nos ajudar a formar uma relação com o nosso ambiente social. Quando um bebê começa a se relacionar com as expressões faciais e os tons de voz de um cuidador, ele começa a perceber se algo está bem ou mal no ambiente simplesmente observando essa outra pessoa. Com pistas suficientes de que o mundo à sua volta está bem, o bebê começará a se sentir seguro e curioso. Mas se o bebê tiver um elevado nível de vulnerabilidade emocional e não receber o suficiente dessas pistas de segurança, pode começar a desenvolver um sistema nervoso hiperativo. Quando um pai ou uma mãe sofre de um sistema nervoso hiperativo e não é capaz de se conectar com o bebê de uma forma que o ajude a se sentir seguro, pode contribuir para que o seu filho também o desenvolva.

O sistema nervoso está estruturado para ajudar você a processar o estresse temporariamente e depois liberá-lo para que você possa relaxar de novo. No entanto, se viver com traumas não resolvidos, você experimentará respostas constantes e elevadas do sistema nervoso, que deixam pouco espaço para se livrar do estresse e relaxar. Como a sua mente permanece hiperfocada em quando o próximo perigo chegará, o seu sistema nervoso raramente entra em um estado de calma. É assim que o trauma não resolvido pode desgastar a capacidade do seu sistema nervoso de funcionar corretamente.

Aprender a sair desses ciclos requer que você processe como as respostas do seu sistema nervoso ao trauma existem dentro de você, para que você possa curar qualquer fratura que tenha ocorrido.

O sistema nervoso intergeracional

Nós, humanos, temos um sistema nervoso que descarrega o estresse de forma bastante semelhante à forma como os outros mamíferos o fazem. O nosso sistema nervoso é dividido em três partes. A primeira é o sistema nervoso simpático, ou seja, a parte que recebe o alerta de uma ameaça e prepara a sua mente e o seu corpo para se autoprotegerem. Ele prepara você para lutar contra a ameaça ou para fugir dela: a resposta de lutar-ou-fugir. O seguinte é o sistema vagal dorsal. É a parte do sistema nervoso que está mais implicada na sobrecarga emocional. É o sistema de desligamento. Quando o estresse parece ser demasiado para suportar, o sistema vagal dorsal leva você à imobilidade e ao desligamento: a resposta de congelamento. Em um nível mais extremo, ele desencadeia uma exaustão corporal profunda e acaba por levar ao colapso total do corpo: é a resposta de submissão ou desfalecimento. Mas, entre essas duas partes do sistema nervoso, temos uma parte muito útil e adaptativa, que nos ajuda a sair com segurança dessa resposta de proteção e nos impede de entrar em um colapso total ou de literalmente correr pelas nossas vidas. Essa terceira parte do sistema nervoso é chamada de sistema vagal ventral, da qual você deve se lembrar da prática de tonificação vagal ventral do Capítulo 3. Esse sistema nos protege de superestimar situações como ameaçadoras, mantém nossas emoções estáveis e torna as ligações saudáveis com os outros mais acessíveis. É também a parte do nosso sistema nervoso que nos inibe de sermos impulsivos quando estamos em luta ou fuga e, em vez disso, oferece-nos uma variedade maior de ações para escolher. É a parte do sistema nervoso responsável por estabelecer e manter a segurança psicológica. E a segurança psicológica deixa mais espaço para o pensamento crítico, para encontrar soluções, acessar lembranças e criar segurança para os outros. Se não nos sentirmos seguros em nossos próprios corpos, vai ser muito difícil manter uma vida equilibrada e criar um ambiente de segurança para os que estão à nossa volta, incluindo os nossos filhos. Vamos reservar um momento para aumentar a sua resposta vagal ventral agora.

Sente-se confortavelmente. Ao inspirar, tente encher os pulmões de ar. Quando os pulmões estiverem cheios, segure a respiração durante dois segundos. Depois, solte a respiração muito lentamente — durante cerca de sete segundos. Repita esse processo durante cinco minutos, porque o sistema nervoso normalmente requer esse período de tempo para entrar em um ritmo de relaxamento. Observe como o seu corpo reagiu a essa reinicialização. Se você tiver atingido um estado de calma, essa é a sensação de tranquilidade. Mas um sistema nervoso que está preso em um modo de sobrevivência não está atingindo esse estado de calma com frequência suficiente. Está, na verdade, preso em uma espiral de hiper ou hipoexcitabilidade. Se você não se sentir calmo depois desse exercício, saiba que são necessárias várias repetições para começar a ver o efeito. Você pode não sentir o impacto de imediato, e não faz mal.

Vamos trazer esse conceito de um sistema nervoso instável de volta à casa multigeracional de Brooklyn. Ela nunca se sentiu protegida e segura. Na casa dela, todos sentiam a tensão do estresse dos outros. Pela descrição que ela me deu, percebi que estavam todos vivendo em modo de sobrevivência. E esse modo de sobrevivência estava perpetuando ainda mais os traumas na família de Brooklyn. A mãe e a tia de Brooklyn haviam interiorizado os próprios estados emocionais elevados da mãe delas, e, quando começamos nosso trabalho juntas, Brooklyn também havia interiorizado. Quando algo negativo acontecia a um membro da família, todos eles compartilhavam o estresse, o que contribuía para o caos naquela casa compartilhada. A mãe e a avó gritavam uma com a outra: a resposta de luta. Brooklyn e sua tia se fechavam e se desligavam: a resposta de desfalecimento. Cada uma delas tinha diferentes tipos de respostas de modo de sobrevivência ao estresse coletivo da família. E cada uma dessas respostas era um reflexo de uma desestabilização emocional, o que significa que para elas era difícil controlar as emoções.

Esse efeito de contágio de múltiplos sistemas nervosos desestabilizados é o que eu chamo de *sistema nervoso intergeracional*, um termo do qual você deve se lembrar do último capítulo.

Para acrescentar uma camada a essa dinâmica, a mãe e a tia de Brooklyn eram gêmeas, e, assim, a avó, a mãe, a tia e Brooklyn tinham existido todas em um só corpo, em determinada altura. Milagroso, certo? Quando a avó estava grávida, as quatro foram expostas aos mesmos agentes estressores e a uma codificação genética semelhante. E embora agora existissem em corpos separados, ainda estavam profundamente ligadas umas às outras. O sistema nervoso intergeracional era reforçado através do comportamento, dos laços genéticos profundos e da desestabilização emocional generalizada que definia o lar familiar compartilhado. As experiências dos nossos antepassados produzem algo como uma impressão digital, imprimindo padrões neurais únicos nos nossos cérebros através de gerações. Os psicólogos suspeitam que essas impressões digitais contribuam para o desenvolvimento subsequente de doenças psiquiátricas e que a transmissão biológica dessas impressões poderia nos ajudar a compreender certos temperamentos e suscetibilidade a condições como ansiedade, por exemplo. Dificuldades comportamentais, problemas cognitivos e outros problemas psicológicos também foram observados na transmissão através de linhas genéticas. Além disso, quando houve um comprometimento de confiança, desonestidade, falta de abertura na família ou problemas de relacionamento, houve uma diferença notável nas expressões dos descendentes de trauma.

O dr. LeManuel Lee Bitsóí, um membro da Navajo Nation, realizou uma série de estudos sobre a ciência do genoma no Centro de Excelência em Ciências do Genoma da Universidade de Harvard. Ele contribuiu para a nossa compreensão atual da transmissão epigenética através do seu trabalho, que visa desvendar as formas como o trauma intergeracional e o trauma histórico têm contribuído para a causa de doenças físicas e mentais nas famílias americanas descendentes de povos originários. Estudos científicos estão revelando também as múltiplas formas em que a modificação epigenética pode até mesmo comprometer os sistemas de órgãos (por exemplo, o cérebro, o coração ou os rins), influenciando, assim, a forma como essas estruturas se desenvolvem e funcionam. Existem múltiplas ligações entre o estresse e o bem-estar das pessoas afetadas pelo estresse, e várias áreas de pesquisa científica estão nos ajudando a obter uma visão biológica mais clara do impacto do trauma não metabolizado e da fratura mente-corpo que pode atravessar gerações.

Embora nas últimas décadas vários estudos em âmbito mundial tenham analisado a carga genética das doenças mentais e físicas, as provas mais reveladoras da forma como essas experiências são transferidas de uma geração para a seguinte vêm das histórias das próprias famílias. Vêm das camadas refletidas na Avaliação de Cura do Trauma Intergeracional e na Árvore do Trauma Intergeracional, e é por isso que analisamos essas camadas primeiro. Porque, se você cavar fundo o suficiente, verá que as famílias têm histórias que falam de como o trauma intergeracional tem estado no centro da sua dor. Há pormenores nas nossas histórias que são mais complexos e têm mais nuances do que qualquer área científica pode estudar. Há respostas ao trauma que foram recicladas e que nos obrigam a desvendar as camadas, pouco a pouco. E, quando o fazemos, percebemos que muitas famílias, incluindo a nossa, estão se agarrando a esses gatilhos de traumas intergeracionais que continuam a ser transmitidos, várias vezes.

Gatilhos intergeracionais

Quando os sintomas de trauma de uma pessoa foram detidos, ou seja, quando uma pessoa está apresentando sinais crônicos de trauma, esses sintomas causam o que é conhecido como uma retenção traumática. Mas o seu cérebro é inteligente e esconde essa tensão magistralmente, por trás de suas defesas psicológicas. Esse mecanismo de sobrevivência está pré-programado para ajudar você a continuar a viver a sua vida depois de sofrer um trauma. Mas, às vezes, a tensão oculta do passado é desbloqueada por um gatilho e leva o seu sistema nervoso de volta a uma resposta de luta, fuga, congelamento ou submissão. Isso o teletransporta de volta no tempo para o acontecimento traumático.

Os gatilhos podem ser sinais emocionais internos (por exemplo, perda de autocontrole, sensação de abandono, vergonha etc.) e sinais sensoriais externos (por exemplo, ver um acidente, o cheiro da água-de-colônia de alguém, um ruído forte etc.). Quando uma lembrança do passado é desbloqueada antes de você ter se curado devidamente, a experiência pode fazer com que você fique tenso. Esses gatilhos ativam lembranças e evocam uma reação no seu sistema nervoso. Cada pessoa tem apenas certa capacidade de lidar com emoções difíceis, e a tolerância a emoções elevadas é única para cada indivíduo. A sua tolerância é determinada por uma série de fatores. O mais notável é o que eu chamo de *janela de tolerância intergeracional.*

Sua janela de tolerância é o espaço emocional no qual você se sente confortável e seguro. Nessa janela, você pode lidar com agentes estressores diários, trabalhar soluções na vida e nos relacionamentos e se sentir relativamente equilibrado. Mas, quando você é empurrado para além do seu limite emocional, uma resposta de hiperexcitabilidade (em que você experimenta energia alta, hipervigilância, ansiedade, raiva, inquietação, agitação e irritabilidade) ou uma resposta de hipoexcitabilidade (em que se sente retraído, entorpecido, envergonhado, deprimido e inativo) podem ser desencadeadas. A sua janela de tolerância intergeracional reflete as suas próprias limitações emocionais com *camadas* de limitações emocionais das pessoas que vieram antes de você.

Quando o sistema nervoso de um pai ou uma mãe responde ao estresse cronicamente, seus filhos ficam mais suscetíveis a ter uma estrutura do sistema nervoso semelhante — uma herança biológica de vulnerabilidade emocional. Biologicamente, os filhos já podem sentir um maior desconforto com emoções difíceis do que as crianças cujos pais não experimentam essa resposta crônica ao estresse. Além disso, os pais modelam suas capacidades emocionais — ou incapacidades — para os filhos, ensinando-os inconscientemente como responder ao estresse. Eles também modelam a janela de tolerância para os seus filhos, que depois adotam uma janela de tolerância semelhante para si mesmo. Isso pode ser um pouco complexo de entender, por isso deixe-me ajudar a ilustrar com um exemplo do consultório.

Uma vez tive uma cliente, Zuri, cujo pai tinha sofrido um trauma. Como resultado, mesmo quando acontecia algo insignificante, ele entrava em um estado de hipoexcitabilidade, ou seja, de desligamento emocional. Ele tinha uma janela de tolerância extremamente pequena, o que significa que tinha bem pouca capacidade de lidar com situações estressantes. Para ele, tudo o que fosse além de um leve agente estressor causaria um grande bloqueio emocional. Essa resposta era desencadeada tanto pelas suas vulnerabilidades emocionais predispostas como pelos próprios traumas passados que tornavam difícil para ele a tolerância ao estresse mínimo. Assim, ele tinha dificuldade de se manter calmo e concentrado quando era colocado sob pressão e se retraía facilmente, passando para uma resposta de submissão ou desfalecimento, em que recorria à bebida alcoólica para entorpecer as suas emoções sobrecarregadas. Essa cadeia de comportamentos era o modelo de resposta ao estresse que minha cliente havia observado desde a infância e, com o tempo, tornou-se a resposta comportamental que ela desenvolveu para lidar com o próprio estresse.

A minha cliente já tinha nascido com uma vulnerabilidade ao estresse elevado. Até disseram a ela que, quando bebê, era extremamente difícil acalmá-la e consolá-la e que o menor agente estressor fazia com que ela explodisse em acessos de choro. Quando era criança, sempre que se sentia sobrecarregada — tirada de sua própria janela de tolerância —, entrava em hipoexcitabilidade, tal como seu pai. A resposta do seu sistema nervoso era invariavelmente aquela a que estava predisposta geneticamente e a que viu ser modelada pelo pai. Ela estava incorporando uma herança geral de vulnerabilidade emocional, sentindo-se facilmente exausta e desligada, e também aprendendo que a maneira de lidar com o fato de ter uma janela de tolerância reduzida era a resposta de submissão ou desfalecimento.

Uma vez que tal resposta era desencadeada, minha cliente não falava com mais ninguém e se isolava. Mas, quando ela própria se tornou mãe, ficou surpresa de ver os próprios filhos apresentando uma resposta similar à que ela herdara de seu pai. Ela estava testemunhando um ciclo de janelas de tolerância intergeracionais reduzidas, significando um reduzido ciclo de tolerância ao estresse. Os filhos da minha cliente ofereciam um espelho na própria alma dela. Ela queria ser alguém que rompesse ciclos e queria deixar um legado melhor para os filhos e futuras gerações. Isso significava que, juntas, precisávamos cavar mais fundo nas respostas do sistema nervoso intergeracional refletidas em sua família e expandir a sua janela de tolerância nesta geração, para que ela então tivesse a oportunidade de modelar essa habilidade para seus filhos.

Essa é uma tarefa que também deve ser considerada por você. Em nossas famílias de origem, cada um aprendeu a reagir aos agentes estressores em nossas próprias vidas observando os nossos familiares e cuidadores. Esse é o processo de construção de um sistema nervoso intergeracional hiperativo. As famílias herdam certas respostas ao estresse umas das outras. Cada família e cada pessoa dentro de uma família terão a sua própria versão do que isso parece. O sistema nervoso intergeracional da sua família não será idêntico a nenhum outro. Em vez disso, ele se parecerá com as respostas únicas ao trauma refletidas na sua Árvore do Trauma Intergeracional. E você perceberá que há uma maneira pela qual as folhas alimentam o tronco, ou que o solo alimenta as raízes e que todo o ecossistema da árvore está fluindo em um ciclo de dor. No centro desse ciclo está um conjunto de respostas intergeracionais do sistema nervoso que ainda não foram interrompidas. Aprender quais são elas pode ajudar você a mudar essas respostas geracionais para outras mais saudáveis.

Alguns outros exemplos de respostas do sistema nervoso intergeracional podem ser:

- A resposta de sobrevivência que você aprendeu que consiste em ficar quieto (você ficava preso em modo de congelamento) em torno de pais cuja resposta ao trauma era gritar quando estavam sob estresse (eles ficavam presos em modo de luta).
- O comportamento que você aprendeu de se manter alheio a uma situação (você ficava preso no modo de submissão ou desfalecimento) quando um familiar mais velho se tornava fisicamente abusivo (ele ficava preso no modo de luta).
- A resposta que você aprendeu de sempre gritar para se defender (você ficava preso no modo de luta) porque os adultos da sua vida estavam o tempo todo culpando você e repreendendo verbalmente (eles também ficavam presos no modo de luta).
- A resposta de sobrevivência que você aprendeu para fugir de situações desconfortáveis (você ficava preso em modo de fuga) porque ninguém ouvia você e as pessoas tendiam a evitar problemas (também ficavam presas no modo de fuga).
- Que outras respostas você poderia acrescentar à lista que pareçam mais alinhadas com a sua experiência?

Sempre fui fascinada pelas múltiplas maneiras com que as respostas ao trauma podem se apresentar em uma única linhagem familiar. Mas foi quando eu comecei a rever minha própria árvore de família que comecei a compreender esse conceito mais profundamente e em um nível pessoal. Vi um padrão de respostas que todos os membros da família apresentavam. Minha mãe quase sempre esteve presa em modo de luta. Ela luta com unhas e dentes quando é pressionada além dos seus limites emocionais. Meu pai tem um modo de fuga *default*. Ele guarda as emoções e se afasta do conflito. Minha irmã assumiu uma resposta do sistema nervoso similar à do meu pai. Passou a fugir do conflito a maior parte de sua vida. E eu espelhei a resposta ao trauma de minha mãe, de modo que, para mim, o modo de luta era familiar e confortável.

Embora tivéssemos várias respostas *default* do sistema nervoso, um fio comum entre nós era o fato de termos uma família que era coletivamente hiperestimulada. Isso era especialmente claro quando estávamos todos juntos e os nossos sistemas nervosos individuais começavam a se alimentar uns dos outros, formando um sistema nervoso intergeracional instável. Passamos décadas absorvendo e ampliando as respostas ao trauma uns dos outros. Isto é, até minha irmã e eu decidirmos quebrar o ciclo. Quando aprendemos a reestruturar as nossas reações e a abrir espaço para que os meus pais fizessem o mesmo, começamos a nos curar como uma unidade.

É incrivelmente difícil mudar as nossas respostas ao trauma profundamente programadas para comportamentos mais construtivos. Falo por experiência pessoal e profissional. Mas acho que não é preciso dizer que, se você não se mobilizar para romper o trauma, vai acabar vivendo com a mesma herança de resposta ao gatilho durante anos. Para sempre, se nunca encontrar uma maneira de lidar com isso. Se você não tratar o seu trauma, seu legado será a herança de um sistema nervoso intergeracional instável, uma janela de tolerância intergeracional estreita e um conjunto de respostas a gatilhos intergeracionais para si, para os seus filhos e para os filhos deles. É por isso que a quebra de ciclo é um trabalho tão urgente.

Memórias intergeracionais

Ninguém *quer* ser acionado por um gatilho ou permanecer em respostas intergeracionais a gatilhos. Na maioria das vezes, os gatilhos surgem em nossa vida sem aviso prévio e de uma ampla gama de fontes internas e externas. Isso acontece porque os gatilhos intergeracionais incluem lembranças diferentes, soterradas, que constituem a vasta rede de *memórias intergeracionais*. Memórias que promovem gatilhos podem transportar você para outro lugar e tempo, por vezes até mesmo a uma lembrança para além da sua própria existência.

Vejamos, por exemplo, o meu cliente Leon. Quando o avô de Leon tinha vinte anos, antes de ter filhos, foi vítima de uma agressão de um desconhecido. Ele sofreu um traumatismo craniano e teve algumas costelas machucadas. E também ficou com a recordação de um cheiro. Aparentemente, o agressor tinha bebido uma xícara de café antes do ataque, e aquilo imprimiu uma memória. Para o resto de sua vida, o cheiro do café despertava um gatilho nele, levando-o de volta ao momento em que foi atacado. O avô de Leon se sentia mal e se desligava emocionalmente, com o corpo se preparando para receber outra surra, mesmo que não houvesse nenhuma ameaça.

É aqui que a história fica interessante. A mãe de Leon, nascida anos depois do ataque, achava o cheiro do café repugnante, tal como o pai, e o próprio Leon sentia o estômago revirar diante do aroma. Três gerações de memórias foram ativadas, engatilhadas pelo cheiro do café, presente em um incidente traumático décadas antes.

Isso pode parecer fantasioso, mas tanto a memória olfativa quanto a transmissão genética dessas memórias são um fenômeno bem estudado. O cheiro pode ser um conector de memória particularmente forte quando ligado às nossas lembranças de infância. Muitos sobreviventes de abuso sexual na infância relatam como os cheiros da casa onde o abuso aconteceu estão gravados na sua memória. Já na idade adulta, dizem como ficar perto desses cheiros pode ser um gatilho. O cheiro fica profundamente gravado no cérebro. O sentido do olfato está especialmente ligado à memória porque os aromas fazem um caminho direto para o sistema límbico do cérebro. Dada a sua viagem direta para o centro do cérebro, para um sistema ligado às respostas do seu sistema nervoso, o cheiro é um poderoso recuperador de lembranças. Além disso, estudos demonstraram que o emparelhamento cheiro-trauma tem um efeito multigeracional e que a sensibilidade a cheiros específicos transcende gerações. Fascinante, não é?

Há muitas lembranças às quais você não tem acesso imediato. E parte disso pode ser por uma boa razão. É a função protetora da mente que mencionei antes, neste capítulo, para obscurecer algumas lembranças dolorosas, e ajudar você a conservar energia mental. Esse é um mecanismo de sobrevivência que ajuda você a funcionar após um evento traumático. No entanto, há um conjunto de memórias herdadas que está armazenado no seu DNA, à espera que você o acesse — lembranças que, se forem recuperadas, podem ajudar você a construir uma compreensão mais abrangente de como você chegou até aqui e como pode se curar.

Os tipos de memórias intergeracionais incluem:

- **Memória celular:** a memória do estresse multigeracional que é transportada nas suas células e nos seus genes. As nossas células são muito inteligentes. Elas mantêm um registro do que acontece conosco e até do que aconteceu antes de nós. As expressões genéticas que temos em nossas células, que refletem níveis elevados de estresse e que são mais facilmente desencadeadas por circunstâncias estressantes, são reflexo desse tipo de memória. Nossas células sabem que viemos dos corpos estressados dos nossos pais e retêm essa lembrança de estresse, reagindo e respondendo tanto às lembranças de estresse do passado quanto aos agentes estressores do presente.
- **Memória processual:** a memória da tensão emocional que é transportada no seu corpo, nomeadamente no cérebro e no sistema nervoso. Essas lembranças podem ser reavivadas por algo que acontece em nossas vidas. Um exemplo disso é o cheiro de café que passou de geração em geração na família de Leon. Nossos sentidos — nossa capacidade de sentir cheiro,

de ver, de saborear, de tocar e de ouvir — estão todos ligados à nossa memória. É por isso que, ao sermos provocados por um gatilho, somos levados de volta por meio dos nossos sentidos, ou seja, por meio de algo em nosso ambiente atual de que sentimos o cheiro, vemos, provamos, tocamos ou ouvimos e que nos faz lembrar do passado.

- **Memória intuitiva:** o conhecimento interior de que algo aconteceu na sua linhagem que levou a alguma dor em sua própria alma. O seu instinto é uma memória. Os seus momentos de *déjà-vu* são memórias. Os seus sonhos são reflexos das suas memórias. Tudo isso está preso na sua intuição e ajuda você a desenvolver um conhecimento interior para além do seu pensamento consciente.

Os gatilhos e as memórias traumáticas estão entrelaçados em tantas camadas da psique que podem aparecer sorrateiramente quando você menos espera. Mas a sua jornada de cura é sobre expandir o seu autoconhecimento e depois usar esse novo nível de conhecimento interior como uma ferramenta para a cura.

Antes de continuarmos, deixe-me perguntar: como é que você vê tudo isso? Algum desses tipos de memória desperta um pensamento ou uma emoção em você? Em caso positivo, esse pode ser um ótimo momento para fazer uma pausa e escrever no seu diário. Também pode ser um momento para simplesmente se sentar em silêncio e reparar em como você se sente. Lembre-se de que, quando você se senta e medita, é sempre uma boa ideia fazer algumas respirações profundas. Quando estiver pronto, vamos passar ao exercício deste capítulo.

Quebrando o ciclo: alargando a sua janela de tolerância intergeracional

Expandir a sua janela de tolerância afasta você dos gatilhos, levando-o para mais perto da segurança e da conexão, por meio do aumento da quantidade de estresse que você consegue tolerar em um determinado momento. O nosso objetivo é aumentar a sua capacidade de tolerar o estresse para que ele não se instale na sua alma e se torne um fardo que você vai carregar pelo resto da vida. Para conseguir isso é necessária uma prática diária e muitas repetições, mas a longo prazo vale a pena porque vai ajudar o seu sistema nervoso a relaxar mais depressa e com mais frequência.

Para a prática deste capítulo, eu gostaria de me concentrar em expandir a sua zona de segurança. Vamos introduzir uma Técnica de Liberdade Emocional (TLE) modificada, intergeracionalmente informada, à sua rotina. A TLE é uma prática mente-corpo que estimula os pontos de acupressão através do toque e tem sido conhecida por ajudar a reduzir sintomas relacionados ao estresse, ansiedade, depressão e trauma. Para essa prática, vamos usar o som *om* do sânscrito, uma língua antiga e clássica da Índia. O *om* é considerado o mais poderoso de todos os mantras e emite vibrações sonoras que se conectam diretamente ao ramo de relaxamento do seu sistema nervoso: o nervo vagal ventral, que você deve se lembrar de nossas discussões sobre o sistema nervoso vagal ventral. Para essa prática intergeracional de TLE, siga os seguintes comandos:

- Encontre um lugar confortável para se sentar em um local que pareça seguro. Se puder se sentar ao ar livre, melhor ainda, uma vez que vamos nos concentrar em deixar você firme durante esta prática. Se preferir praticar no espaço seguro que você desenvolveu na seção "Preparando-se para fazer o trabalho", no Capítulo 1 (ver página 31), você pode ir para lá agora.
- Quando estiver instalado, preste atenção na sua respiração e aprofunde-a.
- Aumente o tempo gasto tanto na inspiração (aproximadamente cinco segundos) quanto na expiração (cerca de sete segundos).
- Na próxima inspiração, traga à mente uma imagem de si mesmo sentindo-se bem, calmo e controlado.
- Com a expiração seguinte, expire com o som do mantra *om*, respirando energia de cura nesta imagem de si mesmo em sua zona de segurança.

- Com a inspiração seguinte, traga à mente a imagem de um antepassado que não teve acesso a ferramentas de cura para expandir a sua própria janela de tolerância e a quem você gostaria de enviar algumas vibrações de cura.
- Na próxima expiração, liberte o som do mantra *om* e imagine-se expirando energia amorosa e curativa sobre o seu antepassado.
- Agora, traga a sua respiração para um ritmo neutro, respirando como faria normalmente.
- Coloque as mãos em concha e use os dedos indicador, médio e anelar para bater suavemente cinco vezes nos pontos dos meridianos listados abaixo. A cada batida, lembre-se de respirar.
  - Bata de leve no topo da sua cabeça, na sua coroa: o seu vaso governador, que viaja ao longo das suas costas e que está principalmente ligado ao seu sistema nervoso.
  - Bata nos cantos internos de suas sobrancelhas: o seu meridiano da bexiga, que está em sua maior parte ligado a experiências de medo e lembranças perturbadoras.
  - Bata nos cantos externos de seus olhos: o meridiano de sua vesícula biliar, que está mais ligado à experiência de repressão emocional.
  - Bata bem embaixo dos olhos: o meridiano do estômago, que está mais ligado à experiência do desespero.
  - Bata bem embaixo do nariz: também o seu vaso governador, que também está ligado ao seu sistema nervoso.
  - Bata na zona do queixo: o seu vaso central, que se liga a todas as outras funções da sua mente e do seu corpo.
  - Bata logo acima da clavícula, de cada lado: o meridiano do rim, que se liga principalmente à vergonha.
  - Bata debaixo dos braços (axilas): o meridiano do baço, principalmente ligado à apatia e à repugnância.
  - Bata na parte exterior das suas mãos: o meridiano do intestino delgado, que está mais ligado à negação e ao entorpecimento.

- Para finalizar esta prática, vamos voltar ao princípio, portanto coloque as mãos para baixo, ao lado do corpo.
- Aprofunde a sua respiração mais uma vez.
- Aumente o tempo gasto tanto na inspiração (cinco segundos) quanto na expiração (sete segundos).
- Com a próxima inspiração, traga à mente uma imagem de si mesmo sentindo-se bem, calmo e controlado.
- Com a expiração seguinte, expire com o som do mantra *om*, respirando energia de cura na imagem de si mesmo na sua zona de segurança.
- Com a inspiração seguinte, traga à mente a imagem de um antepassado que não teve acesso a ferramentas de cura para expandir a sua zona de segurança e a quem você gostaria de enviar algumas vibrações de cura.
- Na próxima expiração, expire com o som do mantra *om*, respirando energia de cura sobre o seu antepassado.
- Agora, coloque a sua respiração em um ritmo neutro, respirando como faria normalmente.
- Envie agradecimentos aos seus antepassados por estarem presentes para esta oferenda e a si mesmo por ter se empenhado em interromper a sequência de traumas capturados em seu sistema nervoso.

O que você aprendeu até agora

Neste capítulo, abordamos um dos principais transportadores de trauma intergeracional: o seu sistema nervoso intergeracional. Passamos pelas diferentes maneiras pelas quais as respostas ao trauma de uma geração são transferidas através de respostas do sistema nervoso ao longo da linhagem familiar. Essa resposta pré-programada do sistema nervoso pode ser muito para absorver, portanto dê a si mesmo um momento para digerir essa informação e talvez voltar à sua prática de TLE intergeracional para relaxar mais o seu sistema nervoso. Como uma forma adicional de acalmar o seu sistema nervoso intergeracional, você pode mergulhar na meditação do banho de som desta seção para maior firmeza. Quando estiver pronto, faça a transição para as questões de reflexão deste capítulo e passe para o próximo, em que falaremos da sua criança interior intergeracional.

QUESTÕES PARA REFLETIR

Como foi para você aprender sobre as múltiplas camadas do seu sistema nervoso intergeracional?

Que gatilhos intergeracionais e respostas ao trauma você acha que existem na sua família e comunidade?

O que veio à sua cabeça quando você utilizou a técnica de toques como uma prática de quebra de ciclo?

CAPÍTULO 7

A sua criança interior intergeracional

Eu me tornei o que sou hoje aos doze anos de idade.
KHALED HOSSEINI

A qualidade das suas relações na primeira infância, particularmente aquelas com os seus cuidadores, constrói a base para a sua capacidade de se relacionar com os outros. Se essas relações formativas forem seguras e solidárias, então é mais fácil construir um estilo de vínculo seguro e uma confiança saudável, e você é capaz de manter a proximidade nas relações. Por outro lado, se esses anos críticos não foram seguros e não proporcionaram a você um ambiente de apoio, é provável que você tenha desenvolvido um estilo de vínculo inseguro e que sua criança interior tenha sido ferida. Como resultado, todas as suas relações correm o risco de serem marcadas por versões das mesmas lesões emocionais que você sofreu. Isso também significa que, se você for capaz de aprender a construir laços de segurança e confiança através da sua própria cura, poderá ajudar a desfazer as lesões emocionais que aconteceram na sua infância. Vamos aproveitar este momento para compreender os vestígios do estresse na infância e o protocolo para curar as feridas intergeracionais da criança interior.

Estresse na infância: como a transmissão continua

Nós, seres humanos, estamos programados para nos conectar. Precisamos sentir uma sensação de pertencimento, de ligação e de segurança em relação aos outros. Instintivamente, procuramos experiências que nos ajudem a desenvolver conexão desde o dia em que nascemos. Enquanto bebês, choramos quando precisamos ser confortados. Biologicamente, o choro sinaliza um adulto para nos abraçar com segurança e nos dar um sorriso terno para indicar que está tudo bem. A mensagem que isso envia ao nosso cérebro e sistema nervoso em desenvolvimento é: "Se eu precisar de alguém, essa pessoa vai me atender. E, assim, posso contar com os outros."

Nesses primeiros anos, desenvolve-se um ritmo entre as crianças e as pessoas que cuidam delas. Digamos que, quando você era bebê, era deixado no berço enquanto um adulto ia buscar o seu leite. Depois, esse adulto voltava ao berço com o seu leite quente, alimentava você, sorria para você e fazia você arrotar para que pudesse sentir conforto. Ele saía e depois voltava. Ele cuidava de suas necessidades e dava um sorriso de confiança e segurança. Você, então, podia descansar e fazer a digestão, o mecanismo básico de um sistema nervoso estável. Você registrou que o seu cuidador era de confiança, que ele podia ser um sinal de um mundo seguro e que podia trazer o conforto que você não conseguia obter por si mesmo. Essa atenção consistente é a base de um apego seguro, o tipo de estilo de vínculo relacional que ocorre como resultado de se sentir protegido pelas pessoas que cuidam de você e de saber que você pode contar com elas para isso. Mesmo que você não se lembre dessas interações, elas tiveram um impacto profundo no seu desenvolvimento.

Para as crianças que cresceram em lares com traumas, o padrão pode ser muito diferente. A ligação entre o cuidador e a criança pode ser manchada por abuso, negligência, uso de drogas, doença mental, codependência, toxicidade, má sintonização emocional ou desconexão. Nessas circunstâncias, a ligação não consegue encontrar uma base segura. Em vez disso, essas famílias ficam presas em ciclos de trauma.

O bebê desenvolve padrões recíprocos de expressões quando interage com o seu cuidador. Se o adulto refletir expressões faciais positivas, o bebê pode descansar e explorar o seu mundo com leve curiosidade. Mas se as expressões faciais não forem receptivas, como acontece, por exemplo, quando um pai ou uma mãe desassocia e não vê a necessidade de envolvimento do bebê, o bebê percebe de forma imediata a mudança e faz repetidas tentativas para recuperar a atenção e os cuidados daquele pai ou mãe. Essa monitorização contínua da disponibilidade de um cuidador é exaustiva e por fim leva o bebê a um desligamento emocional. Nesse cenário, temos um pai ou uma mãe emocionalmente atrofiado e um bebê que, por uma questão de sobrevivência, aprendeu a se desligar da mesma forma. Isso significa que sintomas de trauma persistentes e não examinados em adultos podem criar fraturas emocionais precoces em seus filhos. Isso, por sua vez, contribui para o desenvolvimento de uma criança insegura, uma criança cuja capacidade de confiar nos outros foi comprometida.

Passados alguns anos, essa criança insegura desenvolverá uma necessidade maior de validação. No entanto, uma vez que o pai ou mãe provavelmente ainda está sobrecarregado com o próprio trauma, ele ou ela estará demasiado preocupado para cuidar de seu filho de maneira que ajude a construir uma base segura. Isso envia a mensagem de que o seu filho é "um peso" e "difícil de amar". E, se não forem tratadas, essas mensagens são internalizadas e criam ferimentos internos na criança que começam durante esses períodos críticos de desenvolvimento, mas que duram uma vida inteira.

Períodos críticos

Há certos momentos do crescimento humano que os cientistas do desenvolvimento consideram períodos críticos. O seu tempo no útero é um desses períodos críticos, quando você está desenvolvendo todos os órgãos vitais de que necessitará para viver, e o dos primeiros anos de vida é outro, porque ajuda a estabelecer as bases para conexão social. É durante esses dois períodos críticos que a maioria das respostas ao estresse se enraíza no sistema nervoso e no cérebro. Quando um bebê ouve ruídos de gritos altos em casa, seu pequeno sistema nervoso entra em estado de alerta, desencadeando respostas ao gatilho: batimento cardíaco acelerado, respiração superficial, digestão difícil, pupilas dilatadas, suor e tensão muscular. O bebê está em uma resposta de luta, fuga, congelamento ou submissão. A amígdala do bebê, um centro emocional primário do cérebro, também está em alerta máximo. Os hormônios do estresse estão inundando o seu pequeno corpo. Se isso acontecer com frequência suficiente, esse corpo em desenvolvimento pode ficar preso em um estado de estresse.

Agora vamos considerar de onde vêm os frequentes ruídos de gritos. Se a gritaria na casa do bebê é um padrão, é muito provável que venha de um adulto que está em um estado de agitação. Também ele pode estar vivendo com um sistema nervoso inflamado, que está perturbado. Isso já faz com que duas pessoas estejam em um alto nível de estresse tóxico. Assim, o estresse se tornou intergeracional. O adulto que não conseguiu regular corretamente as suas emoções apenas contribuiu para a regulação defeituosa do sistema nervoso do seu filho. A ciência nos diz que, sem cuidar desse estresse herdado, quando esse bebê crescer, irá passar o mesmo estresse para os seus filhos. E assim por diante.

Ora, algum estresse é importante para o desenvolvimento normal. A gestão do estresse é adaptativa, e nós temos um sistema nervoso que foi construído para gerir eficazmente o estresse tolerável. No entanto, um corpo que vive persistentemente em trauma é um corpo que suportou estresse demais. Viveu sob uma camada contínua e implacável de tensão emocional. Quando o estresse atinge esses níveis, a pessoa que o experimenta terá mais dificuldade em mover essa energia para fora do seu corpo. Em consequência, o seu corpo se torna um depósito para essa energia emocional prejudicial. Se esse estresse acontece muito cedo na vida, desenvolve-se em uma ferida que o acompanha até a idade adulta. Esse é um sintoma típico de experiências adversas na infância.

Experiências intergeracionais adversas

Uma das mais fortes peças de investigação de apoio que temos sobre o papel do estresse traumático na nossa sociedade vem do estudo das Experiências Adversas na Infância (EAIs), realizado pelos Centros de Controle e Prevenção de Doenças dos Estados Unidos (CDCs, do inglês *Centers for Disease Control and Prevention*). O estudo das EAIs começou na década de 1990, na Califórnia, e pesquisou mais de dezessete mil membros da Organização de Manutenção da Saúde (HMO, do inglês *Health Maintenance Organization*), no sul da Califórnia, sobre as experiências vividas na infância que produziram um impacto negativo e duradouro na vida das pessoas. As principais conclusões levaram os pesquisadores a se concentrarem nas experiências de encarceramento dos pais, consumo de drogas, violência doméstica, perda de um dos pais por divórcio ou morte, traumas sexuais, negligência emocional e física, doença mental na família e a vivência ou o testemunho de violência. Quando foi introduzido pela primeira vez, ofereceu uma forma de validação que há muito tempo estava em falta no consultório. O estudo inicial tinha falhas, pois não incluía as diversas experiências de pessoas de múltiplas identidades culturais nem levava em conta experiências variáveis fora dessas áreas de foco centrais. Ainda assim, explorar as experiências adversas da infância de uma pessoa em relação a esse estudo inovador continua a ser um ponto de partida fundamental para uma conversa com a maioria dos sobreviventes de trauma.

O meu cliente Leon e eu começamos a discutir as suas experiências adversas de infância durante uma das nossas sessões iniciais. Decidimos nos aprofundar no questionário de EAIs juntos. O estudo de EAIs original inclui dez perguntas sobre adversidades na infância e permite que a pessoa ou o clínico as conte no final. As pontuações no questionário podem variar de zero a dez, sendo que zero significa que não houve incidentes de adversidade na infância e dez significa que houve um total de dez categorias de adversidades na infância pelas quais a pessoa passou. À medida que Leon aprendeu sobre as EAIs, começou a expressar como essa nova maneira de ver os seus traumas de infância deram a ele uma sensação de alívio. E, no entanto, embora o questionário tenha mesmo nos ajudado a preencher algumas lacunas de conhecimento sobre o que aconteceu a Leon na sua própria infância, não nos ajudou a preencher toda a história. Não só os aspectos prejudiciais da sua educação não estavam refletidos no questionário de EAIs original, e mesmo nas versões seguintes modificadas a que tivemos acesso na ocasião, como também não conseguiu captar a sua história intergeracional. E porque as evidências mostram que a instabilidade emocional de um pai ou mãe pode levar a maus-tratos que depois influenciam o funcionamento emocional e comportamental da criança, precisávamos esclarecer essa camada de sua adversidade na infância também.

Leon e eu começamos a desenvolver uma versão mais abrangente, mais personalizada e mais intergeracional das EAIs, na esperança de podermos contar toda a sua história de uma forma que incorporasse a história da sua família também. Foi a partir do meu trabalho com Leon e com outros clientes que sentiram essa mesma limitação que decidi que iria trabalhar no meu Questionário de Experiências Adversas Intergeracionais. Essa avaliação permitiu que os meus clientes preenchessem as lacunas e dessem às suas recordações de experiências adversas mais camadas e nuances.

Três áreas centrais tornaram-se o foco: (1) o que aconteceu com você?; (2) o que aconteceu antes de você?; e (3) o que aconteceu à sua volta? Essas perguntas nos deram a oportunidade de falar não só sobre o que aconteceu diretamente aos meus clientes, mas também sobre o que tinha acontecido indiretamente (nas suas famílias e comunidades) que também contribuiu para a adversidade em suas vidas. Embora eu tenha deixado muito espaço para desenvolvermos como o Questionário de Experiências Adversas Intergeracionais poderia ser para cada cliente em particular, começamos nos concentrando em alguns temas. Meus clientes selecionaram as experiências dessa lista que faziam mais sentido para eles, com base nas suas recordações. Ao ler isso, encorajo que você faça o mesmo. Selecione os itens da lista que se relacionam com as suas experiências geracionais. Ao contrário do questionário original de EAIs, não vamos registrar as respostas e dar a você um número para se concentrar, embora, para fins de pesquisa e coleta de dados, a pontuação possa ser uma ferramenta importante a se considerar. No entanto, para os objetivos do protocolo de cura que estamos seguindo aqui, o registro das pontuações pode nos distrair da história mais abrangente e plena de nuances que cada uma de suas respostas pode oferecer. Em vez disso, trataremos cada item da lista como um início de conversa para refletir. Por isso, ao ler, selecione as que fazem sentido e, se desejar, escreva em um diário sobre cada item para expandir as suas reflexões a respeito de cada experiência individual. Faça isso tendo em mente que as partes "O que aconteceu antes de você?" e "O que aconteceu à sua volta?" desse questionário não desculpam de forma alguma os comportamentos prejudiciais do que aconteceu com aqueles que não interromperam o ciclo antes de você, nem os comportamentos prejudiciais, crenças, práticas e danos estruturais impostos pelas instituições ao seu redor que fizeram com que você sofresse uma lesão traumática. Elas existem simplesmente para ajudar você a compreender as camadas de dor e trauma que fazem parte de sua história.

O que aconteceu com você? (Adversidade direta na infância)
- Não me mostraram amor e afeto.
- Fui maltratado verbal ou emocionalmente.
- Fui desconsiderado de forma crônica.
- Fui agredido fisicamente.
- Fui molestado sexualmente.
- Meus pais se separaram ou divorciaram de forma pouco saudável.
- Minha família teve conflitos domésticos.
- Um ente querido morreu prematuramente ou de forma violenta.
- Fomos deslocados da nossa casa.
- Tive que emigrar ou fui forçado a emigrar de um local familiar.
- Sofri um trauma médico.
- Passei por uma situação de pobreza econômica.
- As pessoas que cuidavam de mim foram presas.

- Fui perseguido ou oprimido com base na minha identidade cultural.
- Alguém teve um problema de saúde mental persistente em nossa casa.
- Alguém teve uma doença física persistente em nossa casa.
- Alguém próximo a mim sofria de dependência química.
- Quaisquer outras situações que tenham sido *pessoalmente* traumáticas.

O que aconteceu antes de você? (Adversidade intergeracional na infância)
- Meus pais/avós/família/antepassados não tiveram amor e afeto.
- Foram maltratados verbal ou emocionalmente.
- Foram rejeitados de forma crônica.
- Foram agredidos fisicamente.
- Foram molestados sexualmente.
- Tiveram pais que se separaram ou divorciaram tragicamente.
- Os adultos da família tiveram conflitos domésticos.
- Um ente querido morreu prematuramente ou de forma violenta.
- Foram deslocados da sua casa.
- Foram obrigados a emigrar devido a condições difíceis.
- Sofreram trauma médico.
- Sofreram de pobreza econômica.
- Os cuidadores foram presos.
- Foram vítimas de perseguição ou opressão com base em sua identidade cultural.
- Alguém teve um problema de saúde mental persistente em casa.
- Alguém teve uma doença física persistente em casa.
- Alguém sofreu de dependência química em casa.
- Quaisquer outras situações que tenham sido traumatizantes *em nível intergeracional*.

O que aconteceu à sua volta? (Adversidade coletiva comunitária ou social)
- Sofremos uma pandemia mundial.
- Tivemos de viver com medo de ser alvo de violência por causa de uma identidade marginalizada.

- Incorporamos valores culturais nocivos que foram normalizados e permitiram a perpetuação de mais traumas.
- Fomos sobreviventes de um genocídio cultural.
- Sofremos uma opressão cultural contínua e generalizada.
- Fomos obrigados a assimilar uma cultura e uma língua diferentes.
- Tivemos que testemunhar um membro da comunidade ser perseguido ou morto.
- Nossas vidas foram rejeitadas ou visadas sistematicamente.
- Fomos afetados negativamente por uma catástrofe natural.
- Quaisquer outros casos que foram coletivamente traumáticos.

Leon achou que essa modificação do questionário de EAIs era mais precisa e esclarecedora. Através das próprias recordações, ele foi capaz de ver como as mensagens culturais sobre castigos corporais corriam desenfreadas na sua família e comunidade. Refletiu sobre a forma como a disciplina física tinha sido normalizada na sua comunidade (coletiva/cultural — o que acontecia culturalmente à volta de Leon — que responde à pergunta "O que aconteceu à sua volta?"), como seu pai foi severamente espancado pelos punhos do próprio pai e pelo cinto da mãe (intergeracional — o que aconteceu entre gerações na família de Leon — que responde à pergunta "O que aconteceu antes de você?"), e como ele não conseguiu escapar da dor física e psicológica que os pais transmitiram a ele (individual — como Leon sofreu traumas diretamente — que responde à pergunta "O que aconteceu com você?"). Ele foi capaz de desenvolver uma visão mais abrangente das suas experiências traumáticas de infância, o que, apesar de ser doloroso refletir sobre elas, ajudou-o a se libertar de parte do peso que carregava.

Conforme avançamos por todas essas camadas de experiências dolorosas, a pergunta no centro do questionário de EAIs modificado torna-se: "O que aconteceu com você *através das gerações*?" Essa pergunta olha para além da sua própria infância e se concentra também tanto nas feridas da criança interior dos seus antepassados quanto nas influências sistêmicas que perpetuaram o trauma em sua linhagem. Esse exercício se torna uma exploração das formas com que os traumas passados da sua família podem sobrecarregar a sua alma no presente. O objetivo não é necessariamente criar empatia por qualquer pessoa que não tenha feito o trabalho de parar esse ciclo (ou por falta de recursos ou de motivação, ou por intenção de causar danos), embora a empatia também apareça para alguns dos que quebram ciclos. Em vez disso, o objetivo desse exercício é conhecer a história completa do seu trauma, a fim de ajudar você a se curar dele tão completamente quanto seja possível para os seres humanos.

Como clínica, eu combinaria as informações coletadas no Questionário de Experiências Adversas Intergeracionais, na Avaliação de Cura do Trauma Intergeracional e na Árvore do Trauma Intergeracional para apresentar o quadro completo daquilo em que os meus clientes e eu estaríamos trabalhando. Embora isso possa parecer uma tarefa assustadora e pesada, fui muitas vezes recebida com motivação e curiosidade sobre quais seriam os nossos próximos passos para ajudar os meus clientes a se libertarem da dor. Esse pode ser um ponto saudável na sua leitura para fazer uma pausa, refletir e escrever sobre o que tudo isso significa para *você*, especificamente e de uma forma intergeracional. Dê uma olhada em toda essa coleta de dados em que você se empenhou até agora. Como se apresenta para você? Quais são os padrões que podem ser identificados a partir do que você escreveu até agora? E, uma vez que estamos prestes a mergulhar na sua criança interior com maior propósito, como a sua criança interior absorveu todas essas experiências dolorosas? Como isso pode ser emocionalmente desgastante para você empreender, este seria um bom momento para fazer algumas respirações profundas antes de passar à seção seguinte.

A criança interior deles se torna a sua criança interior

É comum que as vítimas de trauma fiquem emocionalmente presas à idade em que sua segurança e conexão foram comprometidas. Essa é a idade em que as nossas sensibilidades foram aumentadas e que desenvolvemos uma consciência de que já não estávamos em um ambiente seguro ou estável. Essa é a idade que é marcada por aquilo a que os psicólogos chamam de *ferida da criança interior*, um peso psicológico derivado da infância que você carrega.

A sua criança interior é um reflexo dos seus sentimentos de infância reprimidos que nunca tiveram a oportunidade de ser plenamente sentidos e geridos de forma eficaz. Na maioria das vezes, essa supressão volta a surgir mais tarde na vida. Você pode se dar conta de que tem um medo profundo de que alguém, qualquer pessoa, possa abandoná-lo. Isso pode resultar de uma experiência na infância em que você se sentiu abandonado por um cuidador. Ou talvez você tenha uma baixa autoestima, tendências para agradar as pessoas e dificuldade em estabelecer limites, que coincidem com um histórico de negligência emocional ou física quando criança. Também pode ser que você se sinta inseguro, uma experiência que tem ligação com o fato de você sentir que não podia confiar nos adultos à sua volta. Ou talvez você se sinta culpado em relação a quase tudo, o que pode ser resultado de ter sido culpado por alguma coisa e um bode expiatório durante a infância. Em todas essas experiências, a dor da infância deixou uma impressão emocional enquanto você chegava à idade adulta. As impressões deixadas por essas experiências não desaparecem por si próprias. Em vez disso, afetam suas amizades adultas, ligações românticas, carreira e relacionamento com seus filhos. Isto é, até que aprenda a preencher o vazio, cuidar de sua criança interior e se reeducar.

Todos nós temos uma criança interior, incluindo os seus pais. Se eles não tiveram uma infância saudável, também desenvolveram essas feridas, o que os levaria a (1) internalizar ideias negativas sobre a própria autoestima e (2) passar essas mesmas ideias para você. Mas como isso acontece? Bem, a maior parte é feita através de modelos. Por exemplo, se, quando os seus pais eram crianças, as emoções deles foram reprimidas a serviço dos outros, eles teriam demonstrado o hábito de agradar as pessoas. Quando criança, você pode tê-los visto agradando demasiadamente os outros e depois absorveu essas características que eles exibiam nos relacionamentos. Você internalizou essas qualidades de relacionamento como se fossem suas. Esse é um exemplo de uma transmissão intergeracional da criança interior, que é uma ferida emocional da infância modelada pelos seus pais e herdada por você.

Além de servirem de modelo, os membros da família podem também infligir danos diretos que contribuem para a transmissão da criança interior intergeracional. Por exemplo, algumas famílias abusam fisicamente dos filhos durante gerações. Digamos que os seus bisavós aprenderam que a forma de manter a filha na linha, ou seja, a sua avó, era castigando-a fisicamente. Essa estratégia criou nela uma ferida na criança interior, mas também criou um modelo de como ela iria castigar o próprio filho (o seu pai). Foi assim que o ciclo continuou. O castigo físico é um exemplo do que um cuidador *faz* ao filho que perpetua o ciclo.

Outra maneira de perpetuar a transmissão de uma criança interior é através do que os cuidadores *não fizeram*, como oferecer apoio emocional. Por exemplo, se, quando era criança, o seu pai não recebeu validação emocional dos pais dele, então ele também não saberá intuitivamente verificar as suas emoções. Ele nunca aprendeu que as emoções das crianças precisam de validação. Assim, a negligência emocional que você sentiu de maneira tão profunda também foi proeminente nele. Isso não é desculpa para as necessidades de uma criança serem negligenciadas, mas nos oferece uma lente intergeracional para ver como os ciclos de negligência emocional se perpetuam.

Tanto o que foi feito a você (como o castigo físico) quanto o que não foi dado (como a falta de validação emocional) podem ser o resultado de uma ferida da criança interior que está sendo transmitida ao longo da sua linhagem familiar. Talvez haja uma versão de como as feridas da criança interior foram recicladas na sua família que seja mais específica para você. Esta pode ser uma oportunidade-chave para dar um passo para trás e refletir sobre o aspecto dessas transmissões intergeracionais da criança interior e fazer a si mesmo as seguintes perguntas: (1) o que foi *modelado* para mim?, (2) o que *foi feito* a mim? e (3) o que eu *nunca recebi*?.

Você começará a encontrar pontos em comum quando começar a fazer as mesmas perguntas sobre a infância dos seus cuidadores e a infância dos cuidadores deles. Os pontos em comum e os padrões intergeracionais começam a ficar muito mais evidentes. Estes muitas vezes são desvalorizados porque nunca ninguém os desvendou. Se não forem trazidos à luz, são normalizados e se tornam intergeracionais. Aprender a lançar luz sobre essas feridas pode ser um primeiro passo para garantir que você não continue a passá-las para as gerações futuras. É um passo inicial na direção de você transmitir estabilidade emocional, segurança e maturidade. Você pode terminar essas transmissões de longa data entre gerações.

Pais emocionalmente imaturos

Em uma família razoavelmente estável, os cuidadores são capazes de ser recipientes para as emoções dos seus filhos. Podem tolerar a evolução, a independência, a rebeldia e as necessidades de uma criança. Eles encorajam uma expressão saudável de todas essas emoções. No entanto, em uma família em que residem traços nocivos e a imaturidade emocional é a norma, uma oportunidade de transmitir intergeracionalmente as feridas da criança interior pode permanecer aberta. Um cuidador emocionalmente imaturo é aquele que não consegue regular adequadamente os seus gatilhos emocionais. Em vez disso, precisa que os outros administrem as emoções por eles. Em alguns casos, esses "outros" são os filhos, porque os filhos são vulneráveis e acessíveis.

Em famílias assim, os filhos se tornam os depósitos emocionais para a dor não curada dos pais. Esses pais podem começar a usar os filhos para o próprio apoio emocional, compartilhando em excesso com eles, produzindo aquilo a que se chama incesto emocional, em que os filhos assumem o papel de um parceiro íntimo com quem os pais podem partilhar todas as suas preocupações e inseguranças. Isso pode levar as crianças a interiorizar o estresse empático. O estresse empático é transmitido de pais para filhos como resultado da criança observar os pais sobrecarregados e querer solucionar os problemas por eles. Mas, na maioria das vezes, curar a dor dos pais está além da capacidade da criança. Em vez disso, ela continua apenas a absorver essa dor e cresce para se tornar um adulto que continua carregando essa ferida pelos pais.

Os pais do meu cliente Leon eram emocionalmente imaturos. A mãe dele, em particular, tinha um pavio curto. Isso a levava muitas vezes a repreender Leon verbal e fisicamente. Isto é, a não ser que ela pressionasse Leon de modo a afastá-lo de si a ponto de se sentir sozinha e, nesse caso, ela usava a atenção de Leon para preencher o vazio. Uma pergunta comum que ela fazia a Leon era: "Você me ama?" Isso era frequentemente seguido de: "Acha que sou uma boa mãe?" E, depois, o *grand finale*: "Dá um abraço na sua mãe." Quando ela se sentia culpada por maltratar o filho ou quando sentia que a sua ferida de abandono tinha sido acionada, ela o usava para acalmar a angústia. Leon, então, aprendeu que precisava ser o cobertor emocional da sua mãe. Ela esperava que ele fosse o seu lugar de conforto. Em consequência, ele se agarrou durante muito tempo à fantasia de que podia salvar a mãe da dor; que ele podia curar a criança interior que continuava a sofrer dentro dela, para que ela não expressasse mais a dor em relação ao Leon. Mas intervir para salvar um pai ou uma mãe deixará a criança com a consequência inevitável de negligenciar as próprias necessidades, e aí entram as qualidades de agradar às pessoas. Para interromper esse ciclo de imaturidade emocional, é fundamental aprender a acalmar a si mesmo, curar as próprias feridas da sua criança interior e cuidar do seu estilo de vínculo.

Estilos de vinculação intergeracional

As perturbações da sua infância terão impacto na forma como você se relaciona com os outros. Esse é um fato inegável. A qualidade das conexões às pessoas da sua vida dependerá da qualidade das ligações que você teve nos seus anos de formação. Quando uma criança experimenta um desenvolvimento saudável, um pai ou mãe que foi capaz de trabalhar as próprias feridas da sua criança interior e que foi capaz de ser emocionalmente maduro, há uma base sólida para aprender um estilo de vínculo seguro, ou seja, um vínculo de confiança com os outros. E as conexões seguras podem oferecer um amortecedor contra o trauma. Mas, quando não se tem essa base, ou se a base é abalada em um ponto crítico da infância, então se abre um espaço para o desequilíbrio emocional, seguido de conexões inseguras.

Lembra-se do sistema nervoso intergeracional hiperativo que vimos no Capítulo 6? O sistema nervoso do seu cuidador estará estável e estabelecerá uma ligação com você ou estará hiperativo, o que deixa pouco espaço para o vínculo. Essa má conexão na infância pode ser a causa de problemas contínuos de apego na idade adulta. Para estabelecer segurança, tanto as suas necessidades físicas quanto emocionais precisam ter sido satisfeitas com consistência. Essa consistência permite que ambos os sistemas nervosos experimentem equilíbrio e sintonia. A teoria do apego propõe que um pai ou mãe cronicamente estressado provavelmente não irá oferecer um vínculo seguro para o filho. Um sistema nervoso que permanece preso em um lugar inseguro dificilmente permitirá uma conexão saudável, tornando muito improvável, embora não impossível, que um pai ou mãe forme uma base de apego segura para os filhos. Um pai ou mãe que luta contra a rejeição e as feridas de abandono e que não consegue se conectar emocionalmente com o filho achará difícil oferecer o que eles mesmos não tiveram.

Como adulto, você pode ter a tendência de repetir a mesma dinâmica da sua experiência de infância e, inconscientemente, adotar os mesmos padrões de apego com os próprios filhos. É assim que uma pessoa pode, inconscientemente, tornar-se um guardador do ciclo. Ou pode optar por ser uma pessoa que rompe ciclos e escolher o caminho da cura da criança interior, da maturidade emocional e de uma base de apego segura. Você pode redirecionar o curso da sua linhagem.

Essa foi a decisão que Leon tomou. Ele redirecionou a trajetória dessas transmissões da criança interior quando teve os próprios filhos. Ele intencionalmente se reformulou como pai e curou o que as gerações da sua família não conseguiram. Como resultado, foi capaz de interromper uma grande parte desses padrões como pai. Assim como Leon fez, você também pode. O primeiro passo para ele, e agora para você, é captar como esses padrões se apresentam. Isso vai exigir uma reflexão mais profunda, por isso, faça uma pausa e reflita sobre essas questões para esclarecer como as camadas de históricos de apego entraram na vida de sua família.

- Descreva a sua relação com o(s) seu(s) principal(is) cuidador(es).
- O que acontecia quando você precisava deles durante a infância (por exemplo, para dar amor, alimento, assistência, segurança etc.)?
- O fato de precisar deles criava que tipo de emoções em você?
- Em poucas palavras, descreva a relação do seu cuidador com o(s) cuidador(es) *dele(s)*.
- O que acontecia quando eles tinham alguma necessidade durante a infância (por exemplo, ajuda, amor, alimento, segurança etc.)?
- Quando crianças, o fato de exprimirem uma necessidade aos próprios cuidadores aflorava que emoções neles?
- Quais são as semelhanças entre as duas gerações de apego?
- Quais são as diferenças entre as duas gerações de apego?
- Como você gostaria de alterar as formas como se relaciona com os outros, incluindo a próxima geração, os seus descendentes?

Ligações saudáveis são muito importantes para todos nós. Os seres humanos são seres relacionais, o que significa que as relações serão sempre essenciais para a nossa sobrevivência e bem-estar. Por isso, aprender sobre as camadas do seu histórico de apego e se comprometer a estabelecer um legado diferente será um aspecto fundamental da forma como você funcionará nos seus relacionamentos daqui para a frente. Vamos parar um momento para ver como Yara conseguiu trabalhar essas feridas da infância para criar o próprio legado.

A ferida de abandono de Yara

O pai da minha cliente Yara não se prontificava muito para tomar conta dela. Ele era tão inconsistente que Yara tinha dificuldade em confiar nele, e, um dia, quando ela ainda era muito nova, ele se esqueceu de pegá-la na escola. Yara se sentiu abandonada, e sua confiança na capacidade do pai para cuidar dela ficou abalada. Então, a mãe e o pai de Yara tiveram uma grande discussão por causa disso, o que levou Yara a se sentir envergonhada por precisar do pai. A briga foi tão grande que o pai de Yara partiu nesse dia e nunca mais regressou. Durante as nossas sessões, ela murmurava: "Se eu não precisasse dele, isso não teria acontecido. Ele não teria ido embora."

Pelo resto da infância e até a idade adulta, ela desenvolveu uma intensa autossuficiência para que pudesse evitar a carga emocional do abandono. Ela não queria mais sobrecarregar alguém e suportar a dor de que esse alguém a deixasse. Mas, ao aliviar o fardo dos outros, ela colocou uma carga ainda maior sobre si mesma, a carga da hiperindependência. Ela demonstrava uma confiança excessiva em si mesma, guiada pelo medo de que os outros a decepcionassem. E, no centro desse comportamento hiperindependente, estava uma falta de confiança nos outros. "Não posso confiar que os outros vão aparecer para me ajudar" era o pensamento interno. A vida dela estava organizada em torno desse medo. E, se nós quiséssemos voltar a juntar os cacos, tínhamos de ajudar Yara a abandonar esse medo. Primeiro mergulhamos nas suas experiências intergeracionais adversas e começamos a desvendar as camadas. O pai dela também tinha sido abandonado por um dos cuidadores. Essa era uma ferida intergeracional, e por isso Yara ficou ainda mais determinada a encontrar uma forma de sair do padrão.

Como a ferida de abandono da Yara era motivada pela ideia de que ela não podia confiar em ninguém para apoiá-la, a nossa missão era desacreditar essa crença. Por isso, de pequenas formas, começamos por ajudá-la a desenvolver confiança. Processamos o seu desconforto em permitir que alguém aparecesse para apoiá-la e trabalhamos para expandir a sua confiança na ideia de que ela não era um fardo. Eu disse a ela: "Você merece a comodidade de confiar em alguém, mas vamos começar devagar e ir subindo." Como Yara confiava na minha orientação, ainda que não confiasse em si mesma ou nos outros, ela acreditou no valor da tarefa. Conseguimos começar naquele mesmo dia.

Solicitei que Yara fizesse um pedido simples a um amigo que ela conhecia há cerca de cinco anos. A relação entre eles não era muito equilibrada, porque, graças à sua hiperindependência, Yara não permitia que esse amigo a ajudasse em algumas situações. Por exemplo, ao longo dos anos, o amigo tinha se oferecido, mais de uma vez, para ir buscá-la quando iam a shows. Mas esse era um enorme gatilho para Yara, porque a lembrava daquela vez que o pai não apareceu para buscá-la na escola. Essa falta de confiança havia colocado alguma distância entre Yara e seu amigo. Por isso, definimos esse pequeno ato de confiança como nosso objetivo final: Yara toleraria que o amigo a buscasse para irem a um evento.

Mas tínhamos que começar devagar. No início, isso significava permitir que o amigo reservasse os ingressos. Depois, significava permitir que o amigo pegasse os ingressos no guichê. Cada pequeno momento de confiança oferecia a Yara uma oportunidade de se reparar. Através desse processo, ela aprendeu o que precisava para sobreviver emocionalmente a cada tarefa seguinte. Algumas vezes, a reparação que ela oferecia a si mesma era uma respiração profunda. Em outras, era uma afirmação de que não seria abandonada de novo, e que, se fosse o caso, conseguiria sobreviver à experiência.

Através desse processo, Yara começou a acreditar que seu pai também precisava de reparação, graças a feridas da própria infância dele. Discutimos sobre o que significava saber que ele também tinha sido abandonado por um cuidador. Nas sessões, reservávamos alguns momentos para processar como a sua própria cura estaria causando impacto em toda a linhagem, incluindo seu pai. Yara não estava perdoando ou desculpando o pai pelo abandono, mas simplesmente reconhecendo que a cura dela teria um impacto geracional. Ela estava curando-se por si própria e por todos os que não podiam. Com o tempo, Yara foi capaz de romper com essas feridas de criança intergeracionais e criar confiança nos outros. Após meses construindo essa confiança, Yara pôde enfim permitir que seu amigo fosse buscá-la para um evento a que foram juntos. Mas tudo começou com a confiança que Yara tinha em minha capacidade de ajudá-la e com a permissão que deu a si mesma para enfrentar o desconforto de reparentalizar a própria criança interior intergeracional. Um processo de reparentalização intergeracional poderia fazer o mesmo por você. Começa por quebrar os ciclos de cuidados parentais que não funcionaram e passa para um processo diário de reparentalização que funciona. Iremos analisar o que pode ser a reparentalização intergeracional nas seções que se seguem, mas, por agora, vamos dar uma olhada mais profunda nos ciclos parentais que os que quebram ciclos observam nas próprias jornadas de cura.

Quebrando os ciclos da parentalidade

A parentalidade é uma competência que em grande parte é aprendida. Os pais aprendem observando outros pais, incluindo os próprios. E a realidade é que, se os seus avós cometeram falhas na criação dos seus pais, isso teria afetado a forma como os seus cuidadores cuidaram de você. Muitas vezes, as técnicas parentais são transmitidas de geração a geração. Práticas nocivas são muitas vezes mascaradas de sabedoria geracional (por exemplo, "Tenho de bater em você para que aprenda a lição"). Muitas iterações dessas atitudes prejudiciais são transmitidas, normalizadas e depois reproduzem feridas na criança interior e ligações inseguras. Algumas crenças e práticas parentais comuns, mas prejudiciais, são:

- "Eu tive dificuldades, por isso você deve ter dificuldades também."
- "Nunca ouvi a minha mãe dizer que me amava e eu me saí muito bem."
- "Faço isso porque te amo."

- "Um dia você vai me agradecer por isso."
- "As crianças não devem meter o nariz nos assuntos dos adultos."
- "Não posso pegar leve com você, porque o mundo não vai pegar leve com você."
- "Agora você é o homem/a mulher/a pessoa da casa."
- "Você tem que aprender o que é certo e o que é errado."
- "As crianças devem ser vistas, e não ouvidas."
- "O que eu digo é o que vale e pronto."
- "Mas eles são da família."
- "Você tem que dar um abraço e um beijo."
- "Cubra-se perto de homens e rapazes."
- E tantos outros.

E não são apenas os valores que se traduzem em feridas geracionais. São também os ditos comuns que se ouvem na infância que podem ser internalizados como mensagens prejudiciais. São as palavras rudes e por vezes violentas que saíram da boca dos seus familiares e que ficaram com você para toda a vida, tais como:

- "Eu nunca deveria ter tido você."
- "Por que você não pode ser mais como o seu irmão?"
- "Você é igual a seu/sua pai/mãe."
- "Onde foi que eu errei com você?"
- "Você foi um acidente."
- "Por que você não consegue fazer nada direito?"
- "Não sei mais o que fazer com você."
- "Você é feio/gordo/magro/escuro/gay demais."
- "Se você não fosse tão difícil, não estaríamos nos divorciando."
- E tantas outras.

Estão também na invalidação crônica que desvalorizou as suas experiências e não permitiu que você expressasse naturalmente as suas emoções, o que também enviou uma mensagem sobre como você deveria processar as emoções. Alguns exemplos disso incluem o fato de dizerem para você:

- "Aguente."
- "Supere isso já."
- "Não seja um fracote."
- "Seja homem."
- "Não é assim tão grave."
- "Não foi bem isso que aconteceu."
- "Você é tão dramático."
- "Você não se sente assim de verdade."
- "Você deveria ter vergonha."
- "Não acredito em você."
- "Você é tão preguiçoso."

É a intrusão física que algumas crianças sofrem que pode contribuir para a detenção emocional na idade da violação física. A difundida falta de limites corporais que um adulto pode impor é capaz de deixar cicatrizes que só você pode ver e sentir. Os outros podem não as ver, mas elas são muito reais e dolorosas para você. Frequentemente incluem:

- Molestação sexual.
- Ferimentos físicos.
- A falta de privacidade do corpo, especialmente à medida que você amadurece.
- Passar pelo exame excessivo do seu corpo através da síndrome de Munchausen por procuração, que é quando alguém alega falsamente que tem uma doença, a fim de buscar atenção pessoal para si mesmo.

Estão naquilo que nunca foi dado a você ou nas coisas que foram tiradas de você. E isso pode ser através das pessoas da sua família ou dos sistemas que fizeram com que você sofresse uma ruptura em cuidados e afeto. Incluem:

- Membros da família que negam amor.
- Receber menos afeto do que um irmão.
- Não sentir validação e afirmação contínuas.
- Falta de atenção às suas necessidades básicas (por exemplo, roupa limpa, alimentação adequada etc.).
- Ser colocado no sistema de acolhimento e afastado dos cuidadores iniciais.
- Ter sido deslocado por guerra, imigração, encarceramento ou outras forças sistêmicas que retiraram os cuidados dos seus cuidadores.
- E quaisquer outras que tenham criado uma carência na sua vida.

E estão nos sentimentos que essas experiências deixaram em você. Por vezes, você não se lembra muito bem de como a sua família ou uma instituição causou danos a você, porque, para algumas pessoas, as infâncias trágicas se tornam um borrão ou uma memória reprimida. Mas o que resta é muito revelador das desigualdades de sua infância. E isso pode ser encontrado em:

- Sentir que não é bom o suficiente.
- Sentir que não tem controle.
- Sentir que não consegue estabelecer ou manter limites saudáveis.
- Sentir um caos interior, mesmo quando a sua vida não é exteriormente caótica.
- Sentir que as suas necessidades não são levadas a sério.
- Sentir-se constantemente incompreendido e não visto.
- Sentir-se desconsiderado e não ouvido.
- Sentir que não pode confiar em ninguém.
- Sentir que não pode confiar em si mesmo.
- Sentir que nunca poderá ser amado.
- Sentir que tem pouco poder.
- Sentir que está perpetuamente quebrado por dentro.

Esses comportamentos e crenças são aprendidos na infância. E na sua vida o professor foi quase sempre um adulto. Esses adultos podem ter sido qualquer pessoa que foi próxima a você: avós, tios, tias, primos, irmãos, membros de instituições religiosas, vizinhos, professores e praticamente qualquer outro membro da comunidade com acesso a você, ou autoridade sobre você, que tenha tido uma oportunidade de feri-lo.

Os cuidadores tendem a ser os adultos mais comuns a causar essa lesão, e é um tipo diferente de ferida quando se trata de um cuidador principal — afinal, eles têm o dever explícito de proteger você. Um cuidador deve ser, supostamente, a pessoa mais segura para você. No entanto, mesmo assim, ainda que se trate de um pai, de uma mãe ou de um membro da comunidade, ou se essa pessoa magoou você consciente ou inconscientemente, isso não faz uma grande diferença na forma como a mágoa é interpretada. A sua mente jovem e em desenvolvimento registrou a mesma mensagem de qualquer maneira. Independentemente de quem causou o dano, as consequências finais foram as mesmas: você se tornou o adulto com feridas profundas na criança interior, uma imaturidade emocional ou um estilo de vínculo fraturado. Tornou-se o novo portador de uma linhagem de trauma. Mas só porque esse é o legado parental que veio antes de você não significa que seja o legado que você tem que passar para a próxima geração. Há maneiras de sair desses padrões. E a saída começa com a reparação da sua criança interior intergeracional. Agora vamos fazer o trabalho.

Quebrando o ciclo: reparentalização intergeracional

A reparentalização é a forma como você dá a si mesmo o que precisava, mas não recebeu quando criança. É a forma de ajudar a acalmar a sua criança interior e a reconciliar as feridas que estão lá desde que você desenvolveu um trauma emocional. É também a forma como você pode reparar conexões inseguras e desenvolver relacionamentos mais saudáveis. Isso pode ser abordado de várias maneiras. Mais concretamente, começamos com reflexões sobre o que você precisava quando era criança, mas que não obteve, e depois você começa a oferecer a si mesmo esses momentos de reparentalização no presente. Não precisa estar em ordem. Basta praticar o que parece mais verdadeiro para as necessidades da sua criança interior:

- Recite afirmações que você gostaria de ter ouvido quando era criança, tais como: "Você é adorável e merecedor desse amor."
- Envolva a si mesmo em um abraço amoroso que você sentiu falta de receber quando precisava.
- Dê a si mesmo presentes diários de encorajamento e amor, como fazer o seu chá quente preferido ou comprar uma vela calmante.
- Fale consigo mesmo em um tom suave e reconfortante.
- Recrie memórias de infância, como ver um filme que você adorava naquela época.
- Brinque, especialmente em atividades lúdicas de que você sentia falta na infância, como sentar em um balanço no parque.
- Ligue para alguém que ofereceu uma sensação de segurança quando você era criança ou que faz isso por você agora.
- Ofereça a si mesmo oportunidades de rir alto de um jeito bem infantil.
- E qualquer outra coisa de que você especificamente precisou e que seja exclusiva da sua infância.

E porque aqui estamos trabalhando através das camadas de gerações, a reparentalização também tem que ser intergeracional. Isso significa que pode parecer também que o trabalho está ajudando os seus antepassados a repararem as feridas da criança interior do passado deles. Se alguém ainda está vivo e você estiver disposto a fazer esse trabalho com ele, você pode convidá-lo para a prática. Se a pessoa estiver no mundo espiritual, você pode escrever para ela sobre como você está quebrando esse ciclo também em nome dela. Se você precisar de outra forma mais tangível de fazer isso, eu tenho. Basta continuar a ler.

Pegue uma fotografia sua de quando era criança, de preferência na idade em que você experimentou o trauma emocional.

- Observe essa fotografia durante sessenta segundos e absorva todos os pormenores.
- Respire profundamente, porque este é provavelmente o momento em que a sua respiração está ficando superficial.
- Lembre-se de que você está em segurança, de que está aqui, de que é um adulto e de que está pronto a dar a essa criança o que ela não recebeu no passado.
- Se ajudar, diga essas palavras em voz alta: "Eu estou seguro, estou aqui, no presente, sou um adulto, sou capaz e estou pronto para dar à minha criança interior o que ela precisa."
- Pense nas dificuldades dessa época.
- Agora, escreva as formas com que a sua criança interior lutou.
- Olhe para a foto e recite este mantra: "Minha doce criança interior, eu liberto você da dor daqueles que vieram antes de você e da dor que você sofreu nesta geração."
- Para acrescentar as camadas, reflita sobre as formas como a sua criança interior tem sido semelhante à criança interior de pessoas que você gostaria que também pudessem se curar. Podem ser os seus pais, avós, irmãos ou antepassados mais distantes.
- Para aprofundar ainda mais o trabalho, veja se você consegue encontrar fotografias de antepassados vivos ou do passado que você também deseje envolver em um exercício de afirmação da criança interior, e então recite o seguinte: "Meu querido antepassado, eu sei que a sua dor também criou uma ferida na sua criança interior. Eu liberto essa ferida em seu nome e me ligo à minha alegria de criança por nós dois."
- Respire fundo muitas e muitas vezes.

Esse é um exercício muito mental e espiritual, mas eu convido você a considerar os modos como o seu corpo está respondendo a esse mantra.

A SUA CRIANÇA INTERIOR INTERGERACIONAL

Faça uma pausa e reflita sobre o impacto causado em você ao oferecer a si mesmo e aos seus antepassados essas afirmações libertadoras.

O que você aprendeu até agora

Neste capítulo, exploramos a forma como os traumas da criança interior são transmitidos de geração em geração e a relação entre trauma e estilos de vinculação. Você foi conduzido através de uma série de feridas intergeracionais da criança interior, o Questionário de Experiências Adversas Intergeracionais e um exercício de reparentalização intergeracional. Esses conceitos, tal como na vida real, foram entrelaçados, mas também separados, para que você pudesse compreendê-los um pouco melhor, porque, quanto mais souber, mais ciclos podem ser interrompidos. Quando estiver pronto para reflexões mais profundas, passe para as questões de reflexão deste capítulo e respire fundo algumas vezes antes de mergulhar no próximo, em que abordaremos os ciclos de abuso.

QUESTÕES PARA REFLETIR

Como foi para você aprender sobre as múltiplas camadas de adversidade infantil em sua linhagem?
Que tipos de padrões intergeracionais da criança interior você foi capaz de identificar na sua família?
Como foi para você participar do exercício de reparentalização intergeracional?

CAPÍTULO 8

Ciclos intergeracionais de abuso

Muitos de nós precisam se apegar à noção de amor que torna o abuso aceitável ou ao menos faz parecer que o que quer que tenha acontecido não foi tão ruim.

BELL HOOKS

Sobreviventes de abuso tóxico estão muitas vezes muito ligados psicologicamente aos outros. Isso pode se dever ao fato de precisarem estar atentos a pequenas mudanças nas emoções dos adultos no seu ambiente de infância por uma questão de sobrevivência. Em um lar com um pai ou mãe abusivo ou narcisista, um súbito lampejo de raiva pode ter consequências violentas. Quando uma pessoa emocionalmente vulnerável, como uma criança, é exposta a abusos, pode consequentemente aprender a continuar repetindo ciclos de dor. Se não forem desafiados, os padrões de relacionamento a que foram expostas na infância podem ser as mesmas dinâmicas que elas consideram comuns e que, mais tarde na vida, acabam formando um ciclo. Algumas dessas dinâmicas podem ter uma qualidade tóxica e assim deixar alguém em um caminho repetitivo de abuso. Vamos continuar em frente para conhecer algumas qualidades comuns do abuso intergeracional e os remanescentes psicológicos que podem deixar para trás durante gerações.

Repetindo relações traumatizantes

Quando o caos é tudo o que conhecemos, o caos pode nos parecer familiar. Uma infeliz realidade para muitas pessoas traumatizadas é que elas inconscientemente continuam a repetir os mesmos comportamentos não saudáveis e podem ter dificuldade em aprender a se libertar das suas experiências repetidas. O impulso arraigado e subconsciente que elas têm que repetir o caos familiar é a premissa básica daquilo a que se chama *compulsão à repetição*. É quando uma pessoa repete um comportamento vezes sem conta e reencena velhos padrões vezes sem conta, mesmo quando reconhece que esses padrões de comportamento são prejudiciais. A compulsão por repetição se manifesta em todos os tipos de relações: profissionais, românticas, com amigos — todas elas. Ela permeia toda a vida de uma pessoa.

Esse impulso se torna cíclico, uma vez que cada relacionamento fracassado consolida as crenças negativas que a pessoa mantém profundamente arraigadas (por exemplo, que as pessoas não são de confiança, que as relações saudáveis não são possíveis etc.). Quando essas são as crenças que você tem sobre si mesmo, sobre os outros e sobre o mundo, você irá repetir comportamentos que refletem essas crenças internalizadas. Eu já vi isso acontecer muitas vezes com clientes que tentam se libertar de traumas. Eles são inconscientemente levados a se envolverem em uma reencenação traumática de experiências passadas para se reconectarem com o passado, mesmo que esse passado tenha causado muito sofrimento. Por exemplo, eles podem racionalizar quando um parceiro os maltrata, continuando a viver em relações tóxicas. Podem ser manipulados por um parceiro que apresenta os mesmos padrões de relacionamento que viram na infância. Uma dessas dinâmicas é a codependência.

A codependência é um padrão de relacionamento em que uma pessoa precisa constantemente da presença de outra pessoa para ajudar a acalmar as próprias emoções, mesmo que essa necessidade seja inconsciente. Os codependentes se capacitam mutuamente e se retroalimentam nesse ciclo. Nas relações de codependência, as pessoas absorvem os sentimentos umas das outras, sentem o dever de resolver os problemas umas das outras e ficam emocionalmente preocupadas umas com as outras. Isto soa familiar para você? Crianças criadas em regime de codependência podem adotar essas mesmas características de relacionamento na idade adulta. Isso cria ciclos geracionais de codependência e pode frustrar a capacidade de vários membros da família de se confortarem. Pode também criar um terreno fértil para outros padrões doentios de disfunção e abuso em relações. Embora esses ciclos produzam consequências negativas, pode ser emocionalmente gratificante voltar a eles porque parecem muito familiares. Porque sentem que estão em casa.

No entanto, como quem quebra ciclos, você não quer mais ficar preso a esses padrões. Em vez disso, quer que as feridas do passado sejam curadas. Não quer se ver repetindo esses ciclos prejudiciais. Você quer se libertar deles. A boa notícia é que, com o conhecimento e a estratégia adequados, você pode parar de reencenar o passado e de afetar negativamente as suas relações atuais. Pode aprender novas estratégias para interromper esses ciclos de abuso intergeracionais.

Como os ciclos de abuso continuam

Na maioria das vezes, as relações que começam com poder, manipulação, codependência ou outros hábitos tóxicos terminam dessa forma. Eles seguem um determinado padrão. Esse padrão é o ciclo de abuso. Um ciclo de abuso, também conhecido como ciclo de violência, descreve um padrão de comportamento utilizado para ganhar ou manter o poder e o controle sobre outra pessoa em um relacionamento e é tipicamente caracterizado por um desequilíbrio de poder. Geralmente, uma pessoa usa comportamentos abusivos para controlar a outra. No pior dos casos, esses comportamentos podem ser aterradores, levando a atos de violência que põem a vida em risco ou que sejam mesmo fatais.

CICLOS INTERGERACIONAIS DE ABUSO

Crianças que sofreram esses ciclos de abuso correm um risco maior de perpetuar os mesmos ciclos em seus relacionamentos íntimos quando adultos. Uma vez que isso foi modelado para elas, pode se tornar o que elas reencenam em suas vidas adultas. Mas uma compreensão consciente do que são esses padrões pode atuar como um amortecedor contra a repetição. Para evitar relacionamentos violentos, disfuncionais e abusivos, é necessário identificar as fases-chave desse ciclo. As quatro fases do abuso são:

- **A fase de construção da tensão:** é quando o perpetuador da dinâmica tóxica começa a mostrar sinais de frustração e a criar tensão no relacionamento. A pessoa no outro lado da linha, que está sofrendo com o comportamento tóxico, provavelmente estará tentando apaziguar a outra para evitar uma explosão.
- **A fase do incidente:** é aqui que há uma erupção da tensão, e o comportamento de controle assume o papel central. Normalmente, isso envolve ameaças, humilhação, *gaslighting* (manipular alguém para questionar a própria sanidade ou interpretação dos eventos) e isolamento.
- **A fase de reconciliação:** essa fase também é chamada de fase de "lua de mel" e é quando o perpetuador tenta restabelecer uma ligação, provavelmente mostra remorso, bombardeia a pessoa com gestos de amor (isso se chama *bombardeio amoroso*, do inglês *love bombing*, ou o ato de sobrecarregar uma pessoa com falsos gestos e promessas de amor) e se compromete a não continuar o comportamento indesejado, normalmente com o objetivo final de recuperar a confiança. Muitas vezes essa responsabilização não acontece, e, em vez disso, a vítima é manipulada para que peça desculpas e acredite que é a culpada pelo abuso.
- **A fase calma:** essa é a fase em que tudo parece estar bastante calmo, mas em algum momento engajará na construção da tensão. É quando você sente uma falsa sensação de calma. Você está se preparando para experimentar outra fase de tensão.

Esses altos e baixos traumáticos podem, ao contrário do que se possa pensar, fazer parecer que as relações ficaram mais fortes, o que também é conhecido como *ligação traumática*. E é assim que as pessoas nessas relações se mantêm mal umas às outras. Libertar-se desse tipo de ciclo requer um trabalho difícil e multifacetado. No entanto, no centro dessa libertação, está a forma como se cria uma nova identidade que tem no centro o equilíbrio, e não o caos e o abuso tóxico.

Abuso tóxico

Para compreender os maus-tratos infligidos aos outros, temos de mergulhar nas características de personalidade que contribuem para isso. Reconhecer os traços tóxicos é importante para quebrar ciclos, porque estar em uma relação familiar, de amizade ou romântica com uma pessoa que tem qualidades nocivas pode ser traumático e produzir gerações de dor. Esse tipo de experiência pode estar no centro das suas respostas a trauma e pode impedir você de ser o seu verdadeiro e mais elevado eu intergeracional. No pior dos casos, você pode absorver esses comportamentos traumáticos e transmiti-los, sem saber, às pessoas da sua vida e à geração seguinte. Assim, identificar esses traços tóxicos é, na verdade, uma ferramenta para interromper o ciclo, porque te ensina a reconhecer características de personalidade abusivas que têm a capacidade de causar traumas profundos e intergeracionais.

Algumas pessoas tóxicas têm intenções maliciosas. Outras podem simplesmente não ter a capacidade e as ferramentas para se envolverem em uma dinâmica de relacionamento mais saudável, mesmo que o desejem. Quer a ação tóxica seja ou não deliberada, seja consciente ou inconsciente, não é desculpável e pode ser *aterrorizante para a pessoa visada*. As pessoas que têm tendências tóxicas podem saber como desarmar você. Elas podem usar como arma a compreensão que têm das suas vulnerabilidades e usá-las para controlar você. Em seus esforços para satisfazer as próprias necessidades, podem drenar você.

Certa vez tive um cliente, Solomon, cujo namorado sorria com profundo prazer ao saber que tinha causado dor a ele. O companheiro trancou o gato do meu cliente do lado de fora, durante semanas, depois que o gato destruiu os móveis da casa. Ele perguntava ao meu cliente "O que você vai fazer em relação a isso?", de pé, acima dele, a fim de intimidá-lo e aumentar o seu poder sobre o meu cliente. Depois gritava: "Você não vai fazer nada. Agora vai fazer alguma coisa de útil antes que eu coloque você na rua com esse seu gato sujo." Como resultado, Solomon se encolhia e se contorcia de medo. O meu cliente estava sendo controlado, vítima de abuso tóxico pelo seu parceiro. Com o passar do tempo, o parceiro se tornou cada vez mais violento, o abuso assumindo proporções cada vez maiores. Muitas vezes, ele trancava a porta do apartamento, deixando o meu cliente do lado de fora, durante a noite. Nessas noites, o parceiro dormia serenamente enquanto Solomon ficava chorando até adormecer, do lado de fora da porta. O parceiro adormecia sem nenhuma empatia, consideração ou remorso pelos sentimentos ou segurança de Solomon. Essa é uma caraterística de uma toxicidade patológica deliberada que é grave e prejudicial aos outros, de modo que a cura desses efeitos prejudiciais em uma única geração pode ser difícil, embora não impossível. O meu cliente levou muito tempo para se recuperar dos efeitos dessa relação. Levou ainda mais tempo para que ele percebesse as semelhanças gritantes entre essas dinâmicas tóxicas e as que ele tinha visto enquanto crescia. Abrir os olhos dele para ambas as gerações de toxicidade foi parte do controle de danos em que precisávamos nos engajar. Tudo começou com a compreensão consciente dos ciclos tóxicos de abuso e de que maneiras o meu cliente estava preso nesses ciclos que ele presenciou enquanto crescia.

Uma relação próxima com uma pessoa tóxica pode destruir a sua vida como um tornado. Se você já passou por isso, sabe do que estou falando. Dói. Profundamente. Tão fundo que você sente que nunca mais vai se recuperar. Estou aqui para dizer que é possível, com trabalho e as ferramentas que ofereço aqui, mas é compreensível que isso pareça uma grande tarefa. Em minha experiência profissional, descobri que a melhor armadura contra comportamentos prejudiciais é o conhecimento. Não consigo enfatizar o suficiente o quanto os meus clientes se sentem empoderados quando se veem capazes de identificar algo que os tem magoado há anos e finalmente falar. Por exemplo, ter o conhecimento para dizer "Isso é *gaslighting*" a alguém que está tentando distorcer o seu senso de realidade pode ser uma grande fonte de empoderamento — muito diferente de ficar perdido no meio da confusão de sofrer *gaslighting*. Com esse poder, você pode desenvolver uma proteção adicional contra comportamentos tóxicos, porque agora você compreende o que são, de fato, os traços tóxicos. Eu gostaria de dedicar um tempo para ajudar você a desarmar comportamentos tóxicos — talvez comportamentos tóxicos dos quais você tenha sido vítima, ou talvez comportamentos tóxicos que você mesmo tem praticado — ao saber mais sobre eles.

Exemplos de alguns traços tóxicos incluem:

- Manipular os outros para suprir as próprias necessidades.
- Envolver-se em comportamentos de controle para impedir os outros de contatar amigos ou familiares.
- Limitar recursos, como dinheiro.
- Envolver-se em comportamentos altamente negativos e pessimistas que fazem com que os outros se sintam cronicamente invalidados.
- Ser fisicamente intrusivo com alguém de uma forma que o viola fisicamente.
- Ser sexualmente intrusivo com alguém de uma forma que o viola sexualmente.
- Mentir de forma crônica e perpetuar a desonestidade.
- Comporta-se de maneira cruel e rancorosa.
- Tratar as pessoas como posses e apresentar ciúmes quando essa pessoa não pode ser controlada.
- Não assumir qualquer responsabilidade ou obrigação de prestar contas, mas, sim, ter o hábito de culpar os outros.
- Praticar *gaslighting* com os outros para distorcer a realidade e manipular a narrativa do que aconteceu.

- Julgar constantemente os outros e acreditar que é um juiz justo das ações dos outros.
- Fazer esforço consciente para criar o caos.

Conheça essa lista. Reflita sobre ela. E equipe-se com um escudo emocional saudável contra as pessoas que apresentam essas características. Esta é uma parte de como você protege a si mesmo e à sua linhagem dos efeitos prejudiciais da toxicidade. É assim que se inicia o processo de quebra desses ciclos, através do conhecimento de como eles se manifestam e continuam. E, se você leu alguns desses traços e pensou "Bem, isso parece comigo", fico feliz que você esteja crescendo na sua consciência e que esteja disposto a fazer o trabalho para pôr fim aos traços tóxicos que adotou ao longo da vida. Isso não deve causar vergonha em você, mas aumentar o seu conhecimento sobre como você também pode replicar a mágoa nos outros. Isso também não tem como objetivo tolerar qualquer um dos seus comportamentos prejudiciais, porque é da sua responsabilidade mudá-los. Você tem que fazer uma escolha consciente para se libertar dos padrões destrutivos a que se agarrou. O seu compromisso com a mudança é necessário. Não apenas para você mesmo, mas também para as pessoas que precisam que você não as magoe mais.

Reciclando o abuso

A minha cliente Nola vivia em uma eterna infelicidade. Ela carregou esse sentimento por toda a vida. Nunca se sentiu segura, integrada ou alegre, porque vinha de uma família e de um lugar onde a toxicidade era galopante. Ela viveu em uma casa no sul dos Estados Unidos, com a mãe e o pai, durante a maior parte da infância, mas às vezes sentia que não vivia com nenhum dos pais. Era a mais velha de cinco irmãos, uma criança parentalizada que tomava conta dos quatro mais novos e filha de pais com dependências. Um dos pais era dependente do álcool, e o outro, de apostas. Ambos os pais gastavam o dinheiro da família em seus respectivos vícios e, mais tarde, ficavam furiosos quando a família não tinha dinheiro suficiente para cobrir as necessidades básicas. Os pais se envolviam em ataques violentos um contra o outro e contra os filhos, para descarregarem o desespero por mais dinheiro.

Os pais de Nola vinham de uma longa linhagem de pessoas que tinham vivido com dependência e violência doméstica. A forma como se comportavam nas suas relações refletia o que tinham testemunhado nos próprios lares de infância. Assim, esses se tornaram os comportamentos-padrão que eles modelaram para Nola e seus irmãos. Quando criança, Nola tentava resolver as brigas, mas se sentia derrotada ao perceber que não podia ajudá-los, apesar de todos os seus esforços. Por fim, ela deixou de tentar, mas nunca deixou de sofrer. Nola desenvolveu um trauma intergeracional profundo e complexo, marcado pelo abuso tóxico que sofreu.

Quando começamos a trabalhar juntas, Nola estava tendo muitas dificuldades em se adaptar a um emprego novo como assistente social e sentia que o seu supervisor tinha a tendência de dar mais trabalho a ela do que o necessário. Em uma sessão comigo, ela chamava o supervisor de "completo idiota". Queixava-se de como o chefe tornava o seu trabalho "muito mais difícil do que era necessário" e de como tinha que gastar tempo e energia para consertar os erros dele. Esse seria um problema frustrante, sem dúvida. Mas eu estava mais interessada em entender por que essas experiências com o supervisor tinham o poder de levar Nola a uma depressão. E depois por que, quando depressiva, ela se tornava irritável, impaciente e completamente cruel em relação às pessoas no trabalho.

"Isso parece mais profundo do que aquilo que você está descrevendo, Nola", eu dizia a ela. "Aqui está você, precisando resolver os problemas das pessoas que elas deveriam ser capazes de resolver sozinhas, da mesma forma que você sentiu que tinha que resolver os problemas dos seus pais quando era criança." As frustrações de infância dela, por ter dois pais que não conseguiam resolver os próprios problemas, estavam voltando à tona com a incapacidade do supervisor para fazer o mesmo. O meu objetivo era mostrar os gatilhos intergeracionais que estavam aparecendo, para ajudá-la a compreender por que o seu sistema nervoso intergeracional estava entrando em modo de luta em sua vida cotidiana. Se ela se mantivesse zangada, não teria de enfrentar a tristeza mais profunda que sentia quando as pessoas, qualquer pessoa, a desiludiam. Ela não teria de enfrentar a dor que carregava por ter pais que não conseguiam parar o ciclo. A sua raiva era uma defesa contra o profundo desespero que sentia.

Nos seus momentos de crueldade para com os outros, ela sentia uma profunda vergonha. Ela odiava a forma como ficava descontrolada quando as pessoas a desiludiam. Isso estava causando dor a ela, mas ela não sabia por que e não sabia como resolver o problema. Parte da solução foi ajudá-la a processar o estresse tóxico que tinha sofrido e aprender a lidar melhor com os gatilhos para que não perpetuasse o sofrimento para os outros.

Em psicologia, temos um conjunto de práticas que ajudam uma pessoa a aumentar a capacidade de gerir o estresse emocional. Se você tem um histórico de estresse e traumas, é provável que tenha uma baixa tolerância ao estresse, o que significa que qualquer leve agente estressor pode sobrecarregar e colocar você de volta em ciclos prejudiciais. Aprender a tolerar melhor o estresse pode ajudar a diminuir a sobrecarga emocional em sua vida e a gerir as emoções de uma forma que seja mais saudável e produtiva, em vez de destrutiva, dolorosa e tóxica. Desenvolvi uma prática chamada PTIDL, que se destina a aumentar a tolerância ao estresse. Os meus clientes e eu a usamos para processar a tensão do passado e o estresse do presente. Vamos aprender mais sobre esta habilidade a seguir.

Quebrando o ciclo: aumentando a sua capacidade de tolerar o estresse com PTIDL

Uma atenção mais plena às suas emoções oferece a você uma capacidade maior de sentir os seus sentimentos sem agir sobre eles. Quando você for capaz de tolerar o estresse que está dentro do seu corpo, acolhê-lo e compreender o que ele está tentando lhe dizer, e quando for capaz de identificar seus sentimentos e resistir ao impulso de agir de forma imediata sobre eles, então você terá ganhado uma habilidade nova e altamente eficaz para gerir melhor as suas emoções. Este é um poderoso comportamento de quebra de ciclo. O mais importante é que eu gostaria que você praticasse essa competência quando *não* estivesse se sentindo profundamente acionado. É fundamental que você seja capaz de praticar com situações não tão estressantes primeiro. Dessa forma, você pode desenvolver a habilidade enquanto está em um estado mais calmo, assim há uma probabilidade maior de torná-la o padrão quando precisar dela em tempos de estresse alto.

Eu chamo essa prática de PTIDL, que significa Pare, Temperatura, Inspire, Deite-se e Lançamento (do inglês STILL: *Stop, Temperature, Inhale, Lay* e *Launch*). Essa habilidade dá a oportunidade de mudar depressa para o arrefecimento do seu corpo e redirecionamento da mente, a fim de que você não aja com base nas emoções explosivas que estavam se preparando para vir à superfície. Quanto mais você conseguir exercer um controle saudável sobre si mesmo, mais poderá influenciar a forma como expressa as suas emoções às outras pessoas. Aqui estão os passos:

- **Pare:** imagine um sinal de "pare" na sua mente, para lembrar você de se manter no lugar e não fazer nada precipitado que possa pôr em risco o seu bem-estar ou os seus relacionamentos. Isso ajuda você a se afastar da situação o mais completamente possível.
- **Temperatura:** pegue um saco de gelo e o segure nas mãos, lave o rosto com água fria, saia à rua e sinta o ar fresco na pele, ou mergulhe o corpo em água fria. A temperatura fria ajuda o corpo a criar endorfinas, que são hormônios que ajudam o seu sistema nervoso a se sentir menos estressado. É a versão física do arrefecimento das suas emoções.
- **Inspire:** você continua engajando o seu sistema nervoso no restabelecimento de uma sensação de calma no seu corpo. Inspire durante cinco segundos e expire durante sete segundos de cada vez. Faça isso durante pelo menos cinco minutos, uma vez que o seu sistema nervoso precisa

de, pelo menos, esse tempo para criar uma resposta de relaxamento parassimpático que ajude você a se sentir mais calmo.
- **Deite-se:** faça uma pausa e se deite por alguns minutos para dar um tempo da situação e reunir os seus pensamentos sobre ela. Se possível, eu sugiro que você se sente e se balance para aumentar a resposta de relaxamento do seu nervo vagal ventral.
- **Lançamento:** o seu próximo curso de ação deve vir de um estado mais regulado, por isso sinta-se livre para avançar com a situação, uma vez que você não o estará fazendo a partir de um estado emocional elevado, mas, sim, de um estado mais calmo. Agora você pode voltar à conversa com um sistema nervoso mais regulado.

Repita essa sequência quantas vezes forem necessárias. Quanto mais você repetir, mais regulada estará a sua emoção. Quanto maior for a sua regulação, mais você se comportará a partir de um lugar que provoca orgulho em vez de vergonha. Quanto mais você seguir esse padrão, mais destruirá os outros padrões que foram previamente gravados na sua mente e no seu corpo. Quanto mais romper os padrões antigos, mais será capaz de adotar uma personalidade que está centrada na tranquilidade, não no caos.

O que você aprendeu até agora

Neste capítulo, você aprendeu sobre as formas como os ciclos intergeracionais de abuso perpetuam o trauma intergeracional. Dentro desses ciclos, temos certas características de personalidade que podem ser tóxicas e criar feridas profundas em si e na sua família. Como o conhecimento ajuda a exercer mais poder, você aprendeu sobre essas características e ciclos em profundidade. Também aprendeu um mecanismo importante para ajudar a superar o estresse tóxico, a técnica PTIDL. Este capítulo pode ter trazido à tona algumas lembranças difíceis, mas também espero que tenha dado a você conhecimentos úteis para construir a sua caixa de ferramentas de cura intergeracional. Caso você espere obter mais ferramentas, continue a ler as questões para refletir e passe para o capítulo seguinte, em que iremos abordar o modo como o trauma coletivo se infiltra na sua casa e na sua família.

QUESTÕES PARA REFLETIR

Como foi aprender sobre as formas com que você pode estar se envolvendo em ciclos intergeracionais de abuso?
O que chamou a sua atenção quando você leu a lista de características tóxicas?
O que você acha de praticar o PTIDL diariamente para aumentar a sua tolerância ao estresse?

CAPÍTULO 9

Quando o trauma coletivo entra na sua casa

Temos que falar sobre libertar mentes além de libertar a sociedade.

ANGELA DAVIS

Compreender a cura do trauma intergeracional exige que não só analisemos de perto a dinâmica familiar, mas também os fatores externos que trazem o trauma intergeracional para dentro de sua casa em primeiro lugar. Cada um de nós tem relações com pessoas, instituições e o mundo em geral. Cada um desses fatores tem alguma influência nas nossas vidas. Por isso, quando olhamos para o trauma intergeracional, é fundamental nos distanciar e ver os outros fatores que também contribuem para manter esses ciclos.

Nenhum de nós vive em silos, mas sim em um ecossistema inteiro com diferentes partes móveis. As nossas famílias fazem parte desse ecossistema e são influenciadas por culturas que têm um conjunto específico de valores que mantêm esses ciclos em funcionamento. Dentro desse mesmo ecossistema, temos também as instituições e as estruturas sistêmicas com o poder e a propensão para criar normas e práticas prejudiciais que, por sua vez, perpetuam o trauma. E depois há o mundo mais amplo, que se estende para além do nosso controle pessoal, cultural ou institucional, mas também pode ter a capacidade de incapacitar as nossas famílias através do trauma. Todos esses — as influências culturais, as influências sistêmicas e as influências do mundo natural — são culpados adicionais do trauma intergeracional. Se quisermos interromper os ciclos pela raiz, então temos de fazer um inventário do que está alimentando essas raízes: o trauma coletivo.

As feridas do trauma coletivo

O trauma coletivo é a experiência de adversidade extrema de um grupo de pessoas. Esse tipo de trauma cria uma memória coletiva, uma recordação de algo que foi profundamente prejudicial ao espírito de uma comunidade. É a consequência de valores culturais nocivos (por exemplo, a crença de que as crianças devem ser vistas, e não ouvidas, a crença de que as pessoas podem simplesmente superar a depressão etc.), da opressão sistêmica de um grupo de pessoas (por exemplo, supressão econômica, opressão racial, sexismo, homofobia etc.) e de catástrofes naturais (por exemplo, terremotos, furacões, pandemias etc.). A lesão emocional causada em nível coletivo cria reações psicológicas, muitas das quais espelham os sintomas que acontecem em nível individual e familiar. Verificou-se que os traumas coletivos podem levar a condições de saúde mental, imediatas e para toda a vida, como a depressão, a ansiedade e o TEPT. Verificou-se que os descendentes de pessoas que sofreram traumas absorvem uma transmissão intergeracional do choque, o que significa que assumem o choque daqueles que sofreram o trauma original.

Através de diversos pontos de pesquisa, verificamos que o trauma secundário encontrado na linhagem dos descendentes da escravatura africana e dos sistemas de castas raciais, dos descendentes aborígenes de massacres e expropriação de terras, dos descendentes dos povos originários do terror colonial e do genocídio, dos descendentes da guerra do Oriente Médio e das complexidades culturais de deslocamento, dos descendentes do sul da Ásia de partições e exclusões, dos descendentes de refugiados do Leste Asiático e da privação de direitos que daí resulta, dos descendentes de judeus sobreviventes do Holocausto e muitos outros grupos de pessoas. Os impactos psicológicos também foram encontrados em descendentes de desastres naturais em todo o mundo. Algumas dessas circunstâncias de maior escala podem também causar uma perturbação na alma, porque fazem parte da vasta rede de traumas intergeracionais. Há uma ligação em camadas entre traumas coletivos e individuais, porque muito do que acontece em casa tem raízes externas. Esses problemas de maior escala se infiltram nas fendas dos nossos lares e causam feridas que podem permanecer não resolvidas por gerações.

Durante a leitura, é possível que você já esteja considerando algumas influências externas que fazem parte da forma como o trauma intergeracional tem sido mantido em sua família. Isso é importante. Este é um momento em que você pode ficar curioso sobre esses fatores externos. Você pode achar que pensar no enorme impacto das influências externas pode até fazer com que sinta que tem pouco controle para mudá-las. Pode parecer que a imposição de traumas na sua alma não vai acabar na sua geração, ou mesmo em várias gerações futuras. Mas isso não poderia estar mais longe da verdade. Os que rompem ciclos, como você, mudam a dinâmica familiar, comunitária e social em uma escala maior todos os dias. Você pode criar uma mudança que, por menor que seja, pode impactar muitas gerações no futuro. Por isso, mantenha seu coração firme enquanto você lê mais uma parte desta teia intergeracional e saiba que você também *pode* fazer algo em relação a essa camada externa. Se ajudar, faça uma pausa aqui e respire fundo algumas vezes. A cada respiração, recite este mantra na sua mente: "Eu posso criar uma mudança. E a mudança que eu crio é importante." E respire fundo antes de voltar a mergulhar. Como você já sabe, não podemos mudar o que não conseguimos ver, por isso será fundamental obter uma compreensão mais abrangente de como cada uma dessas camadas de trauma coletivo (o cultural, o sistêmico e o natural) pode gerar ou influenciar o trauma intergeracional em você e nos outros.

O que aconteceu à sua volta?

Você se lembra do Questionário de Experiências Adversas Intergeracionais modificado que Leon e eu iniciamos? Quando começamos a explorar a parte do questionário que pergunta "O que aconteceu à sua volta? (Adversidade coletiva comunitária ou social)", Leon e eu conseguimos descobrir uma série de diferentes traumas coletivos que faziam parte da história dele. Os maus-tratos físicos eram normalizados em sua comunidade (marcado); seus antepassados foram vitimados pela escravatura imposta e pela subsequente opressão institucionalizada dos negros americanos (marcado); sua família teve de evacuar a sua casa devido ao furacão Katrina (marcado). Eu sentia que os itens marcados não paravam de chegar. Uma pessoa, uma mente, um corpo, um espírito e uma história coletiva viva e complicada. Para Leon, essa era uma parte da sua história intergeracional que não podia ser deixada para trás. O trauma coletivo também fazia parte da sua vida em nível cultural, através das influências multigeracionais em sua família que tornaram culturalmente aceitável que os pais usassem a violência física como uma prática para educar os filhos. O trauma coletivo também estava presente em sua vida através do trauma sistêmico e do trauma histórico que sofreu devido aos legados da opressão de pessoas da diáspora africana. Ele também estava lutando com o trauma coletivo do furacão Katrina, ao qual ele havia sobrevivido fisicamente, mas que causou cicatrizes mentais e espirituais.

Muitos de nós que sofrem traumas intergeracionais marcam vários itens no questionário modificado de EAIs. E os que quebram ciclos, como você, tendem a querer refletir sobre as próprias experiências de traumas coletivos e compreender de que forma esses também estão implicados na sua dor geracional. Para começar, pense na parte "O que aconteceu à sua volta?" do questionário que trabalhamos no Capítulo 7. Mas, desta vez, considere os três níveis de sofrimento coletivo e de que modo cada um deles influenciou a sua vida. Depois continue a leitura para obter uma compreensão mais ampla de cada nível de trauma coletivo.

Influências culturais

As nossas famílias estão inseridas em uma complexa rede de valores culturais. Não há dúvida de que nos tornamos uma encarnação dos valores com que crescemos em nossas famílias e comunidades. Esses valores e práticas se formaram ao longo de gerações e, por isso, estão profundamente arraigados em nossas identidades comunitárias. Tomemos, por exemplo, o ato de castigar fisicamente uma criança como prática de educação infantil. Em muitas culturas do mundo, e durante muitas gerações, o abuso físico de crianças tem sido considerado uma prática parental aceitável. Na comunidade negra dos Estados Unidos, algumas pessoas usaram um chicote para mudar à força o comportamento de uma criança. Na cultura latina, existe também um símbolo comum de espancamento físico, *la chancla*, ou o chinelo, a ferramenta usada para forçar as crianças à submissão. O simples fato de levantar um chinelo, sem que ele seja usado para infligir dor, é suficiente para as crianças latinas compreenderem que precisam ouvir o pedido dos pais. Algumas culturas latinas também são conhecidas por recorrerem a objetos mais dolorosos como instrumentos disciplinares, como galhos de árvore.

Várias culturas têm uma versão do chicote, das varas e de *la chancla*. Alguns usam cintos e outros usam qualquer objeto à disposição que seja capaz de infligir dor física para controlar o comportamento das crianças. Trabalhando com famílias, mas também sendo eu própria uma latina negra, já vi de tudo. O objeto pode ser diferente, mas o impacto é o mesmo. São instrumentos de poder que infligem medo. As crianças que são expostas a esse tipo de pânico procuram evitar a dor, sucumbindo ao pedido do cuidador. E o cuidador verá essa mudança de comportamento, e sua crença de que a estratégia de bater na criança funciona mesmo será reforçada. Embora esse possa ser temporariamente o caso, o que está acontecendo simultaneamente é que o sistema nervoso do filho está sendo programado em torno do medo e da fuga ao medo. Assim, enquanto o filho evitou efetivamente um estado temporário de terror ao mudar de atitude, também assumiu um método de longo prazo de agradar os outros para evitar sentir medo. Infelizmente, o sistema nervoso de muitas crianças que sofrem esse destino será programado para ficar congelado em um estado simpático *default*, o que significa que seu sistema de alerta de ameaça será hiperativo, o que as mantém em estados prolongados de pânico até a idade adulta.

Se nos aprofundarmos na história, particularmente no trauma histórico da colonização em todo o mundo, o castigo físico foi uma ferramenta importante utilizada para instigar a submissão e o medo. Em muitas das práticas culturais que se seguiram, o abuso físico foi doutrinado, transmitido como um valor cultural e reproduzido, geração após geração, em casa após casa, até chegar a você. Essas práticas têm raízes na colonização, mas permaneceram gravadas nas histórias familiares que contribuem para as ocorrências cotidianas de traumas intergeracionais. Quando elaborou a sua Árvore do Trauma Intergeracional, pediu-se que você acrescentasse ao solo algumas das normas e práticas culturais que estavam alimentando as raízes (as suas crenças enraizadas). Essas são provavelmente as crenças culturais que são mais proeminentemente refletidas em sua jornada de trauma intergeracional. No entanto, este momento oferece outra pausa saudável para considerar exemplos adicionais de que outras crenças culturais têm pairado nas suas comunidades que alimentaram essas raízes. Outros exemplos de como os valores culturais se traduzem em traumas emocionais duradouros são os seguintes (essa não é uma lista completa, apenas uma para ajudar você a ter curiosidade sobre os próprios valores culturais):

- Acreditar que um filho mais velho (normalmente a filha mais velha) deve cuidar dos irmãos mais novos, conhecido como parentificação, que pode despojá-lo da infância e produzir feridas internas e supressão emocional, que depois são replicadas por gerações.
- Dizer às jovens para se cobrirem, a fim de evitar a atenção dos homens, o que pode enviar múltiplas mensagens sobre a objetificação dos seus corpos, que depois elas transmitem como valores culturais de gênero às próprias filhas.

- Acreditar que uma criança deve ser sempre gentil com os mais velhos, mesmo com aqueles que a magoam, o que pode levá-la a reprimir os próprios sentimentos e a desenvolver tendências de agradar os outros, uma prática que vai transmitir depois aos próprios filhos.
- Acreditar que os segredos devem ser mantidos na família, caso contrário você destrói a honra da família, o que pode levar uma pessoa a se isolar ou a não procurar ajuda quando fica estressada; em vez de resolver algum trauma absorvido, corre-se o risco de transmiti-lo.
- Proteger os perpetuadores de abuso sexual na infância às custas das crianças que eles machucaram, o que pode dissuadir uma pessoa de denunciar o fato de ter sido violada e manter os agressores assediando crianças por falta de responsabilização.
- Práticas de branqueamento da pele que perpetuam a crença sistematizada de que a pele mais escura é indesejável, o que leva as crianças a absorverem essas mensagens destruidoras da alma, que podem levar a consequências adversas para a saúde que são transmitidas de geração em geração, juntamente à transmissão de baixa autoestima.
- Comentar o peso e a aparência das crianças para se adaptarem a padrões sociais mal embasados, o que pode contribuir para problemas de imagem corporal e distúrbios alimentares. Esses padrões sociais são depois modelados e transmitidos às gerações seguintes.
- Passar a ideia de que meninos não choram, o que pode contribuir para uma supressão excessiva das emoções em rapazes e homens, o que pode, por sua vez, sustentar gerações de masculinidade tóxica.
- E muitos, muitos, muitos outros.

Como esses fatores culturais importantes podem parecer tão familiares, podem ser difíceis de identificar e examinar em um contexto mais amplo. Por isso, sentar-se e escrever uma lista de como as suas culturas influenciaram o seu pensamento pode ajudar. A partir daí, você terá a chance de identificar influências positivas (por exemplo, ajudar a manter um sentido de identidade saudável, ajudando-o a aprender o valor de manter a harmonia na sua família e comunidade etc.) *versus* influências que podem causar danos. Quando tiver terminado essa etapa, comece a considerar as formas com que você já está rompendo a influência coletiva que você interiorizou. Por exemplo, se você faz parte de uma cultura em que castigar crianças através da violência física foi normalizado, você pode optar por interromper o ciclo não batendo nos próprios filhos, mas também ajudando outros pais da sua família (por exemplo, os seus primos ou irmãos) a encontrar métodos de disciplina suaves, e não físicos. Isso pode ajudar a acalmar o seu próprio sistema nervoso intergeracional, em vez de traumatizar ainda mais os seus filhos.

Romper o ciclo dessa forma (ajudando a si mesmo e a outras pessoas que você pode alcançar facilmente) pode ser útil e fortalecedor quando se considera a enormidade dessas questões culturais. Algo que eu considero útil é imaginar a mim mesma abordando a questão e desarmando-a. Muitas vezes, sentimos que a questão é tão grande que pode nos ultrapassar, mas, quando a visualizamos como algo mais acessível e menos pesado, isso pode nos ajudar a sentir menos hesitação em agir. Respire fundo algumas vezes enquanto pensa mais um pouco sobre isso, antes de passar para as formas como os fatores sistêmicos funcionam como impulsionadores dos traumas coletivos.

Influências sistêmicas

Tal como as influências culturais, os fatores sistêmicos podem permanecer ocultos durante gerações. Normalmente, o que os esconde é um conjunto de práticas institucionais incontestadas que têm sido consideradas padrão ou norma.

Você já ouviu falar de choque séptico? É quando uma infecção se torna generalizada e começa a causar a falência dos órgãos em todo o corpo. É um colapso horrível de todo o sistema causado por infecções bacterianas não tratadas. A injustiça pode ter um efeito semelhante em nível cultural. Se não for tratada, infecta tudo. Um sistema de opressão é aquele que tem por objetivo ferir e prejudicar a vida de certos grupos-alvo, ao mesmo tempo em que eleva e privilegia outros. Nos Estados Unidos, mas também em todo o mundo, temos muitos sistemas intencionalmente doentes que foram construídos para oprimir, perseguir, tratar mal, tiranizar, escravizar, aprisionar, explorar, ocupar e infligir dor crônica mental, física e espiritual às comunidades marginalizadas. Chamo eles de *sistemas doentes* porque estão contaminados pelo mal. Muitos foram construídos com o objetivo explícito de causar danos e são extremamente eficazes em cumprir essa missão. Esses sistemas causam e perpetuam o trauma coletivo diariamente e infectam grupos e comunidades inteiras através do mecanismo de poder e de controle institucionais.

As pessoas que são vítimas desses sistemas doentes desenvolvem uma angústia em níveis insuperáveis. Um exemplo comum desse fato pode ser encontrado na experiência da *síndrome pós-traumática da escravidão*, consequência da opressão multigeracional dos africanos e dos seus descendentes como resultado de séculos de escravatura e de racismo institucionalizado. O termo foi desenvolvido pela dra. Joy DeGruy para ajudar a responder à pergunta: "O que acontece quando as pessoas estressadas não recebem tratamento durante gerações?" Porque o racismo institucionalizado dos negros nas Américas nunca cessou, o legado da síndrome pós-traumática da escravidão — marcada por hipervigilância coletiva, desconfiança, desesperança e um autoconceito distorcido — persiste. É um trauma coletivo que continua a ser reciclado através de gerações.

Outros exemplos de como as normas e práticas sistêmicas se traduzem em traumas emocionais são os seguintes (essa não é uma lista completa, apenas uma para ajudar você a ter curiosidade sobre as próprias conexões):

- Sistemas educacionais que têm práticas disciplinares excepcionalmente punitivas em relação a negros, indígenas e pessoas racializadas são o ponto inicial da criminalização dos jovens de minorias com o subsequente

afunilamento no sistema de injustiça criminal, levando à separação das famílias e à degradação econômica multigeracional.
- Sistemas sociais que privilegiam uma população em detrimento de outra e valorizam mais um coletivo de seres humanos do que outro, levando à internalização intergeracional da falta de valor, falta de sentimento de pertencimento, percepção de inferioridade, síndrome do impostor, baixa autoestima, autoestima coletiva e *muito* mais.
- Guerras que deslocam famílias, que depois procuram refúgio e asilo em outro local, apenas para serem confrontadas com um conjunto diferente de traumas institucionais e as crianças que, como consequência, subsequentemente absorvem os traumas dos pais imigrantes e refugiados.
- A assimilação forçada às culturas dominantes às custas da perda de culturas, línguas e tradições dos povos originários, o que pode levar a uma ruptura na identidade e no autoconceito de uma comunidade e na alma coletiva de toda uma população.
- As instituições financeiras que mantêm os já marginalizados intergeracionalmente pobres e destroem o acesso deles a ferramentas que podem ajudá-los a construir mobilidade social, o que contribui para o trauma da pobreza multigeracional.
- Os pressupostos sociais sobre quem as pessoas deveriam amar ou como deveriam se identificar, o que causa traumas com base na identidade e pode ser a base para a transmissão de biologias baseadas no estresse.
- As leis que impõem regras patriarcais aos corpos de qualquer pessoa com útero e colocam um grande perigo em seus corpos, que podem levar a complicações de saúde na gravidez, no pós-parto, ou complicações na saúde uterina e até a morte.
- Os sistemas que tiranizam ou desacreditam várias crenças religiosas e espirituais a serviço de um sistema de crenças dominante, que permitem a vitimização de pessoas que não as aceitam, de modo que sofrem traumas religiosos.
- Os sistemas de saúde que exploram os corpos dos BIPOC, por vezes até matando pessoas em nome da chamada ciência, como os assassinatos

cometidos durante o antiético Estudo Tuskegee da Sífilis Não Tratada, em que a sífilis era injetada em homens afro-americanos que não receberam educação ou tratamento da doença, levando frequentemente à morte e a uma desconfiança cultural multigeracional em relação ao sistema de saúde, o que perpetua ainda mais as disparidades intergeracionais de saúde que afetam de forma desproporcional a população negra nos Estados Unidos.
- E muitos, muitos, muitos outros.

A experiência da síndrome pós-traumática do escravizado também oferece um exemplo do quanto os indivíduos negros continuam a lutar e a persistir através da resiliência geracional, conservando a linguagem cultural, as histórias e os valores que mantêm viva e próspera a estima coletiva da comunidade, apesar da opressão e do terror multigeracionais. Independentemente das atuais perturbações da alma negra, produzidas pela sociedade doente em que os negros vivem, uma imensa quantidade de resiliência e orgulho cultural brota das almas das pessoas negras todos os dias. Expressões semelhantes de resiliência multigeracional podem ser encontradas em outras comunidades que foram vitimadas por sistemas doentios. Por isso, quando pensamos em nossas próprias experiências, especialmente as crônicas, como essa, pode ser útil considerar também a forma como você sobreviveu e prosperou, apesar de estar em um mundo que não deseja isso para você.

As normas e práticas sistêmicas podem levar tempo para serem compreendidas e construídas. No entanto, algo que pode ser feito agora mesmo é considerar como as desigualdades sistêmicas entram na sua vida de forma estressante ou traumatizante. Como você foi afetado por esses sistemas? Reserve um momento para fazer uma pausa e refletir sobre as formas como o trauma pode ter sido perpetuado para você e para a sua família. E, tal como na reflexão sobre os valores culturais, isso também pode ajudar a considerar aquilo que você pode fazer para combater os sistemas que oprimem você e os outros nessas formas traumáticas.

Uma das formas pelas quais vi os meus pais lutarem contra as injustiças perpetuadas em populações imigrantes economicamente desfavorecidas foi indo à sua comunidade local e ajudando a aumentar o voto latino durante as eleições. Como imigrantes da classe trabalhadora, eles compreenderam que levar as nossas vozes às urnas era uma forma eficaz de ajudar a proteger as nossas famílias das desigualdades das leis de imigração, que levaram a minha família a ficar separada durante dez anos. Decidi utilizar a minha prática de cura holística de traumas para proporcionar meditações de banhos de som para a minha comunidade durante a onda de forte crise coletiva e dor coletiva que nós, enquanto mundo, vivemos em 2020. Essas práticas podem não ser fáceis, mas atuar dentro do nosso poder é parte necessária da teia de criação de igualdade e cura nas nossas comunidades. Cada um de nós pode ajudar de alguma forma.

Quais são as maneiras acessíveis de lutar para diminuir o trauma sistêmico nas suas comunidades? Acho que pode ser útil começar com uma pequena ação e depois aumentar a escala. Essas questões levarão tempo para serem desfeitas, mas um pequeno ato pode ir longe. E, embora desmantelar esses sistemas não seja responsabilidade exclusiva daqueles que foram feridos sistematicamente, se você foi vitimado por esse sistema, os seus esforços também são importantes e podem trazer uma sensação de empoderamento, especialmente tendo em conta a forma como você tem sido incessantemente transformado para existir com pouco poder. Se você é privilegiado por esses sistemas, tem o dever ainda maior de destruí-lo, assim como o seu impacto, dado o poder e o acesso que você tem para fazê-lo. E, se você está tendo dificuldade em ver como é explicitamente privilegiado ou privado de direitos por esses sistemas e suas ideologias, o seu desconhecimento deve motivá-lo a expandir a sua consciência e a passar à ação. Pode ter certeza de que, como resultado da sua falta de consciência, se você escolher o caminho da neutralidade e da inação, a falta de esforço não salvará você de ser infectado pelas ideias e práticas nocivas desse sistema. Então, o que você pode fazer agora? Depois de refletir e escrever, não se esqueça de respirar antes de mergulhar nas forças mais naturais que também podem nos prejudicar em nível geracional.

Influências naturais

As pessoas também podem desenvolver vulnerabilidades devido a traumas provocados por forças naturais. Para alguns, os traumas ocultos podem vir à tona, enquanto, para outros, traumas adicionais são colocados em camadas sobre aqueles com que já estavam lidando. A pandemia da covid-19, por exemplo, desencadeou um aumento colossal de 25% em depressão, ansiedade, dependência química e ideação suicida em todo o mundo. O medo, a perda e o trauma generalizados foram profundamente sentidos dentro de cada geração, em cada casa, em todo o mundo. As pessoas perderam empregos, pais, filhos, o sentimento de segurança e muito mais. Esse choque traumático prolongado é um exemplo de uma catástrofe natural dos tempos modernos e de seu impacto em todas as nossas famílias.

Para qualquer um de nós, a recuperação de uma crise natural pode ser um processo longo, normalmente levando mais de uma década para que ocorra uma resolução significativa. Isso é especialmente verdade se tivermos sofrido uma perda durante esse período, como muitos tiveram durante a pandemia da covid-19. Se o seu sistema nervoso já estava vulnerável, demorará ainda mais tempo para que você se sinta tranquilo. Isso é normal. É esperado. Precisamos de tempo para nos recuperar de períodos agudos de estresse. A recuperação é possível, mas requer paciência e esforço coletivo. Como pessoa que viveu essa pandemia, você pode refletir sobre as formas com que várias gerações da sua família foram diretamente afetadas por essa crise coletiva e por outras crises naturais. Diz-se que os jovens sentem especialmente o peso das crises naturais que continuam a testemunhar. O cirurgião-geral dos Estados Unidos, dr. Vivek Murthy, observou, em uma conversa com Oprah Winfrey no *campus* da UCLA Health, em maio de 2023, que a saúde mental é a "crise de saúde pública definidora da nossa época" e, além disso, em uma entrevista ao *New York Times*, que, para os jovens estadunidenses em particular, o estresse dos desastres naturais é uma das principais razões para o declínio da saúde mental, uma vez que essas catástrofes contínuas têm afetado negativamente as percepções do futuro.

Os efeitos dessas crises naturais contínuas são preocupantes para muitos, por várias gerações. Portanto, se você partilha dessas preocupações, saiba que é compreensível sentir-se assim e que é essencial fazer uma pausa e verificar o que se passa consigo mesmo e com os outros.

Se você optar por fazer uma pausa aqui e escrever algumas reflexões, lembre-se de respirar fundo, porque o impacto dessa pandemia é muito recente e pode fazer com que a sua respiração fique mais curta enquanto você reflete. Se ajudar, comece escrevendo algumas respostas às seguintes perguntas: qual a principal emoção que você sentiu durante o auge da pandemia? Como o seu corpo suportou o peso da pandemia? Que rupturas de relacionamentos aconteceram durante esse período? Depois de ter refletido, pode ser saudável voltar a respirar profundamente mais algumas vezes antes de retornar à leitura. Quando estiver pronto, continue a ler para saber como esses traumas naturais chegam às nossas casas.

Outros exemplos de como as catástrofes naturais se traduzem em traumas emocionais são os seguintes (essa não é uma lista completa, apenas uma para ajudar você a refletir sobre o impacto desse fator externo):

- A poderosa destruição causada pelo furacão Katrina em Nova Orleans, que foi seguida por falta de ajuda rápida e eficiente por parte dos órgãos públicos e que deixou famílias inteiras na água durante dias, nadando em condições deploráveis, com cheiro e marcas traumáticas de morte e defecação que perdurarão por gerações, entre outras consequências nefastas.
- Os contínuos incêndios florestais nas regiões ocidentais dos Estados Unidos continental e em Maui, que destruíram casas e empresas e que em consequência provocaram o deslocamento imediato de famílias das suas casas, deixando um impacto multigeracional de perda e dor.
- A destruição de aldeias no Haiti devido aos terremotos e à falta de uma reconstrução rápida das infraestruturas em todo o país, o que levou muitas famílias a ficarem sem casa e a sofrerem traumas de pobreza ainda mais profundos, que afetarão o povo do país durante gerações.

- O terremoto e tsunâmi Tohoku, que matou mais de 15 mil pessoas, deslocou outras 450 mil e danificou a infraestrutura de todo o Japão, deixando lembranças traumáticas em várias gerações do povo japonês e de seus descendentes.
- As contínuas inundações na Nigéria que afetaram um total de 1,5 milhão de pessoas, o que levou a deslocamentos de comunidades, perda de negócios, perda de casas e perda de vidas e que vai requerer muitas gerações de recuperação tanto psicológica quanto logística.

Quando o furacão Maria devastou milhões de vidas em Porto Rico, Dominica e Saint Croix, as ilhas precisavam de ajuda de toda a comunidade mundial, e, para muitos, a ajuda não chegou a tempo ou nem sequer chegou. Lembro-me das lágrimas de devastação da minha cliente porto-riquenha que se sentiu mais uma vez impotente diante dessa crise em Porto Rico, onde alguns dos seus familiares ainda residiam. Ela se lançou ao ativismo em torno de mudanças climáticas para ajudar as grandes empresas a aumentar a responsabilidade climática como forma de se sentir capacitada a ajudar a sua comunidade por gerações vindouras. A família de outra cliente foi evacuada devido a um tufão nas Filipinas, no final de 2021, que foi agravado pela pandemia da covid-19, que ainda afetava a região. Ela resolveu iniciar uma campanha de financiamento para ajudar os esforços de socorro à catástrofe em sua comunidade local. Ambas sentiram que estavam vivendo um trauma coletivo e precisavam combatê-lo, para si mesmas e para os futuros descendentes das suas comunidades. A dedicação aos esforços de ajuda aos efeitos de catástrofes naturais pode ser diferente de qualquer um desses. No entanto, se as crises naturais fazem parte da sua história e você se sentir motivado a ajudar, esse pode ser um lugar onde encontrar um sentimento de empoderamento, comunidade e cura.

Se a tarefa parecer grande demais

Lembre-se de que uma pequena mudança, feita por qualquer um de nós, é combinada aos esforços de outras pessoas. Por fim, os nossos esforços coletivos conduzem a mudanças tangíveis que podemos ver em nossa geração. E, se alguma vez você se sentir bloqueado, tenha em mente algumas das principais mensagens internas que podem nos manter na inação:

- Acreditar que o trauma coletivo é grande demais para ser resolvido por nós.
- Acreditar que os nossos antepassados não estão aqui para nos ajudar.
- Acreditar que temos de resolver tudo de uma só vez.
- Acreditar que, uma vez passado um trauma coletivo, ele não voltará para nos afetar emocional, espiritual, física, cultural ou estruturalmente.
- Acreditar que não somos cúmplices na perpetuação de traumas coletivos (especialmente qualquer pessoa que defenda os valores de um sistema tóxico, mesmo que elas próprias sejam as pessoas que o sistema oprime).
- Acreditar na superioridade de um grupo de pessoas em relação a outro.
- Acreditar que um sentimento de poder e privilégio nos manterá seguros.
- Acreditar que o trauma intergeracional e o trauma coletivo não estão interligados.
- Acreditar que este capítulo não tem nada a ver com você. Tem, sim. É a nossa história coletiva, e podemos decidir quebrar ciclos coletivamente.

Reconectando-nos às nossas raízes

Uma das minhas clientes, Luna, é uma mulher indígena de uma região montanhosa do México. A língua materna dela era uma língua indígena, e, nessa altura da minha carreira, eu me sentia mais à vontade para atender em inglês, mas nos encontramos no meio, falando a nossa língua comum, o espanhol. Fui encarregada de trabalhar com ela e a sua filha em reabilitação familiar, a fim de ajudá-las a não irem para o sistema de acolhimento. Ela era suspeita de bater na filha. Embora não pudéssemos confirmar totalmente o fato, tínhamos de tomar medidas para proteger a criança e ajudar Luna a se libertar desse comportamento. O meu objetivo era ser o elo que a ajudaria a compreender porque o seu corpo estava preso a um sistema nervoso histórico, coletivo e intergeracional, que a catapultava a uma raiva explosiva que a filha mais nova iria então absorver. Eu tinha a tarefa adicional de ajudá-la a compreender as camadas cumulativas relacionadas ao trauma coletivo: como as nossas culturas normalizam o uso de castigo físico nas crianças, como a continuação do ciclo de trauma coletivo não era o desejo que os seus antepassados tinham para ela e como a filha dela estava se sentindo mais desligada da sua cultura porque a pessoa que mais a representava culturalmente, a mãe, não criava um ambiente seguro e amoroso. Manter a família próxima das suas raízes era muito importante para Luna. Além disso, compreendi que um sentido arraigado de identidade racial e cultural era importante para a filha dela, uma vez que atua como um amortecedor do trauma coletivo, por isso eu precisava ajudar Luna a ver que as suas ações estavam produzindo o efeito contrário. Estavam desconectando a filha dela de um sentido de identidade enraizado e de uma ligação saudável com a relação mais importante da sua vida, a que tinha com a mãe, Luna. Portanto, tínhamos trabalho a fazer.

Tínhamos de chegar à origem de muitas coisas durante o tempo que passávamos juntas, mas primeiro nos concentramos em resolver o sistema nervoso intergeracional de Luna. Para mudar o comportamento da filha sem recorrer a castigos físicos, a própria Luna tinha que se sentir suficientemente calma para ser capaz de comunicar as suas instruções. Todos nós temos de nos concentrar em acalmar os nossos corpos primeiro, antes que possamos adotar comportamentos diferentes que tenham um impacto maior.

A segunda parte do nosso tempo juntas foi sobretudo educativa, em que Luna e eu pudemos aprender como o trauma coletivo dos povos indígenas e afro-indígenas, combinado com os traumas adicionais que ela sofreu como imigrante nos Estados Unidos, estava implicado em suas ações motivadas pela raiva. Isso foi muito para ela absorver. Como precisava de algumas habilidades de sobrevivência em que pudesse se apoiar, reforçamos a sua resiliência geracional da mesma forma que você está aprendendo a fazer nas práticas de "Quebrando o ciclo" deste livro. Ela e eu fizemos muita restauração do sistema nervoso. Partilhamos refeições em sessão, ela nos trouxe chocolate quente mexicano para que pudéssemos comungar sobre a bebida durante uma das nossas sessões, e eu ofereci a ela um livro com um mapa da sua terra natal para que ela pudesse se lembrar de sua missão de permanecer enraizada. Estávamos criando um ambiente holístico para sua raiva existir em segurança, ser sentida e ser libertada. Estávamos fazendo isso honrando as partes positivas da cultura e libertando as partes que perpetuavam as feridas emocionais.

Luna e eu integramos então a filha dela ao tratamento. Ela conseguiu ouvir da criança como a mãe a fazia se sentir quando gritava com ela ou quando pegava o chinelo para instigar medo e exigir respeito. A filha disse uma vez, em uma sessão familiar, com lágrimas nos olhos: "Tenho medo de você." Pedi à Luna que olhasse para os olhos marejados da filha e me dissesse se aquela dor era familiar. Ela respondeu: "Sim, ela sou eu." O que Luna quis dizer naquele momento foi a forma como conseguiu ver as feridas da sua própria criança interior em sua filha. Ela viu a sua criança interior intergeracional. Esse foi o primeiro momento em que ela pôde ver uma longa linhagem de dor coletiva de uma só vez. A raiva dela e as normas culturais mascaradas não tinham permitido que ela visse essa dor familiar. E isso foi o suficiente para ela decidir parar o ciclo e ajudar outras pessoas da sua família a fazer o mesmo.

Quebrando o ciclo: interrompendo o trauma coletivo

Da mesma forma que recomendei que Luna e eu começássemos resolvendo o sistema nervoso intergeracional dela, vou sugerir que procure fazer isso para si mesmo, como um passo importante para interromper o trauma coletivo. Ao fazê-lo, você estará libertando os restos da dor coletiva que vivem em você. Volte para o exercício de "Quebrando o ciclo" do Capítulo 6 e, se puder, integre essa prática na sua rotina diária para ajudar a acalmar o seu sistema nervoso de forma contínua.

Quando estiver pronto para dar um passo adicional em direção à cura da comunidade, recomendo que você passe para uma ação que se concentre na reabilitação coletiva em nível local primeiro e, em seguida, considere como pode expandir o seu trabalho mais globalmente.

Ao lidar com algo tão pessoal como um trauma intergeracional, pode ser fácil esquecer que somos todos partes de um todo maior. Quando conseguimos ver o trauma em uma escala maior, da forma como o vimos neste capítulo, isso nos ajuda a humanizar as experiências uns dos outros e nos motiva a contribuir para a minimização dos fatores de trauma externos para a sociedade em geral, para a nossa paz coletiva. Interromper os ciclos de trauma coletivo exigirá todos os nossos esforços coletivos. Será necessária uma ação comunitária para ajudar os mais desfavorecidos por esses sistemas de trauma. E será necessária uma ação de defesa para derrubar os valores e as práticas que mantêm essas formas de trauma consagradas em nossa cultura. Para aqueles que sentem que essa é uma tarefa difícil e não sabem por onde começar, pode ser local ou virtualmente. Eu acho que um roteiro de como interromper o ciclo pode ser muito útil. Vamos considerar a adoção dessas práticas futuras para que você possa começar a romper o ciclo em nível comunitário, social ou global e expandir a sua cura para o mundo.

Esse trabalho também pode ser feito em comunidade, por isso, veja se pode incluir um parceiro de cura em uma das áreas de reabilitação comunitária listadas a seguir. Este é um momento em que fazer esse trabalho em comunidade pode ser importante de verdade.

Alguns exemplos de reabilitação comunitária podem ser:

- Ajudar as pessoas da sua comunidade e do seu círculo imediato a incorporar uma consciência maior sobre como eles próprios perpetuam o trauma; talvez a sua forma de fazer isso seja organizando clubes de leitura em sua comunidade local que apresentem o trabalho de interromper

ciclos ou fazendo trabalho comunitário em centros comunitários para discutir alternativas a práticas culturais nocivas (influências culturais), educação racial-cultural (influências sistêmicas) ou literatura sobre como minimizar a nossa pegada de carbono (influências naturais).
- Ajudar a desenvolver mais consciência de identidade (por exemplo, consciência racial, consciência corporal etc.) nas crianças da sua vida, fazendo-as ler livros de afirmação cultural que promovam uma proeminência cultural saudável, ao mesmo tempo em que as apoia na tomada de medidas apropriadas para a idade delas na direção da equidade.
- Partilhar as informações de uma organização local que trabalha na obtenção de recursos para as comunidades que você deseja ajudar ou mesmo ajudá-la a construir materiais de marketing ou esforços de divulgação.
- Fazer lobby para projetos de lei que ajudem a proteger as crianças que vivem em casas onde existe um risco elevado de sofrerem EAIs intergeracionais; talvez os projetos de lei em que você se concentre sejam aqueles que podem ajudar a criar lares mais saudáveis para toda a unidade familiar, de modo que as crianças e os pais possam encarnar a libertação intergeracional da sua própria dor e se tornarem eles próprios os que quebram ciclos.
- Iniciar círculos comunitários com outras pessoas que partilham uma história semelhante e que possam se sentir validadas pelas histórias dos seus antepassados comuns.
- Apoiar ou doar a instituições sociais que já estejam fazendo um bom trabalho comunitário.
- Fornecer aos membros da comunidade as ferramentas que são reconhecidamente eficazes, para que possam facilitar a sua própria libertação e não tenham que depender de outros para se libertarem; você pode começar compartilhando este livro, textos de finanças, textos que lancem luz sobre os sistemas de castas raciais modernos, livros que perturbem a heteronormatividade, livros que enfatizem o movimento corpo livre, livros que lancem luz sobre ideologias e práticas capacitistas e qualquer outro livro ou recurso que possa expandir e libertar mentes.

Lembre-se de que você pode criar a sua própria justiça, seja ela qual for; ela é válida, suficiente e terá um impacto intergeracional.

O que você aprendeu até agora

Neste capítulo, você explorou como o trauma intergeracional tem raízes coletivas. Aprendeu mais sobre as experiências de crise coletiva, como o estresse social severo tem impacto no coletivo e como interromper as mensagens e práticas sociais que mantêm os padrões de trauma infiltrados em nossos lares. Em seguida, foi guiado através de passos práticos para quebrar ciclos em diferentes níveis de trauma coletivo. Pode ser difícil digerir informações que têm muitas camadas, como as que você aprendeu neste capítulo. Por isso, encorajo você a fazer uma pausa, refletir, respirar e honrar o próprio trauma coletivo antes de avançar para o próximo capítulo, em que você se concentrará na dor.

QUESTÕES PARA REFLETIR

Como tem sido acrescentar essa dimensão do trauma à lente que você usa para ver a dor geracional?
Qual foi a parte mais difícil ao ler este capítulo? Onde você a sentiu no corpo?
O que esclareceu mais as coisas para você depois de ler este capítulo?
Onde você se sente mais inclinado a fazer um trabalho de reabilitação coletiva?

PARTE 3

Alquimiando seu legado

CAPÍTULO 10

Passando pelo luto da sua linhagem traumática

Dê permissão a si mesmo para deixar o passado para trás e sair da sua história.

OPRAH WINFREY

Agora que você já compreendeu o espectro completo de fatores, tanto internos quanto externos, que contribuem para manter em andamento os ciclos de trauma intergeracional, está na hora de iniciar o processo de libertação. A libertação da dor ajudará você a abrir caminho para que a cura se enraíze. Isto não exigirá necessariamente que você se desfaça das relações com os membros da sua família, embora isso também seja muito bem-vindo, se necessário. Esse processo de eliminação é mais abrangente do que isso. É um processo de eliminação de expectativas antiquadas de como a sua família poderia ter sido, velhas ideias de quem você pensava que fosse e percepções do mundo à sua volta que passaram da validade. É o momento para entrar em uma nova realidade, em que você seja capaz de viver autenticamente e ver os acontecimentos pelo que eles são de verdade: tanto dolorosos quanto passíveis de sobrevivência.

Para quebrar ciclos, é necessário mergulhar nas sombras da família e reconhecer os problemas de saúde mental que os diferentes membros enfrentam. Significa vasculhar a sujeira para encontrar as formas com que as pessoas aprenderam a absorver a dor e as maneiras com que perpetuam a vergonha e mantêm esses ciclos de vergonha escondidos dentro do armário dos segredos de família. É preciso falar dos fatos como são de verdade e romper com as formas como têm sido. Requer uma reconciliação com o fato de que a forma como os membros da família recordam os acontecimentos será muito diferente da que você se recorda. Você pode se lembrar deles em estado de profunda depressão e sendo negligentes em relação às suas necessidades emocionais. Eles podem se lembrar de estarem totalmente presentes e atendendo às suas necessidades emocionais durante toda a sua infância. Você pode se lembrar de um avô ou avó que batia várias vezes em você quando você tirava notas ruins, enquanto eles se lembram de ter conversas calmas sobre como você poderia melhorar a sua maneira de estudar.

As histórias vão colidir. Como quem quebra ciclos, você verá que alguns membros da família tentarão reescrever a história para escapar da responsabilidade. Eles podem fazer com que você questione a maneira como os eventos aconteceram. Isso pode levar você a duvidar de si mesmo. Seus familiares podem evitar você por ter lavado a roupa suja da família e fazer com que você se sinta culpado por sair de gerações de traumas. Como resultado, você pode muito bem ser provocado e retraumatizado enquanto se livra da vergonha da família.

Aceitar que esse será provavelmente um processo doloroso ajudará a preparar o seu coração para uma possível desilusão. É isso mesmo, mais mágoa! Você terá que deixar de lado a fantasia de que um dia será totalmente ouvido por aqueles que o magoaram, de que certos membros da família mudarão de comportamento e de que tudo será notoriamente diferente assim que o seu trabalho de quebra de ciclo começar. Adiar a rejeição dessa fantasia pode complicar sua dor e vergonha. Aceitar que isso *é* fantasia pode ser libertador. É hora de sofrer e deixar ir. É hora de entrar em uma nova forma de ser. Se você estiver pronto, então vamos continuar.

Lealdade intergeracional

Nós, humanos, gravitamos em torno do que conhecemos porque o desconhecido é aterrador. Não nos damos bem com a incerteza, mesmo que o que esteja do outro lado tenha o potencial de ser melhor para nós. Isso explica por que a dor do luto é tão difícil. Somos empurrados para dentro de um desconhecido. Quando perdemos pessoas na nossa vida, deparamo-nos com a incerteza de como será a vida sem elas. A cura intergeracional, no entanto, convida você a entrar de todo o coração no desconhecido e a deixar para trás o que é familiar. Pede-nos para sacudir a nossa árvore de traumas intergeracionais e permitir que as folhas apodrecidas caiam. Requer a aceitação dessas folhas caídas e as respostas a traumas que elas contêm. No entanto, os seres humanos não se dão bem com o fato de deixar cair as folhas da árvore familiar com a evolução ou com o desconhecido. Emocionalmente, desejamos o que conhecemos. Ansiamos pelo que nos é familiar: pessoas familiares, padrões familiares, comportamentos familiares. Mesmo quando o familiar é algo que nos magoa, gravitamos em direção a ele. Nós o repetimos. É por isso que muitos de nós permanecem em disfunção. Ficamos presos a laços familiares que, apesar de dolorosos, podem parecer reconfortantes porque são previsíveis e nos impedem de enfrentar a incerteza.

Para agravar ainda mais esse dilema, muitos de nós sentem que deixar uma família para trás, mesmo que disfuncional, significa não só abandoná-la, mas também abandonar a nós mesmos. O sentimento que nos mantém nessas dinâmicas familiares, independentemente das consequências, é o que chamo de *lealdade intergeracional*. É o autossacrifício que fazemos para nos manter próximos das nossas famílias. É uma forma de nos sincronizar com eles, de mantermos as coisas como estão. É um emaranhado energético. Esse sentimento de lealdade torna duplamente difícil deixar para trás ambientes familiares definidos pela toxicidade e pelo caos. Você foi socializado para se manter no ciclo, e não para destruí-lo, portanto, a lealdade intergeracional foi tudo que você conheceu.

Para preservar essa lealdade, muitos dos que quebram ciclos são ensinados a manter as aparências e apresentar uma fachada de família unida. Isso significa que você está pré-programado para carregar segredos de família e manter a disfunção e o ciclo intactos. Guardar segredos de família é um comportamento que se aprende. Por vezes, esse comportamento está enraizado em crenças culturais sobre não expor a "roupa suja" da família e vem de valorizar a privacidade e evitar a vergonha. O medo é de que a roupa suja possa trazer humilhação para a sua família, colocando-a sob uma luz negativa e convidando-a ao julgamento. Uma frase comum encontrada nas comunidades do sul da Ásia é "log kya kahenge", que nas línguas urdu e hindu quer dizer "O que as pessoas vão pensar?". A regra não dita aqui é que não se deve envergonhar a família. Quem quiser ir contra esse valor e discutir os assuntos da família fora do âmbito familiar se arrisca a ser expulso.

E, embora algumas proclamações públicas do que aconteceu com você possam oferecer um alívio temporário, a eliminação da lealdade intergeracional não tem a ver com difundir toda a vergonha da sua família para o mundo. Trata-se de, antes de tudo, com coragem, conversar continuamente sobre esses segredos, consigo mesmo e talvez até com os próprios membros da sua família. Trata-se de ficar curioso e fazer perguntas como: "Podemos ter uma conversa sobre a batalha da vovó contra a depressão ao longo da vida e como a raiva depressiva dela era prejudicial?" Trata-se de chamar a atenção para o elefante na sala e limpar as tensões não abordadas que sempre obscureceram a sua casa.

Trazer à tona essas camadas ocultas requer tempo e trabalho. É preciso paciência. É necessário dar voz a esses segredos, em vez de mantê-los em silêncio. O silêncio raramente é uma estratégia eficaz para curar traumas de linhagem, porque, mesmo que você consiga abafar o sofrimento ao ficar em silêncio, ele irá reaparecer nas gerações seguintes. E o impacto se torna mais poderoso a cada geração de silêncio. Se você mantiver a parte doente da família escondida, ela só vai continuar a apodrecer, até acabar infectando cada um dos seus membros. Por isso, quanto mais você desenterrar os segredos que mantêm a sua linhagem doente, menos controle o trauma terá sobre a sua família.

No entanto, é importante sempre moderar as suas expectativas ao desenterrar gerações de segredos e vergonha. Esse trabalho é complexo. A cura não acontece em uma conversa simples, mas em diálogos repetidos e confusos, confrontações persistentes desses segredos e em se manter firme nas suas práticas de quebra de ciclo. Em alguns casos, não será possível conversar significativamente ou se reconciliar com membros da família que também mantiveram o ciclo. Quando isso acontece, você tem que reorientar os seus esforços e proteger primeiro a si mesmo. Mesmo que pareça que você está deixando os outros para trás para continuarem a sofrer enquanto se livra dessas camadas, você deve enfrentar a perda por ter descartado a sua lealdade.

As suas próprias reflexões sobre os segredos de família podem levar à percepção de que você também contribuiu para a manutenção de segredos. Muitos que interrompem ciclos acabam percebendo o mesmo, por isso é seguro dizer que você não está sozinho nesse dilema. É muito comum que os que quebram ciclos tenham sido, primeiro, pessoas que os mantinham. A constatação de que você pode ter contribuído para manter o ciclo de trauma da sua família pode ser o passo que enfim permitirá que você mude de atitude, para lamentar sua identidade de mantedor de ciclos.

A dura verdade é que você não pode curar as feridas intergeracionais enquanto chafurda na vergonha das suas contribuições para a dor intergeracional. Se você não sabia que era um sintoma de trauma intergeracional, não tinha consciência de que deveria parar. Em vez disso, tem que mudar a sua mente para o presente e para o futuro, de forma a se libertar de qualquer influência que o passado tenha exercido sobre você. Por isso, se você está aí, atolado e sentindo vergonha, abrace bem o seu coração, respire conforme necessário e se lembre de que você não está sozinho nessa. Muitos que quebram ciclos em todo o mundo enfrentam o mesmo problema quando o quebram. O que você pode fazer agora é reconhecer essa nova compreensão da sua própria lealdade intergeracional e interromper a sua submissão à vergonha.

Você se lembra daquele acordo geracional que você rasgou no Capítulo 1? Este é um momento saudável para verificar o novo acordo e voltar a se comprometer com a quebra de ciclo. Essa camada da sua eliminação vai exigir total dedicação, porque o trabalho de se livrar da vergonha e dos segredos pode parecer especialmente desafiador. No entanto, posso assegurar que romper com o passado será um passo que valerá a pena.

Rompendo com a vergonha

A vergonha é a ideia de que você é mau, submisso ou inapto. É uma autoavaliação negativa que causa um sentimento profundo e doloroso de humilhação e angústia. A vergonha também é muito prevalente entre as pessoas que sofrem de trauma e é uma das emoções centrais que devemos abordar quando estamos no trabalho de desfazê-lo.

Para entrar no seu eu superior intergeracional, você terá que abrir caminho pela floresta de vergonha que o trauma intergeracional deixou em você. Quando você rompe com a vergonha, está cortando os laços com a principal emoção que manteve você em ciclos. Está deixando para trás sua zona de conforto. Romper com esses sentimentos significa introduzir desconforto e a possibilidade de uma crise existencial completa. Quando se entra nesse tipo de trabalho que altera a visão do mundo, tem-se a oportunidade de se encontrar consigo mesmo de novo, ou talvez pela primeira vez mesmo. Desenvolver essa nova identidade, uma que tenha uma relação mais saudável com a sua linhagem, pode parecer solitário e desolador.

A vergonha surge quando uma pessoa começa a acreditar que algo está globalmente errado com ela; que tem defeitos, não é digna de ser amada e não tem valor. É a crença de que você é muito, pouco ou demasiadamente insignificante. A vergonha é uma autoavaliação global negativa que nos faz sentir impotência e falta de valor. A vergonha é o que acontece quando uma criança ou adulto anseia por ser visto e cuidado, mas, em vez disso, é recebido com rejeição, desdém, julgamento e humilhação. Quando não é tratada, a vergonha se torna um fardo para toda a vida. Leva a comportamentos esquivos, autodestrutivos e imprudentes e perturba a capacidade da pessoa de regular adequadamente as suas emoções e respostas emocionais.

É também uma emoção que pode ser facilmente transmitida aos outros. As crianças, em especial, sofrem o peso da vergonha dos pais, porque são um alvo acessível para se deslocar a vergonha. Quando as pessoas em nossas vidas, especialmente os cuidadores, não se responsabilizam pelos seus atos, especialmente se não o fizeram quando éramos crianças, a resposta natural do desenvolvimento é sentir responsabilidade pessoal e internalizar a vergonha. Antes da adolescência, não temos capacidade de elaborar pensamentos abstratos, por isso tendemos a ver tudo em preto e branco, isto ou aquilo, bom ou mau. Como resultado, as crianças que são criadas em lares tóxicos não têm a capacidade de ver a dor nas suas casas como sintoma de comportamentos adultos nocivos ou mágoa intergeracional. É um conceito muito complexo para uma criança compreender. Em vez disso, elas interiorizam esses problemas como seus e desenvolvem uma autonarrativa que implica que são elas que estão causando os problemas, que a culpa é delas.

É normal que uma criança acredite que os pais não podem ser maus. Isso se deve principalmente ao fato de ser difícil para uma criança integrar na sua mente subdesenvolvida que um pai ou mãe pode ter características prejudiciais e mesmo assim amá-los. Mais uma vez, é um conceito muito abstrato para uma criança apreender intuitivamente. E, assim, a criança assumirá que, se o pai ou a mãe é uma *pessoa boa*, mas estão acontecendo *coisas ruins*, então a única *pessoa má* possível é a criança. Elas pensam: "O meu pai é uma boa pessoa, por isso eu devo ser o garoto mau que o está irritando." Isso faz com que entendam que a dor que vivenciam é culpa delas e acreditem que a mereceram. O resultado para essa criança é um sentimento de vergonha profundamente enraizado. Esse deslocamento se torna intergeracional, passado de pai para filho.

Se a sua família não reconheceu ou não pediu desculpas pelos seus atos, você se tornou o portador intergeracional da vergonha e da dor. No entanto, quando se aprofundar na sua cura, você verá que esses sentimentos não são seus. Essa vergonha tem sido uma expressão de mágoas e emoções reprimidas que foram transmitidas para você. Essa mágoa, quando processada, pode levar a uma resolução de gerações de vergonha que vivem em você.

A vergonha é sempre um tema pesado no qual mergulhar, por isso repare no que surge em seu corpo enquanto você reflete sobre tudo isso. Que emoções surgem? Parece mágoa? A tristeza está surgindo em você? Há uma raiva profunda que parece volátil demais para ser abordada? Você sente confusão, perda ou falta de clareza? Todas essas são reações naturais da reflexão sobre a vergonha. Faça uma pausa aqui se precisar refletir sobre sua experiência pessoal de vergonha por um minuto. É importante permitir que a sua mente e o seu corpo se sintam à altura do que você está lendo, e processar todas as informações de forma lenta e intencional. Se isso ajuda, diga a si mesmo o seguinte: "Eu liberto a vergonha geracional que interiorizei e a substituo por compaixão e graça." Quando estiver pronto, volte a mergulhar para continuar a aprender.

Curando a dor deles

Você já está curando uma parte significativa da sua linhagem ao curar a si mesmo. A decisão de quebrar ciclos vai produzir efeitos em cascata na sua família e comunidade, porque, quando você mostra que está curado, os outros têm que ajustar a forma de estar à sua volta, o que significa que eles também sentem os efeitos da cura. Você rompe padrões ao simplesmente existir como um eu mais curado. No entanto, algumas pessoas que rompem ciclos têm um desejo essencial de ajudar as suas famílias e comunidades a se curarem também.

Ter o desejo de curar as pessoas da sua família é diferente de ter o *dever* de curá-la. Se você estiver sentindo uma noção de dever, isso pode ser um resquício infantil de ser um salvador. Filhos de pais imaturos, bem como filhos de pais que usam substâncias, sentem o dever de salvar os pais. Isso porque, no passado, esses filhos tiveram, de fato, de salvá-los. Não é sua responsabilidade curar ninguém, exceto a si mesmo, especialmente se você sentir que seria perigoso ou até mesmo emocionalmente muito pesado fazer isso. Dê a si mesmo permissão para seguir em frente sozinho, se você sabe, em seu coração, que essas conversas só vão levar a mais dor. Se, no entanto, você sente que gostaria de apresentar esses tópicos aos membros da sua família, então continue a ler para obter algumas ferramentas que ajudarão você a navegar por essas conversas difíceis.

Conversando sobre traumas intergeracionais

Sempre que Brooklyn atingia um marco no tratamento, ela queria ajudar a família a aplicar a sua aprendizagem às próprias respostas ao trauma. Em parte, essa resposta se baseava em um sentimento de dever que Brooklyn sentia de ajudá-los. Mas ela também era movida pelo desejo de construir um lar que refletisse *externamente* a mesma paz que ela estava trabalhando na terapia para obter *internamente*. "Eu me sinto tão derrotada quando vou para casa", dizia ela nas sessões, quando as suas tentativas de manter a paz em casa falhavam. Ela se sentia derrotada quando tentava orientar a família para a mudança, ajudando-a a adotar os mesmos métodos que a ajudavam a mudar. Os seus esforços não obtinham sucesso. Ao refletir sobre as suas frustrações na sessão, notamos um padrão na forma como Brooklyn abordava os membros da família sobre esse tema.

Ao iniciar conversas sobre trauma geracional, Brooklyn começava muitas vezes contando aos familiares todas as formas com que eles a tinham magoado. É instintivo que as pessoas fiquem na defensiva quando são acusadas de culpa. Isso é um exemplo de uma resposta de sobrevivência. A abordagem de Brooklyn interrompia uma conversa produtiva e qualquer possibilidade de cura desde o início. Quando ela apontou o dedo para um dos membros da família, isso trouxe à tona uma profunda vergonha para ambos. Brooklyn precisava que sua família se mantivesse aberta e vulnerável, mas, em vez disso, as defesas dela se levantaram. Depois de termos identificado o problema, Brooklyn e eu estabelecemos um objetivo principal. Precisávamos trabalhar na entrega para que ela pudesse ter mais sucesso em ter sua mensagem ouvida, especialmente pela mãe.

Para começar, precisávamos identificar o quanto a mãe de Brooklyn tinha vontade de participar de uma conversa de cura com a filha. Brooklyn queria *muito* ter essas conversas com a mãe, mas, por ter sido tão traumatizada por ela, não sabia por onde começar. Decidimos que Brooklyn deveria esperar por um momento em que a janela de tolerância intergeracional estivesse aberta e convidativa, porque as duas estariam mais calmas e mais tranquilas. Primeiro, elas fariam uma atividade que pudesse ajudar a aumentar a ligação entre ambas. Um dos rituais que partilhavam era tomar sorvete e ver um programa de jogos na televisão. Elas adoravam fazer isso juntas, por isso era um ponto de partida saudável. Quando as duas estivessem mais tranquilas, a segunda tarefa de Brooklyn seria oferecer uma entrada para a conversa. Repassamos alguns lembretes para Brooklyn, para que ela pudesse abordar a mãe (e a si mesma) com delicadeza. Os lembretes eram:

- Lembre-se de que essas conversas estão quebrando décadas, e às vezes séculos, de padrões e dinâmicas de comunicação inúteis.
- Lembre-se de que o sistema nervoso intergeracional será ativado em ambos os seus corpos enquanto dialogam.
- Lembre-se de que as pessoas só serão capazes de ter essas conversas no nível de cura delas.
- Lembre-se de que essas conversas só podem acontecer enquanto forem emocionalmente digeríveis para ambas as partes.
- Logo que a conversa ultrapassar a janela de tolerância intergeracional de qualquer pessoa, você pode ver mais respostas ao trauma se manifestarem e pode começar a ver essas defesas psicológicas se avolumarem,

deixando você se sentir ignorado e desacreditado, o que é o resultado oposto do que você deseja.
- Esteja disposto a abandonar a conversa ou até mesmo o desejo de conversar, se a outra parte não mostrar vontade mútua de se curar e se conectar.

Em seguida, usamos uma habilidade que chamo de DRIVE, que colocava Brooklyn no banco do motorista das conversas para que ela pudesse manobrar mais suavemente e assim alcançar o resultado de ser ouvida. DRIVE é um acrônimo da língua inglesa que significa *Don't point fingers* (Não aponte o dedo), *Relay a short and digestive message* (Transmita uma mensagem curta e compreensível), *Initiate with emotion* (Inicie com emoção), *Visualize your intergenerational nervous system* (Visualize seu sistema nervoso intergeracional) e *Exercise action* (Exercite a ação).

- **Não aponte o dedo:** apontar o dedo sai pela culatra em cerca de cem por cento das vezes. Quando uma pessoa se sente culpada, suas defesas psicológicas são ativadas, e ela se defende. Isso certamente fará com que você se sinta invalidado e reengatilhado. Esteja atento à sua necessidade de atribuir culpas e resista. Em vez disso, concentre-se no problema real que você gostaria de resolver e nas emoções que ele suscita em você.
- **Transmita uma mensagem curta e compreensível:** quando estamos tendo uma conversa difícil com alguém, temos a tendência de falar muito porque ficamos com muita vontade de dizer tudo de uma vez à outra pessoa. Quando nos sentimos suficientemente corajosos para iniciar uma conversa difícil, queremos capitalizar essa coragem enquanto podemos. Mas devagar e sempre se ganha a corrida. Coloque uma questão na mesa com o mínimo de palavras possível. Faça uma pausa e deixe a pessoa digerir o que você está dizendo antes de extravasar as emoções que essa questão evoca em você. Isso funciona melhor, porque, quando estamos tendo conversas difíceis, a resposta do nosso sistema nervoso pode suprimir as funções cognitivas do cérebro. Assim, quanto mais curta for a mensagem, maior é a chance de ser ouvida e digerida.

- **Inicie com emoção:** quando você declara as emoções que sente, a conversa será mais baseada em sentimentos, e você achará mais fácil se afastar da culpa. Concentrar-se nas emoções permite que ambos se humanizem e vejam um ao outro com mais profundidade.
- **Visualize seu sistema nervoso intergeracional:** lembre-se de que, através dessa conversa, dois sistemas nervosos estão internalizando e reagindo. Ambos os sistemas nervosos estão ligados de modo intergeracional e têm históricos longos e estratificados. Considere isso quando vir que as emoções estão começando a aflorar. Olhe para si mesmo com amor e repare em quaisquer pistas de que você possa estar em uma resposta de luta, fuga, congelamento ou submissão e, se assim for, considere o seu próximo movimento, regulando, fazendo uma pausa ou continuando. Regular ou fazer uma pausa irá ajudar você a se tranquilizar melhor e se preparar para continuar com mais eficácia.
- **Exercite a ação:** essa conversa é sobre seguir em frente, assim, proponha uma solução que ambos possam implementar *hoje* para ajudar você a começar a seguir em frente, para uma nova questão. Lembre-se de manter a mensagem curta e acessível, de modo que ambos possam seguir em frente de verdade.

Algumas pessoas se sentem mais à vontade quando têm um ponto de partida, por isso, às vezes, eu enceno a conversa com os clientes. A configuração que iniciamos tende a soar mais ou menos assim:

- "Espero conversar sobre uma coisa que é muito importante para mim. Você está disposto a se sentar comigo durante um momento?"
- Se sim, "Antes de começarmos, sei que a minha reação automática em conversas difíceis é atacar; reparei que a sua é se fechar. Acha que ambos podemos nos comprometer a estarmos presentes e sermos compassivos um com o outro?" (Isso coloca a responsabilidade em ambos e evita que apontem dedos.)

- Se sim, "Sinto que não tenho recebido o nível de amor de que preciso." (É assim que uma mensagem pode ser transmitida de forma curta e direta, usando afirmações do tipo "eu", e não apontando dedos.)
- Depois, faça uma pausa e diga: "Fico um pouco ansioso por partilhar isso, mas como você se sente em relação ao que acabei de dizer?" (Isso pode ser a maneira de integrar a linguagem centrada na emoção em relação à sua experiência e à deles.)
- Se as coisas começarem a azedar, você pode dizer: "Estou notando que ambos estamos um pouco apreensivos. Podemos fazer uma pausa e continuar a conversa depois de recuperarmos o fôlego?" (Essa seria uma forma de atender o sistema nervoso intergeracional, porque você está reparando nas pistas de luta, fuga, congelamento ou submissão, e dando preferência a serenar os seus sistemas nervosos intergeracionais com uma respiração, em vez de continuar a empurrá-los para a exaustão.)
- Se virem que estão ambos prontos para continuar, você pode passar à ação com uma declaração como: "Gostaria de propor que começássemos dizendo as palavras *eu te amo* um para o outro." (Essa é uma solução curta e tangível que ambos podem começar hoje.)
- "Podemos tentar agora? Eu começo: eu te amo." (Essa pode ser a forma de iniciar a solução, a fim de quebrar o gelo.)
- Mostre sentimentos e gratidão pela disponibilidade da pessoa em participar da conversa com você. "Agradeço por se sentar comigo para discutir esse assunto. Sei que não tem sido fácil. Essa conversa significou muito para mim."
- Repare em qualquer desejo de encerrar a conversa graciosamente e reflita sobre o desconforto da conversa ter sido diferente da sua fantasia do que iria acontecer ou do que você antecipou que seria o resultado final.
- Lembre-se de respirar fundo várias vezes quando sair da conversa e convide o outro a fazer o mesmo, para que os seus sistemas nervosos intergeracionais possam restabelecer uma sensação de segurança e paz.

- Repita essas conversas tantas vezes quantas forem necessárias, com intervalos saudáveis entre elas para que ambos possam processar o que foi dito.
- Acima de tudo, modere as suas expectativas. Você pode não receber um "eu te amo" de volta ou qualquer solução que tenha proposto. Pode nem sequer chegar a transmitir a sua mensagem. A conversa pode ser interrompida, e todo o plano pode se dissipar. Não faz mal. Ainda assim, concentre-se em como você se sente em relação à falta de resolução, porque os seus sentimentos são válidos aqui. E dê espaço para que você também sinta orgulho de si mesmo por abordar um diálogo difícil com tanto propósito.
- E se você escolher não ter nenhuma conversa que se pareça com essa, saiba que isso também não faz mal. Você não tem que se forçar a ter conversas que possam não resolver os padrões que você deseja quebrar. Em vez disso, você pode optar por se afastar das dinâmicas pouco saudáveis e trabalhar em si mesmo e na sua saúde.

As conversas de cura são, sem dúvida, algumas das mais difíceis que teremos nesta vida. Cada conversa tem o poder de criar microssoluções para o objetivo maior de construir legados de bem-estar em vez de dor. Ao ter essas conversas, você pode não ser capaz de dissolver completamente a dor que os seus entes queridos carregaram ou a dor que eles causaram em você. Este é um lembrete especialmente importante para aqueles que sofreram traumas profundos e complexos e para os quais a reconciliação não é ideal ou possível. Quer você esteja escolhendo ter a conversa ou se determinou que não vale a pena tentar, anotar suas emoções sobre essa decisão é sempre uma boa prática. Aqui, pegue o seu diário e tente escrever sobre as pessoas com quem você gostaria de conversar. Talvez chegue ao ponto de imaginar como seria o início dessa conversa com uma delas. Fazer um plano pode ser um passo poderoso para iniciar uma conversa que você tem adiado há anos.

Deixando para trás a culpa intergeracional

Deixe-me ajudá-lo a ilustrar como uma conversa DRIVE se aplica a um exemplo na minha própria família. Minha mãe trabalhava incansavelmente para nos sustentar, ao mesmo tempo que enviava dinheiro para a República Dominicana todos os meses para a mãe e seus sete irmãos. O dinheiro dela tinha que ir muito longe. E, apesar dos seus mais de trinta anos de tentativas, ela nunca conseguiu nos colocar acima da linha da pobreza. Ela fazia muito com o pouco que ganhava como cabeleireira, mas sempre a ouvíamos falar de quanto mais gostaria de ter feito.

Ao longo dos anos, minha irmã, meu pai e eu conversamos com minha mãe, seguindo o modelo DRIVE, para ajudá-la a internalizar uma narrativa diferente, na qual ela visse o quanto havia feito por toda a nossa família. Nosso objetivo final era ajudá-la a fazer a transição do lugar onde estava presa, de sua culpa, para um lugar de orgulho e paz. Nós também queríamos que a culpa fosse libertada da nossa família, uma vez que sempre carregávamos essa culpa com ela. Depois de anos dessas conversas, só recentemente a ouvi refletir sobre o orgulho que sentia por ter podido ajudar a família, especialmente durante os últimos dias de sua mãe na Terra. E, embora alguns possam não ver um comentário tão pequeno como um passo revolucionário à frente, para nós, ouvi-la dizer essas palavras foi monumental. Esse foi o pequeno impacto que tínhamos o poder de causar. Eu não podia mudar o passado da minha mãe, toda a culpa e o sofrimento que a pobreza, a migração, os transtornos familiares, o sexismo, o classicismo e o racismo haviam custado a ela. Não podíamos mudar a dor e os pesados fardos de nossa família, mas *podíamos* ensinar uns aos outros a pensar de modo diferente sobre essas circunstâncias além do nosso controle. Podíamos celebrar as pequenas vitórias e lamentar o resto. Podíamos libertar as partes pesadas da nossa Árvore do Trauma Intergeracional e manter o que nos parecia saudável. Foi assim que conseguimos sacudir a nossa própria árvore genealógica e permitir que caíssem as folhas que refletiam a culpa intergeracional. Vejo paz na minha mãe, e isso me traz paz. Não tem sido uma vida perfeitamente pacífica fora dessas circunstâncias, e tive de resolver a minha própria dor de ter que manter tanto espaço emocional para os meus pais, que não conseguiram encontrar as próprias resoluções a tempo de fazê-las alcançar o resto de nós. Mas a paz que a minha mãe, em particular, havia alcançado mais tarde na vida foi suficiente para mim. Essa paz se tornou intergeracional, o que significa que nós duas experimentamos certo nível de conforto. Essa serenidade substituiu parte da culpa estratificada que carregamos durante décadas. É o que espero que você também consiga fazer: utilizar o DRIVE quando necessário e processar a dor do que você não pôde mudar.

Não é preciso perdoar a mágoa

O perdão não é um requisito para quebrar ciclos de trauma. Nunca foi e nunca será. Muitas vezes, durante as sessões ou palestras, os clientes me perguntam se, para nos curarmos, é necessário desculpar as pessoas que nos magoaram. A resposta curta é não. Não é absolutamente necessário. Algumas pessoas não merecem o seu perdão, e isso é normal. Outras vezes, você não sentirá vontade, motivação ou mesmo capacidade de oferecer perdão, e isso também não tem problema. Algumas coisas são simplesmente imperdoáveis. Algumas pessoas foram tão deliberadas em causar danos ou em escolher permanecer em ciclos prejudiciais que o fato de se apoiar no perdão apenas deixará espaço para que continuem a trazer dor à sua vida. Nesses casos, o perdão não trará qualquer tipo de resolução que possa ajudar o seu caminho de cura. Em vez disso, pode acrescentar mais peso emocional a uma experiência já pesada que você tem que resolver. Por isso, se perdoar essa pessoa é algo que você não vê acontecer, honre esse sentimento, em vez de se esforçar para exonerar alguém dos seus comportamentos só porque você acredita que deve fazê-lo. Você não tem que fazer concessões a ninguém na sua vida. E você pode até amá-los e mesmo assim não tolerar o que eles fizeram ou continuam a fazer. Por exemplo, você pode ter um pai ou uma mãe cujo comportamento emocionalmente imaturo se manifesta na forma de culpabilização. Eles manipulam você a agir por eles às suas próprias custas e levam você a sentir vergonha por ceder às táticas deles. Você fica ressentido por continuarem a acionar os seus gatilhos e fazer com que você volte aos mesmos ciclos que está tentando tão arduamente quebrar. Você pode decidir criar uma distância saudável entre você e os seus pais e não perdoar os comportamentos manipuladores deles. Pode quebrar o ciclo e também não perdoar. Ambos podem acontecer simultaneamente. Ou seja, você continua a ser um quebra ciclos se optar por não perdoar alguém. Alguns que rompem ciclos escolhem esse caminho, porque ele oferece paz. E você também pode. É uma abordagem valiosa para a cura e muitas vezes é o único caminho a seguir. Em vez de gastar energia tentando se forçar a desculpar os outros, você pode deixar de lado a ideia de perdoar e, em vez disso, permitir-se lamentar a reconciliação que gostaria de ter tido.

Indo ao velório

Para os meus clientes e na minha vida pessoal, estou sempre insistindo na mudança e nas perturbações que possam produzir cura. Faço um esforço especial para isso porque cortar laços com as pessoas pode por vezes ser essencial, mas, quando feito em excesso, pode perpetuar uma solidão profunda ainda mais prejudicial para a sua saúde. Ter diálogos difíceis, como Brooklyn teve com a mãe ou como nós tivemos com a minha mãe, faz parte da forma como podemos produzir uma cura que forja ligações mais saudáveis com os nossos entes queridos, em vez de nos empurrar para uma solidão tóxica. Essas conversas podem criar micromudanças que têm um impacto profundo e, normalmente, valem a pena. Por isso, se a oportunidade existir, sim, avance na direção da mudança e da resolução, mas, se a oportunidade não for possível, porque é muito significativa e perigosa, ou se uma resolução não for simplesmente possível, você terá de adotar uma abordagem diferente. Essa abordagem é mais interna. Essa abordagem requer sofrimento. A verdade é que, para muitas das suas relações, você não vai conseguir mudar o *status quo*. E, para muitas pessoas traumatizadas, essa é uma pílula difícil de engolir. As pessoas que quebram o ciclo partilham o desejo comum de voltar atrás e mudar a situação e podem vir a concluir que a mudança não está acontecendo, o que é profundamente desanimador. Nos momentos em que a mudança nos outros não é uma opção, o objetivo deve ser a mudança em si mesmo. Se você achar que isso é difícil demais para você, é provável que esteja preso na fase de negação da dor. Você está adiando a perda inevitável que espera você quando tem que deixar alguém ou deixar as ideias que tinha sobre essa pessoa. Os que interrompem ciclos muitas vezes têm que se afastar de membros da família sem um pedido de desculpas, sem o amor deles e sem o reconhecimento de como transmitiram a dor. Você terá de enfrentar a raiva, a tristeza, a negação, o caos e a depressão que a completa aceitação disso causa. Uma pessoa que infligiu dor pode morrer sem nunca pedir desculpas pelo seu comportamento tóxico. E, como alguém que interrompe ciclos, você tem que perguntar francamente a si mesmo: "Como vou lidar com essa realidade?" Será importante decidir se está você disposto a deixar de lado essas velhas expectativas de um dia ouvir os seus remorsos ou passar anos à espera de algo que pode nunca acontecer. Aceitar a mágoa significa lidar com as cartas profundamente tristes que foram dadas a você. A cura ancestral requer que você liberte as retenções traumáticas, as sombras e os desejos não manifestados que deixaram mágoas. E significa que você se compromete a não mais travar involuntariamente as batalhas internas dos outros.

Para isso, você terá de deixar de lado a família que pensava ter, o que significa que terá de deixar para trás todas as expectativas da família que desejou, mas nunca teve; chamo isso de *falsa família*. É a família que você pensava que conhecia antes de ter a imagem completa e de ver verdadeiramente a sua família com todas as falhas e os defeitos. É a ideia de família a que você se agarrou antes de ter despertado para essas verdades geracionais. Agora que você está mais esclarecido sobre essas verdades, tem a oportunidade de dar as boas-vindas à sua nova realidade e ao que eu chamo de *verdadeira família*; esta é a família que você tem de verdade, aquela que tem falhas, que às vezes magoa, que talvez seja tóxica, cheia da própria dor e de sofrimento intergeracional. É a família que você vê à sua frente, agora que o véu foi levantado.

Quando se é capaz de ver todas as camadas de trauma que cada pessoa carrega, você as vê de verdade, honestamente e sem filtro. Você vê seu verdadeiro eu. Essa é a sua verdadeira família, ou seja, essa é a verdadeira família que foi dada a você. A família que pode magoar e que de fato o fez passar por um tumulto emocional. E, para se reconciliar com quem é a sua verdadeira família, é necessário deixar de lado as velhas formas de vê-los. É uma jornada de perda. É como ir a um velório interno das pessoas que você perdeu, pessoas que só existiam na sua mente, porque nunca foram reais. Eram falsas representações da verdadeira família à sua frente. Se você espera aprender a lidar com a perda da sua falsa família, vamos entrar na prática de deixar para trás.

Quebrando o ciclo: deixando para trás a família que você gostaria de ter tido

Sair de um *status quo* nocivo e passar para um legado intergeracional exigirá uma transição através da dor. Às vezes, o mais difícil de abandonar é o desejo do que poderia ter sido. O desejo de que você pudesse ter nascido sem traumas; que pudesse ter sido amado de forma diferente pela família; que pudesse ter pertencido a uma família que tivesse lidado com as suas mágoas antes desta geração; que você pudesse ter nascido em uma sociedade que não reforçasse a mágoa emocional. Poderia ter sido, mas não foi. E isso é profundamente difícil de digerir. Como forma de transição desse lugar de bloqueio e mágoa, gostaria de oferecer uma prática a que chamo "Dizendo adeus". Vamos redigir uma carta de despedida para a sua falsa família.

Para ajudar você a se instalar nessa prática, dirija-se ao seu lugar seguro para escrever. Tenha à mão os seus materiais de escrita, mas também quaisquer objetos que possam trazer conforto e que possam ajudá-lo. Prenda o fôlego e, se parecer correto para você, com os olhos fechados, inspire profundamente três vezes. Depois de respirar pela terceira vez, saiba que está na hora de começar a deixar para lá.

Você está pronto para isso, então vamos começar.

- Em primeiro lugar, é preciso considerar se essa carta será dedicada a uma pessoa ou a várias pessoas.
- Dirija a sua carta a essa(s) pessoa(s), escrevendo o nome dela(s).
- E comece com isto: "Estou em busca de honrar a mim mesmo. Estou mudando aquilo a que estou dedicando esta vida. E faço isso com o intuito de construir um legado intergeracional. Mas eu não posso fazer isso até que eu abandone os fardos pesados a que tenho me agarrado. Por isso, escrevo esta carta para deixar para trás os fardos intergeracionais que têm atormentado a mim e a vocês."

Agora, faça a transição para a identificar aquilo que você está deixando para trás, desta forma:

- Diga o que você gostaria que eles tivessem feito (por exemplo, eu gostaria que você tivesse dito que me amava).
- Diga o que eles *realmente* fizeram (por exemplo, mas, em vez disso, você reteve as expressões verbais de amor, de que eu precisava).
- Diga qual foi o fio condutor intergeracional do comportamento deles (por exemplo, talvez porque você nunca teve um modelo sólido para verbalizar o amor).
- Diga o que você está disposto a levar consigo (por exemplo, levarei comigo os momentos em que vi você tentando me mostrar amor através de ações, mesmo que nunca tenha conseguido dizer em palavras).

- Diga o que você vai deixar de lado (por exemplo, vou deixar de lado este desejo profundamente enraizado de ouvir você dizer as palavras "eu te amo, meu filho").
- Diga com o que você vai substituir esse vazio (por exemplo, vou dizer essas palavras a mim mesmo todos os dias).
- Diga como isso vai construir um legado (por exemplo, o meu amor vai ter um efeito cascata na minha vida e na geração seguinte).
- Agora, pegue a carta e a coloque em um lugar onde você possa relê-la quando precisar se lembrar do amor que merece e do trabalho que já fez.
- Reserve o momento que você achar necessário para refletir sobre essa prática.
- Saia dela com respirações profundas e dando a você mesmo um forte abraço.
- Dê abraços em si mesmo durante o resto do dia e vá com calma. Isso foi difícil!
- E parabéns por ter completado essa tarefa tão importante.

O que você aprendeu até agora

Neste capítulo, você explorou o conceito de lealdade intergeracional. Compreendeu como as conversas corajosas, em vez da manutenção de segredos e da vergonha, são os verdadeiros atos de devoção à família e a si mesmo. Parte dessa viagem requer um passo necessário de luto, por isso foi ensinada a você a importância de fazer a transição da família que um dia acreditou ter (a sua falsa família) para a família que agora você sabe que tem (a sua verdadeira família). Você aprendeu como esse tipo de perda é processado na mente, no corpo e no espírito e como ela precisa ser honrada da mesma forma que honramos aqueles que já não estão conosco. Tal como com qualquer perda e luto que você tenha tido de processar na sua vida, esse trabalho de luto pode ser pesado, por isso não se esqueça de fazer uma pausa suave; talvez preparar um chá de capim-limão ou fazer um pouco de TLE intergeracional para se reequilibrar. A liberação é importante para esse trabalho, por isso dê a si mesmo um momento para se libertar antes de mergulhar na próxima seção sobre resiliência geracional.

QUESTÕES PARA REFLETIR

Como foi para você refletir sobre a sua falsa família *versus* a sua verdadeira família?
Como foi para você se libertar da necessidade de curar a dor deles?
O que surgiu para você quando completou a prática de "Quebrando o ciclo" de dizer adeus?
Qual é a sua visão de como a vida poderia ser depois de se libertar desses fardos?

CAPÍTULO 11

Incorporando a resiliência geracional

Eu... tenho a realeza no meu DNA.

KENDRICK LAMAR

Para aumentar a sua resiliência geracional, é necessário que você se esforce na direção do crescimento. A resiliência intergeracional se refere à força duradoura, à cura e à adaptação das pessoas de quem descendemos, bem como às formas pelas quais, ao longo da nossa vida, herdamos e nos baseamos na força dela para prevalecer em nossas próprias circunstâncias. Como abordamos no Capítulo 2 sobre o seu eu superior intergeracional, esse tipo de resiliência oferece a capacidade de usar forças individuais e coletivas para viver uma vida mais plena e mais presente. Ela reflete a sua capacidade de recuperação porque incorpora a força intergeracional. Quando você aprende sobre a força dos seus antepassados, sente-se encorajado. É capaz de captar a força que foi transmitida e encontrar a resiliência que já existe dentro de você mesmo.

A resiliência intergeracional se baseia não só na sua própria sabedoria e força, mas também nas dos seus antepassados. É a sabedoria que eles deixaram para você, baseada na forma como aprenderam a lidar com as dificuldades. É um tipo de resiliência que atravessa o tempo e as dimensões e inclui todos os seus esforços combinados para sobreviver, de geração em geração. Essa herança genética se reflete não só nas suas enraizadas respostas traumáticas, mas também nas vulnerabilidades emocionais que aprendemos ao longo destes capítulos. Essa é uma resiliência que se reflete na forma como você tem sido capaz de, apesar das numerosas respostas recicladas ao trauma, refletidas na sua Árvore do Trauma Intergeracional, usar a força inata para ajudar você a gerir circunstâncias estressantes, de modo que a sua vida não pareça uma eterna corrida de obstáculos. Isso até se reflete no fato de você ter escolhido este livro e trabalhado para aumentar a sua janela de tolerância intergeracional, diminuir a vergonha, equilibrar o corpo e todos os diferentes exercícios de construção de resiliência que você tem adotado até agora. E está em todas as ações adicionais que você já desenvolve na sua vida cotidiana e que fizeram de você um sobrevivente do trauma intergeracional e um quebra ciclos.

A resiliência intergeracional também pode ser entendida de uma perspectiva biológica. As alterações epigenéticas relacionadas ao trauma não são todas trágicas. Na verdade, diz-se que também nos preparam biologicamente para sobreviver aos tipos de traumas pelos quais os nossos pais e antepassados tiveram de passar. Tratam-se de informações transmissíveis que ajudam a preparar para a vida, tornando-nos biológica e socialmente equipados para esses agentes estressores semelhantes. Você usa essa prontidão inata diariamente, mas provavelmente não está parando o bastante para se dar conta disso. Vamos aproveitar este momento para fazer exatamente isso, para reparar como essa herança de resiliência aparece na sua vida cotidiana.

Pense em uma pequena dificuldade recente que você tenha tido de ultrapassar. Imagine-a. Agora imagine o que você fez para ultrapassar essa circunstância. Faça uma pausa aqui. O que veio à sua cabeça? Talvez você tenha imaginado como utilizou as suas fortes capacidades de resolução de problemas, ou como mudou a sua perspectiva sobre a questão para vê-la de um ângulo diferente, ou talvez tenha começado a encarar o obstáculo como uma oportunidade de aprendizagem. Qualquer que tenha sido a sua versão de resiliência para essa situação, ela teve origem em você e nas suas capacidades inatas. Você estava preparado para sobreviver à situação.

Um aspecto bonito da resiliência geracional é também o fato de se poder continuar a construir em cima dela. Você pode ajudar a promover ainda mais resiliência na sua mente e no seu corpo para aumentar a força que já existe ali. Você pode olhar para a sua Árvore do Trauma Intergeracional e para a fortaleza que as pessoas tiveram em sua linhagem e comunidades, apesar das respostas a traumas contidas nessa árvore. Este pode ser outro momento para parar e pensar em como, apesar da dor em camadas, a sua árvore de linhagem continuou a crescer. E, mais especificamente, este pode ser um momento para refletir sobre as dádivas geracionais oferecidas na sua linhagem, apesar da dor estar presente.

Tal como os seus antepassados e familiares fizeram, talvez de forma mais inconsciente do que você está fazendo agora, você tem a capacidade de reabilitar o seu corpo e o seu cérebro. Enquanto eles muito provavelmente tiveram que confiar apenas na intuição para reparar o estresse em suas vidas, você pode construir essa força através de estratégias holísticas para reverter os danos do estresse anterior. Práticas de cura contínuas, como as que você está aprendendo aqui, podem mudar seu cérebro e criar novas ligações neurais que disparam em seu favor, em vez de contra você. Demonstrou-se, por exemplo, que a meditação ativa áreas cerebrais envolvidas em autorregulação, resolução de problemas, comportamentos saudáveis e interocepção (a capacidade de estar mais em sintonia com os seus estados internos). Quanto mais você se engajar nessas práticas, mais será capaz de incorporar a resiliência. Enquanto continua a ler, agarre-se à compreensão de que você tem não só um reservatório abundante de resiliência intergeracional, mas também a capacidade de continuar a elevar a sua fortaleza geracional.

Crescimento intergeracional e abundância

O crescimento pós-traumático é um processo de mudança e de resistência psicológicas que uma pessoa adota depois de ter sofrido um trauma. O conceito de crescimento pós-traumático nos ajuda a entender o desenvolvimento de esperança e confiança que podem, com trabalho, acompanhar uma vida de agentes estressores traumáticos. É um processo em que a pessoa é capaz de reconhecer o que aconteceu, como as múltiplas formas em que você reconheceu as transmissões do trauma na sua Avaliação de Cura do Trauma Intergeracional, e também desenvolver um novo sentido para a vida que se concentra no futuro. O crescimento pós-traumático intergeracional funciona através de uma lente semelhante, porém com mais camadas. É a forma como podemos convidar a abundância para as nossas vidas através da nossa própria força *e* da sabedoria dos nossos antepassados. O crescimento pós-traumático intergeracional nos ajuda a ir além do nosso eu individual e a ver (1) como os outros contribuíram para a nossa sabedoria e (2) como podemos continuar a transmitir essa sabedoria a futuras gerações.

São sete as áreas que caracterizam esse tipo de crescimento. Cada uma apresenta uma parte da jornada do trauma intergeracional para a abundância intrageracional. Em conjunto, representam o aprofundamento da resiliência intergeracional. E, sim, a resiliência intergeracional pode ser reforçada de forma contínua, mesmo quando os agentes estressores crônicos são a norma em nossa vida, como quando temos identidades que são marginalizadas. Quanto mais você conseguir incorporar a resiliência, menos os problemas da vida poderão te abalar. Vamos analisar cada uma dessas áreas de crescimento pós-traumático intergeracional, para que você possa ter uma noção melhor do que elas são. Durante a leitura, considere como você pode já estar adotando algumas dessas práticas na sua vida ou como gostaria de se concentrar no crescimento em qualquer área em particular.

Gerando novas forças

Esta área do crescimento pós-traumático intergeracional se refere à capacidade de lidar com os agentes estressores da vida através de práticas que ajudam o sistema nervoso intergeracional a se sentir mais à vontade. Já aprendemos que o nosso sistema nervoso foi criado para nos recuperar de traumas. Ele é resiliente em sua essência. Mas, como o trauma intergeracional faz com que o sistema nervoso seja levado à constante exaustão, ele sofre um desgaste, a sobrecarga alostática de que falamos no Capítulo 3. No entanto, você pode aumentar a capacidade para mais resiliência geracional, ajudando o seu sistema nervoso intergeracional a experimentar mais descanso e recuperação. Isso significa que, quando você cria uma oportunidade de se concentrar em relaxar, está se treinando a ser ainda mais resiliente. Está ajudando a expandir a sua janela de tolerância intergeracional. Isso vai servir a você individualmente, te ajudando a sentir mais paz na sua vida, mas também contribui para a forma como você modifica a biologia do seu corpo para a próxima geração. Um bônus adicional é que, quanto mais o seu sistema nervoso se acalmar, mais você será capaz de se sentir ligado aos outros, incluindo as crianças da sua vida, o que as ajuda a se conectarem a adultos como você de uma forma segura e amorosa. Você também pode ajudar a expandir a sua janela de tolerância intergeracional com as seguintes práticas:

- **Hora do chá:** lembra-se dos intervalos e das sessões de chá que mencionei no Capítulo 3? Chás, ervas e plantas, como a camomila, a alfazema, o capim-limão e a valeriana, têm sido utilizados há muito tempo como bálsamos tradicionais contra o estresse, devido às suas propriedades calmantes. Faça uma pausa para um chá e, com atenção, concentre-se em cada passo do processo de infusão e saboreie o chá lentamente. Essa é uma forma de introduzir um suave momento de calma na sua vida diária e fazer um inventário das mudanças que produz, enquanto, ao mesmo tempo, desfruta dos efeitos calmantes das misturas de chá que você escolher.

- **Meditações diferentes:** os efeitos da meditação sentada e ativa têm sido notáveis para ajudar o sistema nervoso a se recuperar. Mesmo uma meditação de cinco minutos pode ser suficiente para aumentar a sua força mental diária. Veja se você consegue variar a forma como medita a cada dia e encontrar os tipos de meditação que funcionam melhor para ajudá-lo a curar a sua alma.
- **Passar tempo em elementos naturais:** passar tempo na natureza pode ajudar a ligar você à sua tranquilidade. O nosso sistema nervoso é naturalmente sintonizado com o nosso ambiente, de modo que voltar aos elementos é uma maneira de ajudar a reequilibrá-lo e acalmar a mente. Você logo verá quantos milagres terrenos existem em cada momento, o que pode promover uma sensação de paz e te ajudar a se concentrar no presente, uma tarefa muitas vezes difícil para os corpos que vivem em trauma.
- **Sacudir:** você pode se livrar das bolsas de tensão no seu sistema nervoso apenas sacudindo partes do seu corpo. Pode fazer isso de qualquer forma que pareça certa para você, como dançando, saltando, correndo ou simplesmente se sacudindo, mas o objetivo geral é ajudar a libertar qualquer energia reprimida que seu corpo tenha capturado.

Existem muitas formas de induzir o relaxamento e a restauração do seu sistema nervoso. Sinta-se à vontade para adotar as práticas aqui destacadas, integrando-as à sua rotina diária de alguma forma, ou adicionar algumas das próprias práticas que sejam mais personalizadas. No Apêndice C, você encontra práticas adicionais que podem ajudar. Acredito que começar o dia com a geração de força e resiliência ajuda as pessoas. Cinco minutos por dia é uma dedicação suficiente a essa tarefa diária, mas você pode voltar para ela o quanto desejar e precisar.

Construindo ligações sociais mais seguras

O segundo objetivo é construir ligações sociais mais seguras, definidas por vulnerabilidade e confiança. Como aprendemos, uma das formas mais profundas em que o trauma intergeracional reconfigura o cérebro é através da nossa capacidade de nos ligar aos outros. Aprender a promover ligações sociais saudáveis é, portanto, uma ponte para a cura. A diferença entre laços emocionais saudáveis e não saudáveis pode ser vista na presença de vulnerabilidade e confiança. Mas isso pode ser um desafio para os que quebram ciclos. No entanto, procurar pessoas que façam você se sentir psicologicamente seguro pode aumentar a segurança que você sente no próprio corpo, o que, por sua vez, contribui para a sua capacidade de confiar. No Capítulo 7, você aprendeu como uma ligação segura pode oferecer um amortecedor contra o trauma e ajudar a curar a sua criança interior intergeracional. Essa ligação segura requer confiança nos outros. Reaprender a confiar começa com pequenos momentos de vulnerabilidades microscópicas que ajudam a alargar a sua janela de tolerância intergeracional. Isso significa empregar as mesmas estratégias que empreguei com Yara. Ao fazê-lo, você terá de sair da sua zona de conforto, mas não a ponto de sobrecarregar completamente o seu sistema nervoso. O objetivo é se esforçar apenas o suficiente para te ajudar a criar pequenas mudanças que levam a uma mudança maior ao longo do tempo. Alguns exemplos de como você pode fazer isso são:

- Contar a alguém algo pessoal que você nunca mencionou antes (não a sua maior e mais traumática experiência, mas algo leve ou moderadamente estressante).
- Permitir que alguém faça algo por você que de outra forma você faria por si mesmo, para te ajudar a treinar o seu sistema nervoso a confiar nos outros em pequenas tarefas.
- Dizer a alguém uma pequena necessidade que você tem e deixar espaço para que ele ou ela satisfaça essa necessidade (como a necessidade de um abraço, por exemplo).
- Mostrar a alguém um aspecto da sua personalidade que você tende a ocultar (especialmente se der por si mostrando apenas aquelas partes de sua personalidade que você acha que as pessoas consideram digeríveis).

Construindo um tipo diferente de apreço pela vida

A terceira área se refere à forma como se pode construir um tipo diferente de apreço pela vida, com a compreensão de que ela é muito mais do que uma linhagem traumática. Para aqueles de nós que sentiram que o trauma esteve em cada esquina da vida, pode parecer que *somos* o nosso trauma e nada mais. Uma identificação excessiva com uma narrativa de trauma pode, na verdade, consumir tudo, gerando depressão e desesperança. Cultivar uma visão mais matizada da vida, que permita que você veja tudo que a sua vida é, pode ser uma forma mais saudável de navegar na sua narrativa pós-traumática. Isso permite criar uma visão abrangente, matizada e integrada da vida que permita que experiências tanto traumáticas quanto pacíficas coexistam em uma só pessoa: você. Para isso, pode ser útil considerar a narrativa a que você tem se agarrado ultimamente e questionar se você tem estado muito focado no trauma. Se for esse o caso, será benéfico reconstruir sua própria narrativa.

Na terapia narrativa, um tipo de terapia que ajuda as pessoas a identificar histórias alternativas sobre as suas vidas para ampliar a visão pós-trauma, as histórias pessoais são reescritas para ajudar a capacitar o narrador. Eu gostaria de te dar a oportunidade de escrever uma pequena história pessoal aqui. Você consegue escrever uma página que reflita uma narrativa equilibrada da sua cura? Comece escrevendo sobre dois temas: como o trauma intergeracional tem feito parte da sua vida e os passos que você deu para se tornar alguém que interrompe ciclos. Isto dá a você a oportunidade de refletir sobre todo o trabalho pesado que já fez e ao mesmo tempo fazer um balanço dos progressos alcançados. Se você quiser continuar a escrever para além de uma página, considere acrescentar algumas reflexões mais profundas relacionadas às seguintes questões: O que o seu eu curado consegue fazer que o seu eu ferido não conseguia? Que novas perspectivas você está ganhando com a sua cura? Que novos interesses você está descobrindo? Que novas formas de viver são possíveis para você agora? A tarefa consiste em ver as coisas de uma perspectiva equilibrada e avaliar os prós e os contras da sua história.

Desenvolvendo novas possibilidades

A quarta área encoraja você a se envolver em novos objetivos que honrem o seu eu curado. Uma grande parte desse objetivo de cura intergeracional é aproximar você do seu eu superior intergeracional. Lembre-se, o eu superior intergeracional é a versão de si mesmo que é mais preparada, iluminada e sábia e que se envolve em um conjunto diferente de práticas e rotinas diárias que honram o crescimento e a abundância intergeracional. Mas não se chega a esse eu mais sábio instantaneamente; você constrói essa versão de si mesmo ao longo do tempo. É preciso um compromisso diário com a mudança, encontrando e desenvolvendo novos interesses, novos passatempos, novas práticas e novos hábitos. Aproveitar essas novas oportunidades expande os seus horizontes de muitas maneiras positivas. Você aprende coisas novas e cria novas conexões neurais em torno da sua aprendizagem. Você cria mais capacidade de ver o quanto há na vida e de encontrar esperança mesmo nas menores situações.

Eu poderia continuar, porque a lista de possibilidades é interminável. O fator importante a considerar aqui é que não se pode olhar para o futuro sem levar em conta as novas aventuras que o futuro pode reservar para você. Existem muitas opções, portanto, use este momento como uma oportunidade para considerar quais servem para você. Vou dar alguns exemplos do consultório e do meu próprio trabalho para você começar:

- Aprender a cozinhar refeições deliciosas que alimentam a sua microbiota intestinal e os milhões de neurotransmissores que lá vivem.
- Começar a fazer cerâmica, especialmente bules e xícaras de chá para a sua apreciada pausa para a hora do chá.
- Fazer caminhadas e ver a vastidão da natureza.
- Aprender a costurar e fazer novas peças de roupa que se adaptam à sua personalidade.
- Fazer velas e criar novos aromas inovadores que convidem à regulação do sistema nervoso.

- Aprender uma nova língua, o que melhora a sua flexibilidade cognitiva, um fator-chave na resolução de problemas que é frequentemente comprometido pelo estresse crônico.
- Estabelecer um novo objetivo de leitura de doze livros em doze meses para expandir o seu conhecimento do mundo.
- Aprender diferentes formas de meditar (por exemplo, meditações sentadas, ioga, meditações com trabalho de respiração, meditações escritas etc.).

Quantos mais hábitos novos você adotar, menos energia terá para os velhos hábitos pouco saudáveis que ocupavam espaço demais na sua vida. Pense em fazer a sua própria lista de possibilidades e veja aonde você chega.

Tornando-se espiritualmente firme

A quinta área é se tornar espiritualmente firme, o que significa que você está trabalhando para estabelecer ligações saudáveis entre você e os elementos universais da vida, incluindo poderes superiores. Existem provas abundantes da necessidade inata de conexão da humanidade. Quer esteja procurando uma ligação com Deus, com um ser divino, com o mundo natural, com o cosmos, com antepassados ou o universo, você está buscando uma relação com um poder fora de você mesmo. Procurar um significado fora de si é parte fundamental da experiência humana e, portanto, uma chave para a verdadeira cura holística.

A nossa ligação aos poderes universais e à natureza através da oração, da meditação, do ritual e da fé não se trata apenas de crença, mas de bem-estar. Investir em firmeza espiritual nos ajuda a adquirir uma consciência mais profunda, desenvolver completamente crenças significativas e encontrar paz em saber que as forças externas estão trabalhando a nosso favor. Por que você acha que é tão bom acreditar que Deus protege você, que os ciclos lunares trabalham a seu favor e que o universo está sempre procurando o equilíbrio? Somos parte de um todo maior. Quanto mais você conseguir se conectar a essa verdade, mais firme se sentirá ao longo desta jornada.

Se essa for uma parte da sua cura em que você queira se concentrar, considere que aspecto da espiritualidade é verdadeiro para você e aprofunde a sua relação com essa fonte. Isso pode significar escrever cartas aos seus antepassados ou frequentar cultos da congregação com mais frequência, ou pode significar conhecer os seus mapas cósmicos para estar mais sintonizado com a forma como os elementos naturais afetam você. Esse é um processo muito pessoal, por isso torne-o seu. Passe algum tempo onde quer que você deseje desenvolver a sua ligação espiritual. E lembre-se de que, se não quiser se concentrar nessa área, isso também é válido.

Ajudando outros da sua linhagem e comunidade a se curarem

A sexta área se refere à forma como você estende a ajuda à sua linhagem e comunidade. Para ajudar a sua linhagem e comunidade, tente aparecer como um eu mais curado (lembre-se de que só a sua cura já cria mudanças na sua linhagem) ou convide outros a se curarem em conjunto (o que, como mencionei na Introdução, é opcional). No entanto, ajudar outros na família e na sua comunidade estendida pode ser parte da forma como se faz sentido a partir das ruínas do trauma. Essa visão comunitária é um aspecto do trabalho de cura que pode acrescentar uma dimensão importante à sua cura individual. Para alguns que rompem ciclos, essa é a única maneira de se curarem: estendendo a cura ao seu círculo mais amplo. Para outros, parece menos central para o trabalho. Ambas as abordagens são válidas. No entanto, o trauma geracional não é uma experiência de uma só pessoa, por isso você pode querer considerar quem mais pode se beneficiar do tipo de cura a que você está sendo submetido. Pode ser um amigo, um membro da comunidade ou mesmo um estranho. Alguns exemplos de como você pode fazer isso incluem:

- Simplesmente se apresentar como uma versão mais curada de si mesmo.
- Mostrar a alguém as práticas de "Quebrando o ciclo" que você está aprendendo.
- Convidar alguém para fazer um exercício de respiração profunda com você.
- Convidar alguém para fazer a pausa do chá com você.
- Partilhar com alguém que você está tendo dificuldades em iniciar conversas difíceis utilizando o método DRIVE (ver o capítulo anterior).

Lembre-se de que isso deve ser adaptado a você e às suas próprias necessidades de cura. Como sempre, torne essas práticas suas.

Ajudando a curar gerações futuras

A sétima e última área do crescimento pós-traumático intergeracional é a de ajudar a curar as gerações futuras. Você é um antepassado em formação, e, por isso, o impacto que você tem no mundo é importante. O que você faz agora pode ter um efeito multigeracional. Para muitos quebra ciclos, a ideia de ter um impacto positivo nas gerações futuras através do legado de sabedoria e resiliência geracionais é a verdadeira força motriz por trás da sua jornada de quebra de ciclo. Eles veem os descendentes, como os próprios filhos, membros mais jovens da família, crianças nas suas comunidades, crianças em todo o mundo ou qualquer pessoa que pertença a uma geração futura, como peças importantes a levar em conta na sua própria cura. Pode ser uma força motriz para você também. Se for esse o caso, então será benéfico, como fizemos em vários exercícios anteriores, listar como você gostaria de empreender essa ideia. Comece escrevendo a sua resposta a seguinte pergunta: "Como eu quero causar impacto nas minhas gerações futuras?" E veja o que acontece. Se estiver ficando sem ideias, aqui estão algumas para ajudar a começar. Você pode impactar futuras gerações do seguinte modo:

- Ensinando sobre regulação do sistema nervoso como um caminho natural para cuidarem de si mesmos, para que não tenham de passar por tanto sofrimento quanto você.
- Criar uma relação com eles que se baseie em segurança e em ligação, para que o vejam como um porto seguro.
- Envolver-se em ações de defesa que possam ajudar a criar ambientes mais seguros para eles, como escolas mais seguras, com menos *bullying* ou violência, por exemplo.
- Modelar comportamentos que você sabe que ajudarão a construir uma autoestima e um autoconceito saudáveis, como pedir desculpas ou criar uma oportunidade para que falem sobre emoções.
- Investir tempo na desativação dos sistemas que ofuscam a luz deles e deixam espaço para que o trauma se enraíze.
- E muito mais.

Abordaremos o seu impacto intergeracional no próximo capítulo, mas, por agora, continue a pensar em formas de adaptar o seu impacto aos seus descendentes.

Em conjunto, essas áreas ajudam a criar resiliência geracional, sabedoria e abundância. Ajudam a compreender que a sua história não começa nem termina com o trauma intergeracional, mas que tem muito mais significado do que isso. O crescimento pós-traumático intergeracional tem a ver com criar a vida que você merece e não permitir que o trauma intergeracional seja a única parte notável da sua história.

Abraçando as imperfeições

Comunidades em todo o mundo criam linguagens comuns em torno da resiliência que a comunidade inteira compreende em um nível profundo. O simbolismo com base na comunidade tem refletido a força das comunidades ao longo da história e em todo o mundo. Por exemplo, na Ruanda do pós-genocídio, os sobreviventes e seus descendentes adotaram conceitos culturalmente específicos, relacionados à resiliência, para ajudar a reconstruir a comunidade: *kwihangana* (retirar força do interior), *kwongera kubaho* (manifestar sistemas que são afirmativos) e *gukomeza ubuzima* (avançar na direção da aceitação e do crescimento). As comunidades de toda a Ruanda têm uma compreensão partilhada tanto do trauma sofrido quanto da resiliência capturada na sua sobrevivência partilhada, o que se reflete nessa nova linguagem cultural que elas criaram.

Os membros da Nação Cherokee também têm ditados comuns que são culturalmente concebidos para refletir resiliência. Wilma Mankiller, a primeira mulher chefe da Nação Cherokee, ressaltou a sabedoria da natureza ao ensinar seu povo sobre resiliência, observando que uma vaca foge de uma tempestade, mas um búfalo dispara em direção a ela, atravessando-a muito mais depressa. Mankiller afirmava que, se as pessoas se mantiverem na coragem de sua força enquanto se aproximam das tempestades da vida, elas atravessarão o problema muito mais depressa. Podem até serem lembradas de sua própria força enquanto enfrentam o desafio.

Outra perspectiva centrada na resiliência é captada na prática japonesa chamada *kintsugi*, em que as pessoas reparam as fissuras de um vaso de cerâmica com ouro. A prática ensina que é possível pegar os pedaços partidos, juntá-los de novo, reconhecer as imperfeições e irradiar luz dourada através delas. Acredita-se que as rachaduras douradas agregam valor à peça e que, da mesma forma, as rachaduras metafóricas em nossas vidas também nos tornam mais preciosos. Quando tomei conhecimento do *kintsugi*, senti profunda tristeza, lembrando-me dos preciosos pedaços partidos da caneca da minha avó. Eu os tinha jogado fora, por isso não acreditava que pudesse me envolver na prática de reconstruí-la. Mas depois me lembrei de que podia fazer isso a partir de outros objetos que me ligam a ela e à sua sabedoria.

Poucos meses depois de a caneca da minha avó ter se despedaçado e me deixado inconsolável, os meus pais me trouxeram pedras de um rio da República Dominicana. As pedras que meus pais pegaram lá, Larimar, são encontradas somente em um único lugar no mundo: na cidade natal de minha avó, Barahona. Decidi pegar as minhas pedras Larimar, poli-las e criar uma bela peça de cerâmica em homenagem à resiliência e ao amor da minha avó. Eu criaria o meu próprio *kintsugi* e incluiria essas pedras. A prática de criar uma peça de cerâmica a partir dessa Larimar permitiu que eu liberasse a tristeza de perder a caneca da minha avó e a minha percepção da perda de ligação com ela, de modo que eu pudesse despertar o poder da resiliência e sabedoria geracionais em mim.

Talvez você tenha a própria história de alquimia: uma história de transformação, de transformar a dor em ouro. Ou uma história de como você entrou no seu próprio poder geracional. Talvez você tenha se mudado para uma nova cidade ou país e tenha decidido reconstruir a sua vida. Ou talvez a sua história seja de uma mudança de carreira e você tenha tido que entrar em sua própria coragem para fazer essa mudança. Ou talvez a sua história seja de ter tido a coragem de sair do estigma de saúde mental e trabalhar o seu trauma. Seja qual for a sua história, ela é digna de reflexão enquanto você continua o curso da cura.

Quebrando o ciclo: aumentando a sua resiliência geracional

No espírito de aumentar a sua resiliência geracional e de avançar para o crescimento, vamos trabalhar na construção de melhores ligações sociais, uma das áreas necessárias para o crescimento pós-traumático intergeracional. Você pode utilizar essa ferramenta para expandir com segurança os próprios limites sociais — o que significa fazer algo nas relações que possa fazer você se sentir um pouco desconfortável e associá-lo a um exercício de relaxamento, para que possa aprender a tolerar o desconforto. O exercício de relaxamento também ajuda a expandir a sua janela de tolerância intergeracional, a fim de que você possa fomentar essas ligações mais profundas. Vou te oferecer um exercício suave para experimentar, que eu chamo de Sobrevivendo à Confiança (do inglês *Surviving Trust*), que nos ajuda a relaxar e a confiar a outros tarefas pequenas. Essa prática pode ajudar você, tal como ajudou a minha cliente Yara a confiar os bilhetes para o show ao amigo dela, a aumentar gradualmente a sua confiança, começando por visualizar a confiança e associando-a a uma prática de relaxamento chamada Relaxamento Muscular Progressivo (do inglês *Progressive Muscle Relaxation*). Isso requer que você se sente em um lugar confortável, pois você estará intencionalmente tensionando certos grupos musculares para liberar a tensão baseada no estresse que eles estão retendo. Vamos começar.

- Sente-se confortavelmente, de preferência no seu espaço seguro.
- Encontre a sua respiração e a aprofunde, aumentando a inspiração e a expiração.
- Faça mais três respirações lentas e profundas.
- E, quando estiver pronto, feche os olhos.
- Visualize uma vulnerabilidade que você tenha, uma bem pequena, não algo profundamente vulnerável como o medo de ser abandonado, porém menor, como medo de altura.
- Veja você mesmo segurando essa vulnerabilidade na sua mão, como se fosse um objeto.
- Visualize alguém que você já considera que é uma pessoa segura para você, mas que não sabe dessa vulnerabilidade.
- Agora imagine as palmas das mãos dessa pessoa se abrindo para receber a dádiva da sua vulnerabilidade.
- Quando estiver pronto, imagine-se entregando-a a essa pessoa.

- Repare como você se sente ao dar à outra pessoa essa dádiva de confiança.
- Que emoções surgem em você?
- Até que ponto você se sente ligado a essa pessoa neste momento?
- Agora, passe a se concentrar no seu corpo.
- Comece pela cabeça e pelo rosto. Há alguma sensação que você nota aqui?
- Inspire profundamente e enrugue o rosto como se tivesse acabado de comer algo azedo.
- Solte a respiração, solte a tensão facial e repare em qualquer sensação que isso deixa para trás.
- Agora imagine essa pessoa segurando a sua confiança nas mãos por alguns momentos.
- Enquanto o faz, desloque o foco do seu corpo para o coração.
- Inspire profundamente e dê em si mesmo um abraço muito apertado.
- Solte o abraço, solte a respiração e observe as sensações que isso deixa para trás.
- Agora imagine essa pessoa segurando sua confiança nas mãos, com cuidado.
- Inspire profundamente; contraia os músculos do abdome.
- Agora solte os músculos, solte a respiração e observe as sensações que isso deixa para trás.
- Agora pense nessa pessoa dizendo a você: "Você pode confiar em mim."
- Inspire profundamente; tensione os músculos das pernas, apertando-os.
- Solte os músculos, solte a respiração e repare no que você sente.
- Agora imagine-se recebendo a sua confiança de volta, colocada em segurança nas suas mãos.
- Inspire profundamente e encolha os dedos das mãos e dos pés.
- Solte-os, solte a respiração e observe as sensações.
- Permaneça sentado por um momento.
- Repare em como o seu corpo se sente e a abundante libertação e recepção que você acabou de experimentar.

- Respire quantas vezes precisar.
- E, quando estiver pronto, abra os olhos.

É sempre útil escrever sobre as nossas experiências. Por isso, se estiver disposto, pegue o seu diário e escreva sobre como foi entregar confiança a alguém durante essa prática de visualização. Notou alguma resistência surgir? O que você acha que essa resistência estava impedindo você de vivenciar? E como essa resistência pode ser uma chave para desbloquear novas percepções geracionais sobre si mesmo?

Lembre-se de que reprogramar o nosso sistema nervoso leva centenas de repetições, por isso não se esqueça de voltar e fazer essa prática tantas vezes quantas forem necessárias. O que estamos fazendo aqui é treinar o seu sistema nervoso intergeracional para expandir as suas próprias limitações no que diz respeito às relações e ajudar o seu corpo a absorver que é seguro fazê-lo.

O que você aprendeu até agora

Este capítulo destacou as formas pelas quais você tem sido um beneficiário da resiliência intergeracional e as formas como pode continuar a desenvolver seus pontos fortes através de um processo de crescimento pós-traumático intergeracional. Você foi guiado através de um exercício de construção de confiança, ajudando você a se sintonizar com a própria resposta de relaxamento e a expandir a sua janela de tolerância intergeracional para promover ligações mais profundas. Aqui, também foram oferecidos vários momentos de reflexão, por isso, se ajudar, faça uma pausa suave antes de mergulhar no nosso capítulo final sobre como deixar um legado geracional.

QUESTÕES PARA REFLETIR

Como foi para você aprender sobre todas essas camadas de resiliência e crescimento intergeracionais?

De que forma você pode se lembrar da sua força intergeracional todos os dias?

De que outras maneiras você espera honrar a resiliência ancestral que vive em você?

CAPÍTULO 12

Deixando um legado geracional

Eu não sou apenas os sonhos mais loucos dos meus antepassados.
Sou a maior esperança dos meus descendentes.

AUTORIA DESCONHECIDA

Você é o alquimista do legado intergeracional da sua família. Neste livro, você tem criado os blocos de construção dessa herança de cura, que terá impacto em você, em sua família e em suas comunidades. Cada capítulo que você leu, cada habilidade que aprendeu e cada respiração que fez te aproximou do seu legado. Ao dar esses passos para curar a si mesmo, você ofereceu cura à sua linhagem e criou uma base abundante para as gerações vindouras.

Um legado é uma oportunidade de viver em alinhamento com um objetivo maior; esse objetivo aqui é o de quebrar o ciclo do trauma. Trata-se de viver uma vida menos passiva, que afirme apenas que você é o produto de traumas intergeracionais, e viver uma vida mais ativa, em que você caminha na direção de criar uma nova narrativa para si e para a sua linhagem. As gerações vindouras saberão o que você fez aqui. Elas contarão histórias sobre como você desfez os padrões familiares, como defendeu as suas comunidades e como mudou a história. Você será um antepassado de quem se fala por causa da coragem que teve para sair do *status quo*. O seu conhecimento recém-adquirido, as suas ações e a sua sabedoria serão reciclados, muitas vezes, geração após geração. Essa é a consequência da construção de um legado. É a configuração para ter um impacto geracional que transcenda a sua vida.

Através do seu trabalho de quebra de ciclo, você tem obtido privilégio geracional para si e para todos os que estão ligados a você. O privilégio geracional é o privilégio do conhecimento, ou seja, saber que o trauma intergeracional existe, e o privilégio de fazer melhor, ou seja, escolher a criação de um novo legado. A cura intergeracional em si é um privilégio. Ela oferece a *opção* de quebrar o ciclo. Porque, quando você não sabe que está em uma linhagem de trauma, ou não tem as ferramentas para sair dela, é mais provável que permaneça nos ciclos. Quando é dada a você uma escolha e as ferramentas para romper, você ganha privilégio geracional. Portanto, ao fazer este trabalho, ao aprender a curar, ao escolher obstruir o trauma, você está usando esse privilégio geracional para se tornar um antepassado construtor de legado. Está se tornando o antepassado que você precisava e o antepassado do qual os outros se orgulharão.

Tornando-se o antepassado de que você precisava

Para se tornar um antepassado que constrói um legado, é preciso incorporar a própria cura e se dedicar a deixar para trás alguma sabedoria para outros carregarem. Incorporar esse eu ancestral intergeracional que você aprendeu no Capítulo 2 é uma posição altruísta. Significa se curar por si mesmo, mas também pelo coletivo. Trata-se de compreender que a cura é necessária para que a sua vida possa ser preenchida com mais paz, mas também para que você não passe um destino cheio de mágoas para as gerações futuras. Lembro-me do primeiro momento em que pensei em mim mesma como um antepassado vivo. A minha querida amiga Layla Saad me fez a seguinte pergunta: "Como alguém se torna um bom antepassado?" Lembro-me de ter respondido: "Olhando para trás, para as pessoas que se agarraram à esperança. Não vamos resolver tudo durante a nossa vida. Qualquer contribuição que se possa depositar neste mundo para fazer dele um lugar onde possamos existir na nossa humanidade coletiva deve ser feita. Responsabilize-se por essa parte... e deixe o mundo fazer o resto." Continuo a defender a mesma posição. Cada um de nós faz a sua parte. Cada um de nós quebra ciclos, e essas ações, em conjunto, criam uma mudança geracional que terá impacto em nossos descendentes coletivos. Cada um de nós não tem que mudar o mundo inteiro sozinho; basta fazermos a nossa parte. Então, qual será a sua parte? Qual é o seu legado? Por qual mudança você vai se considerar responsável? Essas perguntas podem parecer grandes e existenciais, mas posso assegurar que você já está fazendo muito do que é solicitado aqui. Estou pedindo simplesmente que você reflita sobre isso e aja com intenção. Você pode optar por aproveitar este momento para escrever em seu diário sobre o seu legado. Se o fizer, aqui estão algumas sugestões adicionais que você pode levar em consideração enquanto escreve:

- Qual legado foi deixado para você?
- O que é que você gostaria de conservar desse legado?
- O que você espera descartar desse legado?
- Que valores culturais você espera mudar no futuro?
- Que valores culturais você está disposto a descartar?
- Que comportamentos refletem o seu eu superior intergeracional?
- Que comportamentos não o fazem?
- Que histórias as pessoas contarão sobre você nas gerações futuras?

Você foi escolhido para essa tarefa. A tarefa de mudar. A tarefa de interromper a narrativa que diz "Esse é o melhor que podemos fazer" e mudar para uma narrativa que afirme "Só vai melhorar a partir daqui". Você está gerando uma herança que é impulsionada por uma prática cotidiana de aparecer como o seu eu superior intergeracional. Está no compromisso

DEIXANDO UM LEGADO GERACIONAL 239

diário de curar para trás, curar lateralmente e curar para a frente. Erguer-se das cinzas de quem você já foi. Entrar no seu poder. O poder de quem rompe ciclos é o poder de construir legados intergeracionais. Por isso, aproveite este momento para compreender como esse legado vai parecer de verdade. Os seus antepassados têm estado ansiosamente à espera de que você se encontre aqui, quebrando ciclos que honram tanto você quanto eles. O que eles diriam sobre a forma como você está criando um legado? Como você vai dar orgulho a eles e a si mesmo? E como vai ajudar os seus descendentes a sentirem o mesmo?

Parentalidade de quebra de ciclos

Alguns de nós, nesta geração, tomamos a decisão de não ter filhos como uma forma de interromper a transmissão de expressões genéticas baseadas em traumas, comportamentos e EAIs intergeracionais que têm atropelado a nossa linhagem durante gerações. Essa também pode ser a sua versão de dar o presente da tranquilidade à sua linhagem e dar orgulho a você e aos seus antepassados. No entanto, se você decidiu que parte do seu legado é ser pai ou mãe de uma forma que também quebre o ciclo, será fundamental que você tenha um roteiro sobre como a parentalidade que quebra ciclos pode ser. Lembra-se do conceito de quebra de ciclos parentais que discutimos no Capítulo 7? Bem, vamos explorar um pouco mais esse conceito.

Para alguns que quebram ciclos, a ideia de criar um legado de prosperidade significa que eles ensinam as gerações futuras a viver de forma diferente da forma como foram ensinados pelos próprios cuidadores. Alguém que escolhe ser pai ou mãe — e romper ciclos — está se propondo a enfrentar um grande desafio. Eles estão, em sua maioria, adotando novas práticas parentais por pura intuição e tentando construir uma base diferente para os seus filhos e para as gerações que os seguirem. Alguns clientes com quem tenho trabalhado se preocupam profundamente com as gerações futuras, mas ainda não são pais. Uma de minhas clientes não tinha filhos, mas sabia que queria ter um dia. Certa vez, ela chamou a si mesma de *quebra ciclos preventiva*, porque estava fazendo o trabalho de autorregulação, dando a si a oportunidade de estar o mais firme e curada possível, antes mesmo de seus filhos serem concebidos. Se você está aí ou se já é pai ou mãe, pensar no impacto parental que você pode ter é uma prática saudável de construção de legado.

Muitos que param ciclos que cresceram com EAIs intergeracionais tendem a se preocupar com o tipo de pais que serão e com a transmissão de ciclos geracionais aos seus filhos. Os pais se preocupam com a possibilidade de fraturas nas ligações, rejeição, vergonha e opressão, entre outras coisas. Querem ser pais de forma diferente, porque gostariam de ter sido educados de forma diferente. Querem viver em um mundo que pareça mais seguro, porque cresceram em um mundo em que a segurança consistente não existia. Não querem que seus filhos sejam herdeiros de mentes, corpos e genes traumatizados. Muitas vezes, é essa dedicação que quem interrompe ciclos têm para com os seus filhos que funciona como o maior motivador para quebrar ciclos. Ouço muitos clientes que são pais dizerem: "Tudo o que eu sei é que eu não quero fazer as coisas como a minha mãe. Quero fazer as coisas de forma diferente para meu filho." Para muitos pais, o processo de quebra de ciclo deriva de sentimentos que estão enraizados nos próprios desejos de sua criança interior. É a partir dessa revelação de querer uma experiência de criança interior diferente para os próprios filhos que quebram ciclos encontram formas intuitivas de mudar a narrativa geracional. Eles olham para os padrões refletidos na sua Árvore do Trauma Intergeracional e querem criar novas folhas com padrões mais maleáveis e saudáveis, em vez dos padrões destrutivos que viram representados na sua linhagem familiar. Uma cliente, quando experimentava uma bifurcação no caminho da sua parentalidade, perguntava-se frequentemente: "O que eu gostaria que meus pais fizessem nesta situação?" E, nesses momentos, ela oferecia a si mesma a oportunidade de pensar refletidamente sobre qual será o seu próximo passo. Essa reflexão também pode ser uma pausa saudável que você pode iniciar na própria parentalidade. Eu acho que ela traz firmeza aos pais e se alinha com o desejo deles de que a vida dos seus filhos seja diferente das próprias infâncias. Alguns desejos comuns que ouvi outros pais me transmitirem ao longo dos anos foram:

- "É importante não criar o meu filho com medo, da forma como eu fui criado."
- "Quero ser capaz de me comunicar abertamente com o meu filho sobre o comportamento que espero deles, sem recorrer a castigos físicos para passar a minha opinião."
- "Quero que o meu filho sinta que é importante para mim e que é importante de um modo geral."
- "Quando eu estava crescendo, não sentia que tinha voz na minha casa. Quero que o meu filho se sinta ouvido e visto."
- "O meu filho tem muita energia, como eu tinha na idade dele. Eu ficava muito de castigo por causa disso. Quero que eles sintam que essa energia não é errada ou ruim, mas algo que deve ser celebrado."
- "Quero que o meu filho tenha orgulho de quem ele é."
- "Quero que o meu filho sinta que pode brincar e que não tenha que se preocupar que a sua infância esteja sendo roubada."
- "Quero que o meu filho aprenda o que deve manter e o que deve jogar fora quando se trata de valores culturais."
- "Quero que o meu filho sinta que pode exprimir abertamente as suas emoções sem que eu as reprima ou invalide. Essa era a norma na minha casa, antigamente."
- "Quero que o meu filho me ouça dizer 'Me desculpe' quando cometo um erro e saiba que merece um pedido de desculpas."
- "Quero que o meu filho tenha uma infância feliz, cheia de suporte e segura."
- "Quero que meu filho se sinta emponderado para fazer mudanças no mundo para os seus filhos e para os filhos dos seus filhos."

A boa notícia é que, como você aprendeu ao longo deste livro, um legado de trauma pode ser redirecionado. Pais que sofreram traumas na infância podem proteger os seus filhos das experiências prejudiciais pelas quais tiveram que passar. Mesmo que os seus filhos já tenham nascido com vulnerabilidades emocionais, a exposição a diferentes práticas parentais pode ajudar a reforçar a sua resiliência e levá-los a ter uma vida plena de tranquilidade.

Quebrando velhos padrões parentais

A parentalidade em uma perspectiva de quebra de ciclo integra duas práticas complementares: cuidar de si mesmo e cuidar dos seus filhos. Quando os pais melhoram as suas capacidades de regulação emocional, são capazes de estar mais conscientes das suas práticas parentais e criar uma comunicação mais saudável com os seus filhos. A atenção parental melhorada facilita, para os pais, uma compreensão maior das próprias necessidades e das necessidades dos seus filhos simultaneamente, o que aumenta a sua capacidade de sintonização. Isso significa que, como pai ou mãe que rompe ciclos, você terá de estar continuamente proporcionando sintonização e regulação aos seus filhos (cuidando deles), enquanto proporciona sintonia a si mesmo (cuidando de si mesmo). Também terá de criar um ambiente psicologicamente seguro para os seus filhos (cuidando deles), enquanto continua a aprender o que é a segurança psicológica (cuidando de si mesmo). Se você for pai ou mãe, terá de trabalhar em dobro para quebrar ciclos. Apesar de não ser uma tarefa fácil, para muitos pais vale a pena.

Quando os pais me perguntam: "Como posso garantir que não estou transmitindo traumas intergeracionais ao meu filho?", recomendo que comecem preparando a *própria* mente, o corpo e o espírito para garantir que o seu filho tenha um lar mais seguro para onde voltar. Lembram-se de Luna e de como ela e eu trabalhamos primeiro para acalmar o seu sistema nervoso, para que ela pudesse ver verdadeiramente as necessidades da filha? Esse é o tipo de trabalho que também será necessário que você faça. Ao se concentrar em acalmar o seu sistema nervoso, você pode garantir melhor que o seu filho não regresse a uma casa repleta de caos emocional, mas, em vez disso, seja capaz de se sentir visto. Você está garantindo que o seu legado não seja reflexo de uma infância caótica, mas, sim, um legado marcado pela estabilidade emocional.

Normalmente, quando uma criança vem para a terapia, grande parte do trabalho é feita com os pais. Damos formação aos adultos sobre como ajustar a sua técnica parental de modo que o comportamento da criança possa começar a mudar na direção da saúde. Se, como pai ou mãe, você estiver inconscientemente se envolvendo em respostas ao trauma, pode correr o risco de criar um desequilíbrio no sistema nervoso do seu filho e perpetuar o ciclo de trauma herdado. Alternativamente, a sua capacidade de sair desse ciclo de comportamento reativo e de compreender as necessidades do seu filho é um inibidor útil da transmissão de trauma intergeracional. É por isso que o trabalho com os pais é tão importante quando se considera o impacto sobre as crianças.

A forma como trabalho com os pais que quebram ciclos é através de um processo que eu chamo de Parentalidade para trás-Parentalidade para a frente. É um processo que honra o mundo emocional dos pais, bem como o do filho. É uma forma de ajudar você a adotar uma abordagem mais consciente da parentalidade que considera as diferentes camadas da cura intergeracional.

A primeira parte desse processo é Parentalidade para trás, ou reparentalização intergeracional. Você se concentra em dar a si mesmo o que a sua criança interior intergeracional precisa. Isso significa regularizar o seu sistema nervoso intergeracional da forma como você aprendeu no Capítulo 6, fazendo o trabalho intergeracional da criança interior que discutimos no Capítulo 7, e trabalhar para criar mente, corpo e espírito mais firmes para si, todos os dias. Isso dará a você a oportunidade de se sentir mais bem tratado e mais tranquilo. O bônus adicional é que você pode desenvolver uma sintonia emocional maior com as suas próprias necessidades, para que possa se mostrar como um pai emocionalmente mais maduro e emocionalmente mais estável.

Como você pode ver, isso é o que você tem aprendido, por isso já está preparando o trabalho para a segunda parte desse processo, a Parentalidade para a frente. Este é o compromisso que você pode fazer para se concentrar conscientemente na parentalidade centrada no legado todos os dias, ou seja, a parentalidade que ajuda você a se manter consciente do seu impacto geracional nos seus filhos. Dessa forma, você pode fazer uma pausa e refletir sobre como pode estar mantendo ciclos ou criando legados e fazer uma *escolha* sobre a direção que está disposto a tomar. Algumas considerações sobre Parentalidade para a frente incluem:

- **Regule o seu sistema nervoso:** ensine os seus filhos a regular o sistema nervoso desde cedo para que eles possam ter uma melhor base biológica do que a sua. Isso pode começar tão cedo quanto antes da concepção, quando estão no útero ou no nascimento. No entanto, nunca é tarde demais para aprender uma competência que possa ajudar a gerir o estresse. Por isso, independentemente da idade do seu filho, pense em introduzir a respiração profunda, meditação ou mesmo festas que possam levá-los a absorver melhor o estresse. A corregulação com as crianças ensina a elas a arte de encontrar a paz. Cantarolar, balançar-se e outros exercícios para o sistema nervoso podem constituir um conjunto de práticas *default* a que eles podem sempre recorrer quando a vida fica difícil.
- **Ajude-os a formar uma ligação segura:** como você aprendeu através destas páginas e, provavelmente, até sabe por experiência própria, a sintonia emocional dos pais é fundamental para o desenvolvimento de uma ligação segura. Portanto, será importante se tornar mais emocionalmente disponível para os seus filhos do que os seus pais foram na sua infância. Não se trata de atingir a perfeição e de estar cem por cento atento, mas, sim, de aumentar a escala. Trata-se de olhar nos olhos do seu filho, como fez Luna, e reparar nas necessidades emocionais e físicas

dele. Se essa parece uma tarefa difícil de fazer simplesmente por intuição, e se o seu filho tem capacidades verbais, você pode tentar perguntar a ele: "O que posso oferecer a você neste momento?" E fazer o seu melhor para dar o que ele precisa. Ajudar as crianças a cultivar a segurança da vinculação, ajudando-as a ver que um pai ou mãe está sempre presente, que é amoroso e se preocupa com elas é essencial.

- **Seja para eles um modelo de segurança:** ajude os seus filhos a verem você como a pessoa segura, em quem podem confiar. O primeiro lugar onde aprendemos sobre segurança psicológica é em casa. Se os seus filhos conseguirem estabelecer uma base segura com quem cuida deles, podem sair para o mundo com menos medo e dúvida.
- **Encoraje o seu filho:** encorajar uma criança pode levá-la a construir a linguagem que ela internalizará sobre si mesma. Você pode ajudá-la a desenvolver essa linguagem interna, encorajando-a primeiro com as palavras que penetrem a alma dela. Diga o que você quer que ela ouça. Se ajudar, pode simplesmente começar com "Eu vejo você", "Eu ouço você", "Eu valorizo você". Essas afirmações vão ajudá-la a se sentir vista, ouvida e valorizada, o que mais tarde se traduzirá em ver, ouvir e valorizar a si mesma.
- **Não bata no seu filho:** o castigo físico faz com que as crianças entrem em uma espiral psicológica e ensina a elas mensagens negativas sobre seu corpo ser um recipiente de retribuição. Quando uma criança sente que está em perigo, o cérebro cortical, de que necessita para uma compreensão de nível superior, reduz a percepção temporariamente e não consegue processar adequadamente o que quer que seja que você precisa que ela faça. Bater em uma criança pode colocá-la em modo de sobrevivência e, a partir desse ponto, ela não será capaz de compreender totalmente as suas instruções. Em vez disso, considere formas alternativas de transmitir as mensagens que você deseja que ela ouça. É aqui que um sistema nervoso intergeracional tranquilo também entra em jogo, pois permite que você se comunique mais eficazmente e dê à criança uma instrução que ela possa ouvir mais claramente.

- **Dê prioridade à voz e à opinião do seu filho:** aumentar a independência e capacidade de ação do seu filho faz diferença na forma como ele evolui. As crianças em famílias com traumas intergeracionais sentem que não têm voz em casa. Quebrar esse ciclo significa tornar a voz de uma criança proeminente e ouvida. Isso também as ajudará a sair para o mundo com confiança e não se encolherem de medo.
- **Deixe-os dizer como se sentem:** ajudar os seus filhos a expressar adequadamente o que sentem é muito poderoso. Se ensinarmos às crianças a sentirem as suas emoções em segurança desde cedo, elas não terão de ser os adultos que buscam uma expressão saudável das suas emoções mais tarde na vida, o que significa que não terão de passar anos das suas vidas se reconectando às suas expressões autênticas de emoções, porque nunca aprenderam a refletir sobre os próprios sentimentos. Criar uma infância centrada na expressão plena dos seus sentimentos ajuda a proteger os seus filhos de terem de passar anos na cura da criança interior quando forem adultos.
- **Peça desculpa aos seus filhos:** as desculpas são um sinal de coragem e compaixão. Você pode pedir desculpas ao seu filho, o que, por sua vez, vai fazê-lo perceber que as emoções dele são importantes. Também pode ajudá-los a aprender a pedir desculpa por um passo em falso, dando-lhes o exemplo. É uma forma em que ambos podem ser seres humanos com defeitos que se veem plenamente, como uma *verdadeira* família, além de dar espaço para erros e reparação.
- **Deixe que eles sejam criativos:** ajudar as crianças a fomentar a expressão criativa é fundamental. Os ciclos geracionais tolhem a criatividade, portanto é essencial ajudá-las a ganhar a liberdade de se expandirem. Permitir que elas o façam é uma forma de expandir a sua própria criatividade, especialmente se ela tiver sido prejudicada por uma educação traumática.
- **Deixe que eles brinquem:** é muito importante permitir que as crianças brinquem. Muitas pessoas em todo o mundo estão tentando regressar à sua criança interior através da brincadeira, porque não tiveram oportu-

nidades suficientes para desfrutar do seu tempo de lazer quando eram crianças. Mas, talvez, se permitirmos que as crianças saltem em poças de água, riam alto, andem de balanço, rolem ladeira abaixo e façam coisas de criança, elas não procurarão desesperadamente essas experiências quando adultas.

- **Vete as pessoas com quem você deixa os seus filhos:** vetar as pessoas com quem deixamos os nossos filhos pode ajudar a protegê-los melhor. Não há problema em perguntar às pessoas que cuidam dos seus filhos como os protegerão e confirmar que não os prejudicarão. É um tema tabu, mas, como muitos temas que mantemos nas sombras, não conseguiremos resolvê-lo enquanto não lançarmos luz sobre ele e não tivermos conversas corajosas sobre esse assunto difícil. Pode ser a conversa que vai ajudar a manter seu filho seguro.
- **Acredite nos seus filhos:** além de verificar quem está à volta deles, você deve também ter como prática conversar com os seus filhos sobre os limites do próprio corpo. É fundamental sempre deixar espaço para conversar com as crianças sobre todas as pessoas com quem elas têm contato e acreditar nelas se disserem que alguém as machucou. Nesses momentos, é importante acalmar o seu sistema nervoso para que você possa responder aos seus filhos da forma mais centrada na criança, em que ela se sinta ouvida e protegida, e não envergonhada e mais uma vez traumatizada.
- **Equilibre a sua visão do mundo:** é fundamental ensinar as crianças a analisar o mundo em busca de atributos positivos. Lembre-se de que o trauma pré-programa uma pessoa para procurar ameaças e pode mantê-la presa em uma hipervigilância. Concentrar-se nos atributos positivos pode ajudar a equilibrar a lente através da qual as crianças veem o mundo, de modo que compreendam que existem perigos no mundo, mas que também há coisas maravilhosas.
- **Ensine-os a compreender o seu impacto:** você pode ensinar os seus filhos a se centrarem na comunidade e a se preocuparem com a vida e a humanidade dos outros. Ensine-lhes isso, porque a nossa humanidade

depende uns dos outros e porque a capacidade de se manter bem estará sempre ligada ao bem-estar da sua comunidade. Imagine se nós, como uma geração que rompe ciclos, comprometêssemo-nos a ensinar esse conceito à próxima geração. A geração que se segue pode ser ainda mais interdependente e consciente do seu impacto coletivo. Sim, isso é possível, e cada um de nós pode fazer a sua parte.

- **Defenda um mundo que não roube a infância deles:** vá para o mundo e desenvolva mudanças que possam manter os seus filhos mais seguros e mais alegres. Defenda leis, práticas e valores de segurança que possam proteger seu filho de experiências adversas intergeracionais, particularmente aquelas que acontecem em âmbito coletivo e que, mais tarde, repercutem no seu lar.
- **Deixe-os reunir sabedoria:** considere expandir as interações dos seus filhos com outras pessoas da comunidade. Faça-os falar com os mais velhos e os veteranos da comunidade para obterem sabedoria e riqueza geracional fora do seu ambiente doméstico e escolar.

Como eu sei que o meu filho está bem?

Como um pai ou mãe que quebra ciclos, você pode estar alimentando uma preocupação válida sobre a possibilidade de seu filho já ser um herdeiro do trauma intergeracional. É comum que os pais se preocupem e tenham pensamentos repetitivos como: "Será que passei para eles?", "Será que estou agindo de modo certo?", "Como eu sei que não os estraguei?" e "Se o fiz, como posso consertar?". Francamente, viver nesse estado contínuo de preocupação não vai ajudar você a se concentrar nas necessidades do seu filho. Muito pelo contrário, porque uma mente preocupada não é uma mente sintonizada.

É natural nutrir certa sensação de impotência em sua jornada parental de quebra de ciclo. Você está fazendo um trabalho árduo. No entanto, reorientar essa energia ansiosa para ajudar o seu filho a se sentir mais regulado pode oferecer uma chance melhor de ajudá-lo do que ficar ansioso jamais poderá fazer. Esses são excelentes momentos para voltar e dar a si mesmo o que você precisa (parentalidade para trás), a fim de que você possa ser mais eficaz em seguir em frente (parentalidade para a frente). Você pode amortecer a possibilidade de infligir traumas, primeiro servindo de modelo de como está cuidando melhor de si mesmo e, depois, conversando com os seus filhos sobre as necessidades deles.

No Japão, há um dito que diz que as crianças aprendem vendo o que os seus pais fazem, não ouvindo o que eles dizem. Uma criança observa como os pais empregam o autocuidado e, muitas vezes, espelham-no na própria personalidade florescente. Quando damos um exemplo de cuidado e de sistemas nervosos mais calmos às crianças, elas se sentem encorajadas, imitam-nos e se tornam elas mesmas mais calmas. Elas começam a incorporar o legado que você está criando.

Certa vez trabalhei com a família de um adolescente que era o meu "paciente identificado", ou seja, era a pessoa cuja família veio me procurar para "tratar". Algumas semanas depois de termos começado a trabalhar juntos, durante uma sessão com os pais e com a criança, percebi que toda a família estava vivendo um caos emocional coletivo. Os seus sistemas nervosos intergeracionais estavam inflamados e disparando uns contra os outros. Tivemos que nos envolver em práticas de regulação de Parentalidade para trás e Parentalidade para a frente, a fim de restabelecer os processos de ligação entre pais e filhos.

Uma de nossas práticas foi a tonificação vagal ventral da família, especialmente útil para o filho adolescente, que se debatia com a regulação das emoções diariamente e que se beneficiou especialmente da regulação emocional durante a sessão. Toda a família cantarolava a mesma canção espanhola que os pais cantavam para os filhos quando eram pequenos. Esses momentos eram emocionantes de ver, porque eles estavam se curando de forma coletiva, mas também porque o adolescente reagia de forma muito positiva à prática. Mas os meus momentos favoritos com a família eram quando fazíamos, todos juntos, terapia de movimentos de dança. Não só ajudava os seus sistemas nervosos intergeracionais a se regularem através da prática em si, mas muitas vezes o adolescente ria com alguns dos movimentos, o que fazia com que os pais começassem a rir. E eu compreendi naquele momento que havia muita coisa acontecendo entre gerações; os seus neurônios-espelho estavam se sincronizando com o riso, os seus sistemas nervosos estavam registrando uma resposta coletiva de relaxamento, e eles estavam partilhando um belo momento de corregulação intergeracional. Uma grande parte da razão pela qual essa regulação precisava ser feita dentro da sua parentalidade de quebrar ciclos foi porque a mágoa estava entrelaçada, então nós precisávamos interligar a cura. Você, também, pode interligar a sua cura com a cura dos seus filhos e criar legados em conjunto através das práticas aqui refletidas.

A minha cliente Yara queria ser mãe de uma forma diferente. Talvez você se lembre da história de quando o pai da Yara se esqueceu de ir buscá-la na escola. Isso foi traumático para Yara e, por isso, a forma como ela se envolveu nas próprias práticas de Parentalidade para trás e Parentalidade para a frente foi dar a si mesma as afirmações que precisava internalizar de que ela não merecia ser abandonada. A Parentalidade para a frente para Yara consistia em aparecer em todas as escolas para pegar os próprios filhos. Yara foi ainda mais longe e disse aos filhos o quanto ela adorava estar presente para eles e o quanto eles eram valiosos para ela. Isso para que eles compreendessem que, mesmo que ela deixasse de pegar uma das crianças na escola uma vez, ela estava presente e dedicada ao bem-estar e segurança delas. Essas ações incutiam orgulho parental em Yara. Ela era uma mãe diferente porque queria transmitir uma mensagem diferente aos seus filhos: "Estou aqui, sou coerente e é uma honra para mim estar presente para vocês." É uma mensagem muito diferente da que ela interiorizou na própria infância: que não tinha valor e que era um fardo para os seus pais. Ela aprendeu a aplicar a Parentalidade para trás e para a frente para que pudesse quebrar o ciclo para os seus filhos enquanto continuava a quebrar o ciclo dentro de si mesma.

Entrando nos nossos legados

Hoje em dia, a minha mãe ainda tem uma garagem cheia de *coisas* que ela planejou um dia mandar para casa, para a República Dominicana. A minha reação pré-programada ao ver essas coisas foi sempre a de me desligar mentalmente e adormecer minhas emoções. Eu ficava deprimida e sentia uma onda de exaustão tomar conta do meu corpo. Sentia a culpa e a dor contidas naquelas caixas não enviadas. Era desgastante.

A minha reação agora é respirar. Lembro-me de quando reagi dessa forma pela primeira vez. Eu ri e disse: "Oh, meu Deus, acabei de respirar profundamente e de modo subconsciente." O meu corpo fez a cura por *default*. Foi lindo. Senti-me mais leve. Não me fechei. Não lutei. Fiquei ali em segurança e reparei que estava em um corpo tranquilo. Estava em um fluxo geracional, e não em uma constrição geracional. Eu sabia o quanto aquela respiração profunda, automática, era importante. Eu havia adotado um novo comportamento-padrão. Foram necessárias centenas de repetições. Mas ali estava eu, vivendo na incorporação de um sistema nervoso mais regulado, sentindo-me mais próxima do meu eu superior intergeracional e vendo o legado de todo o trabalho que eu tinha feito.

Senti-me calma e profundamente orgulhosa, mas o meu trabalho não parou por aí. Minha família continua a conversar constantemente sobre a nossa cura. Continuamos a nos envolver em práticas diárias de autocuidado, tanto em conjunto quanto sozinhos. Contamos uns aos outros histórias geracionais de dor e triunfo, deixando espaço para a vulnerabilidade uns com os outros. Desencavamos os esqueletos do nosso armário e o fazemos com compaixão. Estamos modelando isso para o meu sobrinho e criando uma nova base para ele. Este é um legado do qual estamos coletivamente orgulhosos.

Meus clientes Nola, Yara, Brooklyn, Leon, Zuri, Solomon, Luna e inúmeros outros interromperam seus ciclos e construíram novos legados com a quebra de ciclos no centro. O trabalho que fizemos juntos, minuto a minuto, sessão a sessão, também me deixou orgulhosa.

Também estou profundamente orgulhosa de você e do trabalho que tem feito ao longo desta jornada. É uma jornada de readequação e reaprendizagem. É uma jornada para restabelecer a pessoa que você é para além das camadas de trauma. É uma jornada para aparecer em um sistema nervoso regulado com mais frequência. E, quando você o faz, vê isso como uma parte de como você está vivendo no legado intergeracional que criou. Isso é algo que espero que também possa deixá-lo eternamente orgulhoso.

Quebrando o ciclo: alquimiando seu legado

Na República Dominicana, o governo desliga toda a eletricidade e o gás esporadicamente durante a semana. Ouvem-se pessoas gritando de suas casas para os vizinhos: "*Se fue la luz!*" ("Faltou luz!") Isso significa que tudo o que estava na geladeira e é perecível irá para o lixo. Mas as pessoas engenhosas da República Dominicana encontraram formas de se juntarem durante essas interrupções quase diárias. Os vizinhos pegam quaisquer alimentos perecíveis e criam refeições para alimentar uns aos outros quando falta luz. Tradicionalmente, fazem *sancocho*, um guisado de raízes e todas as carnes que houver na geladeira. Quando a minha família fazia *sancocho*, era às escuras, no nosso quintal, à luz do fogo (uma prática muito antiga e ancestral). O guisado é feito em uma panela enorme que mede cerca de sessenta centímetros de diâmetro. E dá de comer a quem estiver por perto: família, amigos, vizinhos, qualquer um.

Minha avó paterna, Mamá María, ensinou aos seus filhos, incluindo o meu pai, a fazer um *sancocho*. Ouvi dizer que ela guardava sempre um prato para quem precisasse de uma refeição extra na vizinhança: *el pasajero*, era como os chamava, ou seja, quem *passasse* pela casa. Aprendi uma lição de alquimia quando vi o meu pai fazendo o *sancocho* que a mãe dele costumava fazer e alimentando quem quer que tivesse fome. Toda a família contribuiu para ajudar o meu pai a preparar os ingredientes para o banquete. Uma pessoa lavava as carnes, outra descascava os legumes e outra apanhava lenha para a fogueira. Todos combinavam esforços para criar essa refeição

DEIXANDO UM LEGADO GERACIONAL 253

maciçamente nutritiva no escuro. E isso me lembra o que estamos fazendo aqui com este trabalho; estamos cozinhando na escuridão da nossa dor, deitando tudo o que queremos salvar na panela da cura e deixando um pouco mais para qualquer outra pessoa que também precise ser curada. Como exercício final, quero fazer um *sancocho* metafórico com você.

- Pegue uma folha de papel e desenhe um círculo para representar a panela.
- Agora desenhe os ingredientes (batata, banana, mandioca, frango, carne defumada, linguiça de porco, milho e bolinhos de massa).
- Acima de cada um dos ingredientes, escreva o que você vai acrescentar ao seu *sancocho* (tudo o que deseja resgatar dessa jornada, como práticas cotidianas que criam força geracional, a prática de pedir desculpas aos seus filhos, a prática de escrever cartas aos seus antepassados etc.).
- Agora desenhe o fogo por baixo da panela. O fogo significa o que vai manter o *sancocho* cozinhando, mas também o que manterá você motivado enquanto constrói este legado.
- Escreva algumas palavras no fogo que signifiquem o que manterá você motivado.
- Agora pegue esse desenho do *sancocho* e todos os outros itens e práticas que você recolheu ao longo desta jornada.
- Coloque-os todos em um recipiente com o seu diário.
- Sempre que precisar de lembretes, habilidades ou práticas, você pode voltar ao seu recipiente e pegar o que precisa.

O que você aprendeu até agora

Neste capítulo, você se concentrou de forma mais concreta em como pode construir e sustentar um legado intergeracional. Aprendeu formas de ser pai ou mãe a partir de um modelo de parentalidade intergeracional, Parentalidade para trás-Parentalidade para a frente, e a utilização de ferramentas específicas para aprofundar o crescimento e a abundância em sua jornada de cura. Você também foi solicitado a criar um *sancocho* de legado para identificar o que você vai guardar como parte da sua viagem de legado intergeracional. Mergulhe nas suas questões para refletir antes de se dirigir a algumas palavras finais que tenho para você levar consigo.

QUESTÕES PARA REFLETIR

De que maneira a sua aprendizagem sobre a construção do legado geracional mudou a forma como você vê a sua jornada de cura geracional?
Quais são os seus pensamentos sobre a reparentalização intergeracional, cuidando de si mesmo enquanto cuida da geração seguinte?
Como você espera que a sua jornada possa ter impacto nas gerações futuras?
Como você espera levar este trabalho para a frente?

EPÍLOGO

Este livro foi criado a partir de um profundo desejo de ver uma mudança geracional na forma como abordamos a cura de traumas. Eu sabia que queria que as pessoas experimentassem uma cura profunda nas páginas deste livro, mas, quando chegou a hora de escrever as palavras, fiquei sem saber como o fazer. Perguntei à minha irmã, Lady: "Como vou escrever um livro inteiro que reflita uma década de trabalho terapêutico e gerações de histórias? Nem sei por onde começar." Ela respondeu: "Escreva o livro de que você precisava." Este é o livro. É o livro de que eu precisava para a minha própria cura intergeracional. É o livro que reflete a forma como inúmeros outros também se curaram. É o livro que cresceu a partir de lições alquimiadas de sabedoria geracional do meu consultório. Este livro reflete a coragem e a confiança dos meus clientes. É um livro que reflete a sabedoria dos meus antepassados. Demonstra a força da minha família. E revela o meu amor por curar a alma das pessoas. Por curar a sua.

    Este livro foi feito para você, para nós. Para os corajosos. Para aqueles que querem ter coragem e se curar. Ao longo deste livro, eu quis refletir práticas terapêuticas testadas e verdadeiras, mas também, e talvez mais importante, as vozes dos que quebram ciclos. Quis elevar e valorizar as vozes da geração que optou por quebrar o ciclo. Como colega que também interrompe ciclos, eu queria que as suas experiências também fossem refletidas aqui. Eu queria que você se sentisse visto nas páginas deste livro e que se sentisse menos sozinho nesta corajosa viagem. Espero que, ao ler cada palavra, você tenha sentido isso; tenha se sentido visto, plenamente.

Criei este livro com uma profunda intenção. Queria equipar você com uma abundância de conhecimentos que ajudassem você a se fortalecer, e é por isso que me certifiquei de cobrir a ciência por trás deste protocolo de cura. Eu também queria que você não só aprendesse sobre a cura intergeracional, mas que tivesse um guia para colocá-la em prática. Este livro serve como um roteiro para curar traumas de linhagem.

Na primeira parte deste livro, "O que você herdou", eu queria que você começasse a ver como entrou no ciclo de dor geracional, porém, mais importante, queria que visse que também veio equipado para fazer este trabalho. Você foi capaz de adotar a própria identidade única de alguém que quebra ciclos, enquanto rompia com a identidade que tinha o trauma no centro. Este foi um passo crítico na sua evolução e cura, por isso foi uma base importante para estabelecer em sua jornada. Depois fez a transição para o reconhecimento e para entrar mais na resiliência geracional que existe em você. A nossa resiliência geracional é muitas vezes negligenciada e por isso era muito mais importante ajudar você não só a se lembrar de que ela existe, como a absorver essa sabedoria de uma forma mais profunda. Em seguida, nos concentramos no corpo, o que é necessário quando queremos fazer a transição de saída do modo de sobrevivência.

Você foi capaz de captar como o corpo é afetado, tanto a curto quanto a longo prazo, pelo estresse crônico ligado ao trauma. Aprendeu, então, a alcançar um relaxamento profundo e ancestral do seu sistema nervoso através da sua prática de "Quebrando o ciclo". Mas também aprendeu como é fundamental integrar essa profunda recomposição do sistema nervoso à sua vida cotidiana, de modo a compensar o impacto de gerações de trauma. Depois, você aprendeu sobre as camadas de trauma e os vestígios biológicos e psicológicos desse tipo de lesão emocional. Foi aqui que começou o mapeamento intergeracional das suas feridas através do desenvolvimento da sua Avaliação de Cura do Trauma Intergeracional e da sua Árvore do

Trauma Intergeracional, que ajudou a compreender o que aconteceu com você, ao longo das gerações. Você fez um trabalho pesado aqui e acrescentou linguagem e ferramentas à sua caixa de ferramentas intergeracional que foram um primeiro passo essencial para a sua libertação emocional.

Na segunda parte, "Há camadas nisso", comecei propositadamente a acrescentar camadas à sua aprendizagem. Cada uma delas era uma peça importante do quebra-cabeça que eu queria que você adquirisse e que era fundamental para ajudar a compreender o panorama completo do trauma intergeracional.

Você conseguiu captar os fios intergeracionais de gatilhos, lembranças e do seu sistema nervoso, enquanto aprendia a libertar essas lembranças traumáticas da sua alma. Também foi capaz de mergulhar em um dos conceitos mais difíceis para os que quebram ciclos interiorizarem sobre dor geracional, que é o fato dos nossos pais poderem ter feridas da criança interior não resolvidas que são passadas de geração em geração. Essa percepção vem com muitas emoções misturadas sobre a dor que eles podiam ter causado ao não resolverem as próprias feridas, mas também vem com uma oportunidade de curar o que eles não conseguiram. Para fazer esse trabalho, foi fundamental mapear uma experiência de infância intergeracional que respondesse às perguntas: "O que aconteceu com você?", "O que aconteceu antes de você?" e "O que aconteceu à sua volta?". E porque não existimos isolados, mas em culturas que geram traumas, foi fundamental para você captar como os ciclos de abuso, toxicidade, valores culturais nocivos e doenças sistêmicas também fazem parte dessa enorme teia de traumas intergeracionais. Através de tudo isso, você foi chamado a fazer algo a respeito a essas camadas de trauma. Foi guiado sobre como abandonar a inação e agir em nível individual e coletivo, para que a sua própria libertação do trauma intergeracional possa ser mais sustentável.

E, enfim, na Parte 3, "Alquimiando seu legado", nós nos livramos do velho e convidamos à abundância. O seu crescimento pós-traumático intergeracional foi central nessa seção, e você precisava se livrar das camadas de dor, expectativas e valores que já não lhe serviam. Esse foi um momento de dor e perda, mas também de elevação e evolução. Aqui, aumentamos a sua capacidade de resiliência, que transcende gerações, enquanto você também olhava para futuras gerações através de abordagens de parentalidade que centralizam o seu objetivo intergeracional de abundância. E, finalmente, terminamos com a construção do seu legado e a concretização do que a sua nova herança refletirá, para você mesmo e para as gerações vindouras. Esta foi a configuração para o resto da sua vida, uma vida de libertação intergeracional.

Agora, você está aqui, depois de ter passado por todo o protocolo de cura. Este é o momento em que você pode sacudir essa árvore genealógica e permitir que o último conjunto de folhas podres caia. Este é o momento em que você apara as raízes que têm feito crescer a sua dor e muda aquele solo estéril. Nesta época da sua vida, novos anéis crescerão no tronco da sua árvore, refletindo a forma como você quebrou o ciclo. Na natureza, quando acontece um evento que altera o ambiente da árvore, como uma grande tempestade ou um terramoto, ele deixa uma marca nos anéis de crescimento da árvore que indica que uma grande mudança aconteceu. Quando você quebra o ciclo do trauma, deixa uma marca semelhante no tronco da sua árvore genealógica. Você deixa uma marca que significa que uma grande mudança aconteceu. O que também é bonito nesse processo é que os anéis antigos de uma árvore ficam conhecidos como a parte morta da árvore, e os novos anéis marcam o que mantém a árvore viva. Assim, o crescimento que você cria a partir da sua época de quebra de ciclo será o que mantém você e a sua linhagem vivos e abundantes. Você já fez isso, através da sua coragem. Construir um legado geracional é possível e começa com uma alma que encontra a coragem de fazê-lo. Você é essa pessoa. Você é o ancestral dos sonhos mais loucos dos seus descendentes. Você é o herói de sua linhagem.

O trabalho de cura intergeracional requer o seu compromisso diário de ter coragem da forma como o fez ao longo deste livro. O resto da jornada à frente será feito de pequenos momentos que continuam a construir o legado que você formulou aqui. Isso vai exigir que você se comprometa a deixar para trás velhos padrões, que se desfaça da identidade e da personalidade que fizeram de você um mantedor do ciclo e que continue a se libertar tanto das pessoas como das normas que geram trauma. Será uma jornada em que você coloca o descanso ancestral no centro, porque honrar a sua própria cura ajuda os seus antepassados a descansarem em paz, porque eles compreendem que você está fazendo o trabalho árduo de ajudar a libertar a sua linhagem de fardos. É aqui que você se compromete a não voltar a entrar no ciclo e até a se ligar a pessoas que estão igualmente empenhadas em fazer o mesmo. Quando você se liberta do velho, você convida um espaço para substituí-lo por algo que irá incorporar a abundância. Assim, como um questionamento final de reflexão para você, pergunto: "O que vai tomar o lugar desses velhos padrões?" Você pode escolher. Você tem uma escolha. Essa é uma fonte de poder que nenhum trauma pode tirar de você. E a beleza adicional disso é que você pode fazer essa escolha todos os dias. A cada dia, serão apresentadas novas oportunidades para continuar a quebrar ciclos. Espero que você escolha o caminho da coragem e volte a qualquer uma das práticas que achar necessária para continuar a construir a sua saúde geracional.

Minha mãe disse recentemente ao meu pai, à minha irmã e a mim algumas belas palavras que me ajudaram a compreender melhor o que esta jornada de quebra de ciclo nos impele a fazer. Ao refletir sobre tudo o que ela sofreu e toda a dor que os outros lhe causaram, ela disse que já não estava mais querendo se apegar à dor. Aos sessenta e cinco anos, comprometeu-se a se libertar do peso que vinha carregando por mais de seis décadas. Pôs a bagagem no chão. Não queria mais sobrecarregar as costas com a culpa intergeracional que trazia na bagagem que transportara da República Dominicana. Ela estava pronta para entrar na abundância intergeracional. Ao fazê-lo, ela disse as palavras mais curativas que já ouvi a minha mãe dizer. Ela disse: "Estoy en mi era de paz." ("Estou na minha era de paz.") A minha mãe está vivendo o seu legado de paz. Eu a vejo rir como a sua criança interior nunca teve a oportunidade de rir e nos abraçar sem que as emoções a sobrecarreguem, e vejo os seus olhos refletirem uma alegria sem limites. Meu pai também expressou um pensamento que me tocou o coração e me ajudou a ver a abundância em que temos vivido. Ele e eu estávamos tendo uma conversa sincera sobre as gerações da nossa família, e o único aspecto central que tem mantido a nossa família enraizada, apesar das múltiplas formas em que as nossas vidas foram atingidas pela dor. Ele observou que, independentemente do quanto cada um de nós sofreu, continuamos a transmitir uma "herança de amor". Esse é o legado que os meus pais puderam me oferecer. Uma herança de amor. Amor em ação. Eu peguei isso e lamentei o que eles não puderam dar. Peguei o que eles me ofereceram e criei amor sob a forma de cura, aqui, para todos nós podermos sempre voltar e recorrer a ele, da mesma forma que eu volto aos braços dos meus pais por amor. A minha mãe e o meu pai evoluíram muito na sua cura, tal como a minha irmã, tal como eu. O meu sobrinho, Aiden, o portador do legado, tem a oportunidade de conhecer uma família que está profundamente mergulhada em liberdade geracional, em vez de estar mergulhada em um trauma geracional. E não consigo pensar em um presente melhor para oferecer ao nosso querido descendente, na sua geração.

Os meus clientes e a minha família foram os guias que ajudaram a tornar este livro uma poderosa ferramenta de cura para toda uma geração que rompe ciclos e de construtores de legados. Espero que você tenha sido capaz de ver como este livro é o seu companheiro na construção desse legado para si mesmo, como tem sido para todos nós. Espero que este seja o livro de que você precisava, aquele pelo qual esperava, que o tenha ajudado a curar e o livro para o qual sinta que pode voltar inúmeras vezes. Volte a ele sempre que precisar. Partilhe-o com pessoas que possam precisar se curar. E vamos continuar a destruir as marcas prejudiciais para as gerações futuras.

Agradecimentos

Em primeiro lugar, obrigada à minha família, por dar espaço à nossa cura contínua e por permitir que nossa história seja refletida nas páginas deste livro, para que outros também possam se curar.

Também gostaria de estender um caloroso agradecimento a:

Meus editores, Cassidy Sachs e Sam Jackson, por sua incrível orientação e cuidado com cada palavra refletida neste guia de cura. Cassidy, você é simplesmente a melhor parceira de pensamento que eu poderia desejar. A sua abordagem gentil ao meu trabalho me ajudou a ultrapassar as partes árduas da escrita e a me superar para além de qualquer capacidade que eu pensava ter como autora. Obrigada por ter investido tanto neste título e por ter acreditado em mim. Agradeço-lhe mais do que imagina. Sam, você foi uma voz e um equilíbrio imprescindíveis neste livro. Você me ajudou a compreender como me aprofundar e como me distanciar do meu trabalho de formas tão necessárias — uma habilidade que levarei para sempre comigo. Muito obrigada a ambos pelo que depositaram neste livro. Estou muito orgulhosa do que criamos aqui.

Às minhas brilhantes agentes, Katherine Latshaw e Sonali Chanchani, por acreditarem neste livro e na sua missão de construir uma geração de quebra ciclos. Katherine, desde o primeiro dia em que nos encontramos, senti o seu empenho, não só em relação a este livro, mas também em me ajudar a estabelecer a minha própria voz como autora. E você faz tudo isso com muito humor e leveza. É uma das qualidades que mais aprecio em você, entre todas que há para amar. Sonali, a sua capacidade de manter esta minha visão com um cuidado tão meticuloso é inigualável. A sua dedicação é algo que sinto cada vez que nos encontramos, e me sinto muito honrada por você estar me ajudando a trazer este título ao mundo. Você carregou a mim e a este projeto com tanta graça, e estou muito grata por isso e por você.

A todos os membros da equipe da Dutton que tão atenciosamente me ofereceram a sua experiência e contribuíram para a realização de *Quebrando ciclos* — incluindo Stephanie Cooper, Diamond Bridges, Lauren Morrow, Hannah Poole, Amanda Walker, Marie Finamore, Heather Rodino e todos os que ajudaram a dar vida a este livro — obrigada, de verdade.

Aos meus mentores, dra. Diana Puñales-Morejón, dr. Santos Vales, dra. Traci Stein, dra. Elizabeth Fraga e dra. Dinelia Rosa, que me ajudaram a encontrar a minha voz clínica e a entrar nesse campo com confiança e firmeza de propósito. Obrigada por acreditarem que a minha voz tinha lugar em espaços onde as nossas vozes não são proeminentes. Obrigada por me ajudarem a acreditar no mesmo. Santos e Diana, vocês preencheram um vazio no meu mundo que nunca mais poderá ser esvaziado. Obrigada pelo seu amor e carinho por mim, *família*. Amo vocês de todo coração.

Às minhas irmãs que me deram espaço e carinho nesta jornada do livro. Dra. Courtney Rose, a sua amizade tem sido uma parte inestimável do meu crescimento pessoal e profissional, e estou profundamente grata por conhecê-la e testemunhar o seu gênio ao longo destes anos. Dra. Roshnee Vázquez, sou muito grata pelo seu apoio e por acreditar tanto neste livro quanto acreditou, *mil gracias mi hermana*. Jodieann Nelson, a minha irmã de outra mãe e uma grande defensora do meu trabalho, a sua presença na minha vida é ouro, e eu simplesmente adoro envelhecer sabendo que você é uma amiga com quem posso contar. Minha querida Layla Saad, você é um dos seres humanos mais completos que conheço. Tenho muito carinho por você. Obrigada por me ajudar a me ver como um antepassado vivo. E à minha querida prima Leezet Matos, você ilumina a minha vida de muitas

AGRADECIMENTOS

maneiras. Obrigada por ser a luz que você é. Obrigada por sua amizade e por manter meus pensamentos e emoções enquanto eu navegava pelo processo deste livro.

Aos maravilhosos amigos e colegas que elevaram o meu trabalho e minha família, incluindo Ana Flores, Vanessa Santos, Paula Duran, Aila Castane Jalloh, Melissa Bailey, María Fernanda Salaverría, Amy Morin, Lewis Howes e a Team Greatness, Dave Aizer, Kristie Usher e Cookie Hopkins, obrigada por seu apoio indispensável, sempre.

À minha família, tia Nerys, Tivo, Chago, tia Nini, tia Piza, tia Hilda e *mis hermanos*, que ajudaram a me criar e que me nutriram e amaram sempre. Obrigada por terem me ajudado a me tornar uma mulher de poder e força geracional.

Aos curadores que me deram espaço e cuidaram de mim e da minha família, dr. Joseph Reynoso, dr. Harish Seethamraju, Pam Philippsborn, dr. Rajesh J. Pandey, Yolanda Amador, Alyssa Sandler e Rocio Navarro. Obrigada por seus cuidados holísticos e personalizados, em nome de todos nós.

Aos meus pequeninos — Leo e Marley. Obrigada por me permitirem derramar amor e carinho em suas vidas.

À Mamá, por ser uma força tão poderosa e um guia em minha vida. Espero tê-la deixado orgulhosa. Descanse em paz, *mi vieja*.

Aos meus pais, Rammy e Margarita, obrigada por sua herança de amor. Mas vocês me deram muito mais do que amor. Deram-me uma força que só pode ser explicada como intergeracional. A sua vontade de quebrar ciclos não passa despercebida. Sei que fizeram o melhor que puderam. E eu aprecio o seu melhor e tenho mais amor por vocês do que o meu coração pode conter.

Para minha irmã, Lady. Minha musa. Minha luz. Minha companheira de vida. Nós vivemos todos os momentos da vida lado a lado. Como minha mãe nos chama, os seus pulmões direito e esquerdo, sempre dando vida à nossa família. Veja o que nós criamos dentro deste livro. Foi você que despertou em mim a vontade de ajudar os outros a se curarem. Espero que continue sempre a florescer e a viver em abundância. Estarei sempre aqui com você para ver que a sua vida está sempre transbordando de amor.

Para Andy, meu querido pequenino. Você está para sempre no meu coração. Obrigada por ter entrado em nossas vidas por aqueles breves momentos. Nós somos para sempre melhores por sua causa.

Para Aiden, meu querido descendente, você é o centro, o ponto central, a motivação para todos nós sermos seres humanos melhores. Você me surpreende todos os dias da sua vida simplesmente por ser você. Brilhe sempre, procure sempre o equilíbrio e saiba sempre que é amado.

Aos meus clientes. Obrigada por me honrarem com as suas histórias e me permitirem carregar as suas histórias intergeracionais ao seu lado. Espero que sintam que as carreguei com cuidado.

E a vocês, que quebram os ciclos deste mundo, obrigada pela inspiração para criar um protocolo de cura para todos nós. Que possam continuar a construção do seu legado, agora e para sempre.

APÊNDICE A

Chá curativo de capim-limão de Mamá Tutúna

O capim-limão é conhecido por aumentar a imunidade, ajudar a melhorar o sono, reduzir a dor, regular o açúcar, regular os níveis de colesterol, regular os hormônios e tem propriedades antioxidantes, entre muitos outros benefícios para a saúde conhecidos há gerações.

- 1 colher de sopa de talo de capim-limão fresco picado
- 1 colher de chá de gengibre fresco ralado
- 3 folhas de manjericão fresco picadas
- 1 colher de sopa de mel
- 1 pau de canela

Em uma caneca, misture o capim-limão, o gengibre, o manjericão, o mel e a canela utilizando um infusor de chá. Adicione água fervente e deixe em infusão durante cinco minutos antes de beber.

- **Tempo de preparo:** 5 minutos conscientes
- **Tempo para beber:** 5 minutos conscientes
- **Tempo total de cura:** 10 minutos de quebra de ciclo

Aviso sobre o uso de ervas e plantas medicinais: o corpo de cada pessoa é feito de forma diferente e responderá de forma diferente às ervas e plantas medicinais. Todas as recomendações propostas neste livro devem ser consideradas apenas a título informativo e usadas com precaução. Por favor, consulte os curadores locais que sejam versados no uso de plantas medicinais para que você possa aprender melhor que remédio caseiro faria sentido introduzir ao seu corpo, mente e espírito.

APÊNDICE B

Técnicas de aterramento para curar traumas intergeracionais

1. Técnica de Libertação Emocional (TLE)
2. Relaxamento muscular progressivo
3. Ioga com base no trauma
4. Lu Jong
5. Meditação de banho de som
6. Estimulação do nervo vagal ventral
7. Respiração ritmada
8. Meditação guiada
9. Terapia de movimentos de dança
10. Exercícios imagéticos
11. Escaneamentos corporais
12. Biofeedback
13. Balanço
14. Cantarolar
15. Yoga nidra
16. Tai chi/qigong
17. Recitação de mantras
18. Escrever em um diário
19. Alongamentos à luz de velas
20. Firmar-se com os cinco sentidos

APÊNDICE C

Práticas de cura holísticas

1. Ventosaterapia
2. Reflexologia
3. Tratamentos de sauna
4. Massagens linfáticas
5. Suplementos nutricionais
6. Acupuntura
7. Equilíbrio dos chacras
8. Reiki
9. Cozinhar e comer com atenção
10. Estimulação de temperatura fria
11. Equilíbrio da flora intestinal
12. Aromaterapia
13. Horticultura (terapia vegetal)
14. Automassagens
15. Ver um nascer ou um pôr do sol
16. Passeios conscientes ao ar livre
17. Banhos quentes
18. Cerimônias de chá
19. Fazer arte
20. Luz solar natural

APÊNDICE D

Meditações sonoras

Acesse o link para ouvir as meditações sonoras com curadoria da dra. Mariel Buqué.

Ao utilizar esse QR code, reconheço que li e concordo com a Política de Privacidade da Penguin Random House (prh.com/privacy) e os Termos de Uso (prh.com/terms) e entendo que a Penguin Random House pode coletar certas categorias de informações pessoais para os fins listados nessa política, divulgar, vender ou compartilhar certas informações pessoais e reter informações pessoais de acordo com a política localizada aqui: prh.com/privacy. Você pode cancelar a venda ou compartilhamento de informações pessoais a qualquer momento em prh.com/privacy/right-to-opt-out-of-sale-form.

Bibliografia

Capítulo 1 — Você pode quebrar ciclos

Duran, Eduardo. *Healing the Soul Wound: Trauma-Informed Counseling for Indigenous Communities*. Nova York: Teachers College Press, 2021.

Houck, James A. *When Ancestors Weep: Healing the Soul from Intergenerational Trauma*. Bloomington, IN: Abbott Press, 2018.

Capítulo 2 — O seu eu superior intergeracional

Chopra, Deepak. *The Higher Self*. Nova York: Simon & Schuster, 2001.

Faddegon, Tom. "Using the Higher Self to Overcome False Beliefs". Higher Self Yoga, 3 de março de 2022. https:// higherselfyoga.org/higher-self-overcome-false-beliefs.

Gaia Staff. "How to Connect with the Divine Energy Your Higher Self Holds". Gaia, 24 de junho de 2022. https://www.gaia.com/article/how-connect-your-divine-energy-self-4-steps.

Higher Self Yoga. "10 Ways to Connect with Your Higher Self". 12 de setembro de 2021. https:// higherselfyoga.org/how-to-connect-with-your-higher-self.

John, Jaiya. *Freedom: Medicine Words for Your Brave Revolution*. Camarillo, CA: Soul Water Rising, 2021.

Kaur, Rupi. *Home Body*. Nova York: Simon & Schuster, 2020.

Laz, Athena. "What Actually Is a 'Higher Self' & How Do I Connect to Mine?" *Mindbodygreen*, 2 de março de 2023. https://www.mindbodygreen.com/articles/connect-to-your-higher-self-what-this-phrase-really-means/.

Luna, Alethia. "Higher Self: 11 Ways to Connect with Your Soul". LonerWolf, 27 de outubro de 2022. https://lonerwolf.com/higher-self/.

O'Sullivan, Natalia, and Terry O'Sullivan. *Ancestral Healing Made Easy: How to Resolve Ancestral Patterns and Honour Your Family History*. Londres: Hay House, 2021.

Rogers, Scott L. *The Elements of Mindfulness: An Invitation to Explore the Nature of Waking Up to the Present Moment and Staying Awake*. Nova York: Mindful Living Press, 2017.

Yugay, Irina. "How to Connect with Your Higher Self, According to Mindvalley's Spirituality Teachers". Mindvalley, 10 de maio de 2022. https://blog.mindvalley.com/higher- self/#h-what-is-your-higher-self.

Capítulo 3 — O seu corpo se lembra do trauma

American Psychological Association. "Stress Effects on the Body". 8 de março de 2023. https:// www.apa.org/topics/stress/body.

Barker, D. J. "The Fetal and Infant Origins of Adult Disease". *British Medical Journal/British Medical Association* 301 (1990): 1111.

Boccia, Maddalena, Laura Piccardi e Paola Guariglia. "The Meditative Mind: A Comprehensive Meta-Analysis of MRI Studies". *Biomedical Research International* (2015): 11.

Bonaz, Bruno, Valérie Sinniger e Sonia Pellissier. "Anti-Inflammatory Properties of the Vagus Nerve: Potential Therapeutic Implications of Vagus Nerve Stimulation". *Journal of Physiology* 594, nº 20 (2016): 5781-790.

_____. "The Vagus Nerve in the Neuro-Immune Axis: Implications in the Pathology of the Gastrointestinal Tract". *Frontiers in Immunology* 8 (2017): 1452.

Bourzat, Françoise e Kristina Hunter. *Consciousness Medicine: Indigenous Wisdom, Entheogens, and Expanded States of Consciousness for Healing and Growth*. Berkeley: North Atlantic Books, 2019.

Bullmore, Edward. *The Inflamed Mind: A Radical New Approach to Depression*. Nova York: Picador, 2018.

Campbell, Jennifer A., Rebekah J. Walker e Leonard E. Egede. "Associations between Adverse Childhood Experiences, High-Risk Behaviors, and Morbidity in Adulthood". *American Journal of Preventive Medicine* 50, nº 3 (2016): 344-32.

Center on the Developing Child at Harvard University. *In Brief: Connecting the Brain to the Rest of the Body*. 2021. https://developingchild.harvard.edu/resources/inbrief--connecting-the-brain-to-the-rest-of-the-body/.

Collins, Stephen M. "Stress and the Gastrointestinal Tract IV. Modulation of Intestinal Inflammation by Stress: Basic Mechanisms and Clinical Relevance". *American Journal of Physiology: Gastrointestinal and Liver Physiology* 280, nº 3 (2001): G315-318.

Hays, Seth A., Robert L. Rennaker e Michael P. Kilgard. "Targeting Plasticity with Vagus Nerve Stimulation to Treat Neurological Disease". *Progress in Brain Research* 207 (2013): 275-99.

Jones, Heather. "Understanding the Body's Stress Response". *Verywell Health*, 21 de junho de 2022. https://www.verywellhealth.com/stress-hormones-5224662.

Jungmann, Manuela, Shervin Vencatachellum, Dimitri van Ryckeghem e Claus Vögele. "Effects of Cold Stimulation on Cardiac-Vagal Activation in Healthy Participants: Randomized Controlled Trial". *Journal of Medical Internet Research* 2, nº 2 (2018): e10257.

Kelly, John R., Paul J. Kennedy, John F. Cryan, Timothy G. Dinan, Gerard Clarke e Niall P. Hyland. "Breaking Down the Barriers: The Gut Microbiome, Intestinal Permeability and Stress-Related Psychiatric Disorders". *Frontiers in Cellular Neuroscience* 9 (2015): 392.

Kempuraj, Duraisamy, Ramasamy Thangavel, Prashant A. Natteru, Govindhasamy P. Selvakumar, Daniyal Saeed, H. Zahoor, Smita Zaheer, S. Shankar Iyer, e Asgar Zaheer. "Neuroinflammation Induces Neurodegeneration". *Journal of Neurology, Neurosurgery and Spine* 1, nº 1 (2016): 1003.

Kendall-Tackett, Kathleen. *The Psychoneuroimmunology of Chronic Disease: Exploring the Links between Inflammation, Stress, and Illness*. Washington, DC: American Psychological Association, 2009.

Korb, Alex. *The Upward Spiral: Using Neuroscience to Reverse the Course of Depression, One Small Change at a Time*. Oakland: New Harbinger Publications, 2015.

Lupien, Sonia J., Charles W. Wilkinson, Sophie Brière, Catherine Ménard, Ng Mien Kwong Ng Kin, e Nayana Nair. "The Modulatory Effects of Corticosteroids on Cognition: Studies in Young Human Populations". *Psychoneuroendocrinology* 27 (2002): 401-16.

Macgill, Markus. "Alzheimer's Disease: Symptoms, Stages, Causes, and Treatments". *Medical News Today*, 3 de setembro de 2020. https://www.medicalnewstoday.com/articles/159442.

Maté, Gabor. *When the Body Says No: The Cost of Hidden Stress*. Pontiac: Scribe, 2003.

Nabavizadeh, Fatemeh, Mohammad Vahedian, Hedayat Sahraei, Soheila Adeli e Ehsan Salimi. "Physical and Psychological Stress Have Similar Effects on Gastric Acid and Pepsin Secretions in Rat". *Journal of Stress Physiological Biochemistry* 7 (2011): 164-74.

Nakazawa, Donna J. *Childhood Disrupted: How Your Biography Becomes Your Biology, and How You Can Heal*. Nova York: Atria Books, 2016.

Naveen, Gupta H., Shivarama Varambally, Jagadisha Thirthalli, Mukund Rao, Rita Christopher, e B. N. Gangadhar. "Serum Cortisol and BDNF in Patients with Major Depression-Effect of Yoga". *International Review of Psychiatry* 28, nº 3 (2016): 273-78.

Nerurkar, Aditi, Asaf Bitton, Roger B. Davis, Russell S. Phillips, e Gloria Yeh. "When Physicians Counsel About Stress: Results of a National Study". *Journal of the American Medical Association—Internal Medicine* 173, nº 1 (2013): 76-7.

Nguyen, Kathy. "Echoic Survivals: Re-documenting Pre-1975 Vietnamese Music as Historical Sound/Tracks of Remembering". *Violence: An International Journal* 1, nº 2 (2020): 303-31.

Nicholson, Jeremy K., Elaine Holmes, e Ian D. Wilson. "Gut Microorganisms, Mammalian Metabolism and Personalized Health Care". *Nature Reviews— Microbiology* 3 (2005): 431-38.

Osanloo, Naser, Naheed Sarahian, Homeira Zardooz, Hedayat Sahraei, Mohammad Sahraei, e Bahareh Sadeghi. "Effects of Memantine, an NMDA Antagonist, on Metabolic Syndromes in Female NMRI Mice". *Basic and Clinical Neuroscience* 6, nº 4 (2015): 239-52.

Pembrey, Marcus. "A Whiff of Fear Down the Generations". Progress Education Trust, 9 de dezembro de 2013. https://www.progress.org.uk/a-whiff-of-fear-down-the-generations/.

Pietrangelo, Ann. "The Effects of Stress on Your Body". Healthline, 21 de março de 2023. https://www.healthline.com/health/stress/effects-on-body#Central-nervous-and--endocrine-systems.

Qin, Hong-Yan, Chung-Wah Cheng, Xu-Dong Tang e Zhao-Xiang Bian. "Impact of Psychological Stress on Irritable Bowel Syndrome". *World Journal of Gastroenterology* 20, nº 39 (2014): 14126-4131.

Ramsey, Drew. *Eat to Beat Depression and Anxiety: Nourish Your Way to Better Mental Health in Six Weeks*. Nova York: Harper Wave, 2021.

Sarahian, Nahid, Hedayat Sahraei, Homeira Zardooz, Hengamet Alibeik e Baharet Sadeghi. "Effect of Memantine Administration within the Nucleus Accumbens on Changes in Weight and Volume of the Brain and Adrenal Gland During Chronic Stress in Female Mice". *Modares Journal of Medical Sciences: Pathobiology* 17 (2014): 71-82.

Segerstrom, Suzanne C. e Gregory E. Miller. "Psychological Stress and the Human Immune System: A Meta-analytic Study of 30 Years of Inquiry". *Psychology Bulletin* 130, nº 4 (2004): 601-30.

Shonkoff, Jack P. *Re-envisioning Early Childhood Policy and Practice in a World of Striking Inequality and Uncertainty*. Center on the Developing Child at Harvard University, janeiro de 2022. https://developingchild.harvard.edu/re-envisioning-ecd/.

Tabish, Syed, A. "Complementary and Alternative Healthcare: Is It Evidence-Based?" *International Journal of Health Sciences* 2, nº 1 (2008), v–x.

van der Kolk, Bessel. *The Body Keeps the Score: Brain, Mind, and Body in the Healing of Trauma*. Nova York: Penguin Publishing Group, 2014.

Yaribeygi, Habib, Yunes Panahi, Hedayat Sahraei, Thomas, P. Johnston e Amirhossein Sahebkar. "The Impact of Stress on Body Function: A Review". *Experimental and Clinical Sciences Journal* 16 (2017): 1057-072.

Yuan, Haidan, Qianqian Ma, Li Ye e Guangchun Piao. "The Traditional Medicine and Modern Medicine from Natural Products". *Molecules* 21, nº 5 (2016): 559.

Capítulo 4 — O trauma não curado e você

Bowers, Mallory e Rachel Yehuda. "Intergenerational Transmission of Stress in Humans". *Neuropsychopharmacology* 41 (2016): 232-44.

Copping, Valerie. *Re-circuiting Trauma Pathways in Adults, Parents, and Children*. Nova York: Routledge, 2018.

Coyle, Sue. "Intergenerational Trauma—Legacies of Loss". *Social Work Today* 14 (2014): 18.

Cunningham, Ashley M., Deena M. Walker, Aarthi Ramakrishnan, Marie A. Doyle, Rosemary C. Bagot, Hannah M. Cates, Catherine J. Peña, Orna Issler, Casey K. Lardner, Caleb Browne, Scott J. Russo, Li Shen e Eric J. Nestler. "Sperm Transcriptional State Associated with Paternal Transmission of Stress Phenotypes". *Journal of Neuroscience* 41 (2021): 6202-216.

Franco, Fabiana. "Understanding Intergenerational Trauma: An Introduction for Clinicians". *GoodTherapy*, 8 de janeiro de 2021. https://www.goodtherapy.org/blog /Understanding_ Intergenerational_Trauma.

Herman, Judith L. *Trauma and Recovery.* Nova York: Basic Books, 1997.

Houck, James A. *When Ancestors Weep: Healing the Soul from Intergenerational Trauma.* Bloomington: Abbott Press, 2018.

Isobel, Sophie, Melinda Goodyear, Trentham Furness e Kim Foster. "Preventing Intergenerational Trauma Transmission: A Critical Interpretive Synthesis". *Journal of Clinical Nursing* 28, n°s 7–8 (2019): 1100-113.

Leal, Melissa, Beth R. Middleton e M. Moreno. *Intergenerational Trauma and Healing.* Basel: MDPI, 2021.

Lipton, Bruce H. *The Biology of Belief: Unleashing the Power of Consciousness, Matter & Miracles.* Carlsbad, CA: Hay House, 2016.

Lumey, Lambert H., Aryeh D. Stein, Henry S. Kahn, Karin M. van der Pal-de Bruin, Gerard J. Blauw, Patricia A. Zybert e Ezra S. Susser. "The Dutch Hunger Winter". *International Journal of Epidemiology* 36, n° 6 (2007): 1196-204.

Maracle, Lee. *First Wives Club: Coast Salish Style.* Penticton, BC: Theytus Books, 2010.

Perroud, Nader P., Eugene Rutembesa, Ariane Paoloni-Giacobino, Jean Mutabaruka, Léon Mutesa, Ludwig Stenz, Alain Malafosse e Félicien Karege. "The Tutsi Genocide and Transgenerational Transmission of Maternal Stress: Epigenetics and Biology of the HPA Axis". *World Journal of Biological Psychiatry* 15, n° 4 (2014): 334-45.

Perry, Bruce e Oprah Winfrey. *What Happened to You? Conversations on Trauma, Resilience, and Healing.* Nova York: Flatiron Books, 2021.

Somé, Malidoma P. *The Healing Wisdom of Africa: Finding Life Purpose Through Nature, Ritual, and Community.* Nova York: TarcherPerigee, 1999.

Waretini-Karena, Rāwiri. "Transforming Māori Experiences of Historical Intergenerational Trauma". Tese de doutorado, Te Whare Wānanga o Awanuiārangi Indigenous University, 2014.

Wolynn, Mark. *It Didn't Start with You: How Inherited Family Trauma Shapes Who We Are and How to End the Cycle.* Nova York: Penguin Publishing Group, 2017.

Yehuda, Rachel, Sarah L. Halligan e Robert Grossman. "Childhood Trauma and Risk for PTSD: Relationship to Intergenerational Effects of Trauma, Parental PTSD, and Cortisol Excretion". *Development and Psychopathology* 13, n° 3 (2001): 733-53.

Yehuda, Rachel, Stephanie Mulherin Engel, Sarah R. Brand, Jonathan Seckl, Sue M. Marcus e Gertrude S. Berkowitz. "Transgenerational Effects of Posttraumatic Stress Disorder in Babies of Mothers Exposed to the World Trade Center Attacks During Pregnancy". *Journal of Clinical Endocrinology & Metabolism* 90, n° 7 (2005): 4115-118.

Yehuda, Rachel e Amy Lehrner. "Intergenerational Transmission of Trauma Effects: Putative Role of Epigenetic Mechanisms". *World Psychiatry* 17, n° 3 (2018): 243-57.

Capítulo 5 — Uma herança genética

Barker, David J. P. *Mothers, Babies and Health in Later Life.* London: Churchill Livingstone, 1998.

Bernard-Bonnin, Anne-Claude. "Maternal Depression and Child Development". *Paediatrics & Child Health* 9, n° 8 (2004): 575-83.

Conradt, Elisabeth, Daniel E. Adkins, Sheila Crowell, Catherine Monk e Michael S. Kobor. "An Epigenetic Pathway Approach to Investigating Associations between Prenatal Exposure to Maternal Mood Disorder and Newborn Neurobehavior". *Developmental Psychopathology* 30, nº 3 (2018): 881-90.

Cummings, E. Mark e Patrick T. Davies. "Maternal Depression and Child Development". *Journal of Child Psychology and Psychiatry* 35, nº 1 (1994): 73-112.

Cunningham, Ashley M., Deena M. Walker, Aarthi Ramakrishnan, Marie A. Doyle, Rosemary C. Bagot, Hannah M. Cates, Catherine J. Peña, Orna Issler, Casey K. Lardner, Caleb Browne, Scott J. Russo, Li Shen e Eric J. Nestler. "Sperm Transcriptional State Associated with Paternal Transmission of Stress Phenotypes". *Journal of Neuroscience* 41 (2021): 6202-216.

Dispenza, Joe. *Breaking the Habit of Being Yourself: How to Lose Your Mind and Create a New One*. Carlsbad: Hay House, 2013.

Franklin, Tamara B., Holger Russig, Isabelle C. Weiss, Johannes Graff, Natcha Linder, Aubin Michalon, Sandor Vizi e Isabelle M. Mansuy. "Epigenetic Transmission of the Impact of Early Stress across Generations". *Biological Psychiatry* 68 (2010): 408-15.

Gapp, Katharina, Ali Jawaid, Peter Sarkies, Johannes Bohacek, Pawel Pelczar, Juliene Prados, Laurent Farinelli, Eric Miska e Isabelle M. Mansuy. "Implication of Sperm RNAs in Transgenerational Inheritance of the Effects of Early Trauma in Mice". *Nature Neuroscience* 17 (2014): 667-69.

Gustafson, Craig. "Bruce Lipton, PhD: The Jump from Cell Culture to Consciousness". *Integrative Medicine* 16, nº 6 (2017): 44-50.

Houck, Patrick A. *When Ancestors Weep: Healing the Soul from Intergenerational Trauma*. Austin: Abbott Press, 2018.

Hui, Alyssa. "How Does Stress Impact Different Parts of the Body?" *Verywell Health*, Abril 5, 2023. https://www.verywellhealth.com/how-does-stress-affect-different-parts-of-the-body-7375233.

Levine, Peter A. *Waking the Tiger: Healing Trauma*. Berkeley: North Atlantic Books, 1997.

Liang Yiming, Zhao Yiming, Zhou Yueyue e Liu Zhengkui. "How Maternal Trauma Exposure Contributed to Children's Depressive Symptoms following the Wenchuan Earthquake: A Multiple Mediation Model Study". *International Journal of Environmental Research Public Health* 19, nº 24 (2022): 16881.

Lismer, Ariane, Vanessa Dumeaux, Christine Lafleur, Romain Lambrot, Julie Brind'Amour, Matthew C. Lorincz e Sarah Kimmins. "Histone H3 Lysine 4 Trimethylation in Sperm Is Transmitted to the Embryo and Associated with Diet-Induced Phenotypes in the Offspring". *Developmental Cell* 56, nº 5 (2021): 671-86.

Lupien, Sonia J., Charles W. Wilkinson, Sophie Brière, Catherine Ménard, Ng Y. Kin e Nibu P. Nair. "The Modulatory Effects of Corticosteroids on Cognition: Studies in Young Human Populations". *Psychoneuroendocrinology* 27 (2002): 401-16.

MacBride, Katie. "Can You Inherit Stress? Sperm Study Reveals Link to Mood". *Inverse*, 7 de junho de 2021. https://www.inverse.com/mind-body/generational-mood-disorders-study.

Marsh, Jason. "Do Mirror Neurons Give Us Empathy?" *Greater Good Magazine*, 29 de março de 2012. https://greatergood.berkeley.edu/article/item/do_mirror_neurons_give_-empathy.

Maté, Gabor. *When the Body Says No: The Cost of Hidden Stress*. Austin: Scribe, 2003.

National Scientific Council on the Developing Child. "Early Experiences Can Alter Gene Expression and Affect Long-Term Development". 2010. https://harvardcenter-.wpen-ginepowered.com/wp-content/uploads/2010/05/Early-Experiences-Can-Alter-Gene--Expression-and-Affect-Long-Term-Development.pdf.

Švorcová, Jana. "Transgenerational Epigenetic Inheritance of Traumatic Experience in Mammals". *Genes* 14, nº 1 (2023):120.

Thumfart, Kristina M., Ali Jawaid, Kristina Bright, Marc Flachsmann e Isabelle M. Mansuy. "Epigenetics of Childhood Trauma: Long Term Sequelae and Potential for Treatment". *Neuroscience and Biobehavioral Reviews* 132 (2022): 1049-066.

van der Kolk, Bessel. *The Body Keeps the Score: Brain, Mind, and Body in the Healing of Trauma*. Nova York: Penguin Publishing Group, 2014.

van Steenwyk, Gretchen e Isabelle M. Mansuy. "Epigenetics and the Impact of Early-Life Stress across Generations". *Stress: Genetics, Epigenetics and Genomics* 4 (2021): 297-307.

Wolynn, Mark. *It Didn't Start with You: How Inherited Family Trauma Shapes Who We Are and How to End the Cycle*. Nova York: Penguin Publishing Group, 2017.

Yehuda, Rachel e Linda M. Bierer. "The Relevance of Epigenetics to PTSD: Implications for the DSM-V". *Journal of Trauma Stress* 22 (2009): 427-34.

Yehuda, Rachel, Stephanie Mulherin Engel, Sarah R. Brand, Jonathan Seckl, Sue M. Marcus e Gertrude S. Berkowitz. "Transgenerational Effects of Posttraumatic Stress Disorder in Babies of Mothers Exposed to the World Trade Center Attacks During Pregnancy". *Journal of Clinical Endocrinology & Metabolism* 90, nº 7 (2005): 4115-118.

Yehuda, Rachel e Amy Lehrner. "Intergenerational Transmission of Trauma Effects: Putative Role of Epigenetic Mechanisms". *World Psychiatry* 17, nº 3 (2018): 243-57.

Capítulo 6 — O seu sistema nervoso intergeracional

Baack, Gita A. *The Inheritors: Moving Forward from Generational Trauma*. Berkeley: She Writes Press, 2017.

Center on the Developing Child at Harvard University. *In Brief: Connecting the Brain to the Rest of the Body*. 2021. https://developingchild.harvard.edu/resources/inbrief--connecting-the-brain-to-the-rest-of-the-body/.

Dias, Brian G. e Kerri J. Ressler. "Parental Olfactory Experience Influences Behavior and Neural Structure in Subsequent Generations". *Nature Neuroscience* 17 (2014): 89-96.

Ghai, Meenu e Farzeen Kader. "A Review on Epigenetic Inheritance of Experiences in Humans". *Biochemical Genetics* 60 (2022): 1107-140.

Gray, Richard. "Phobias May Be Memories Passed Down in Genes from Ancestors". *Telegraph*, 1º de dezembro de 2013. https://www.telegraph.co.uk/news/science/science-news/10486479/Phobias-may-be-memories-passed-down-in-genes-from-ancestors.html.

Greeson, Katherine W., Krista M. S. Crow, Clayton Edenfield e Charles A. Easley IV. "Inheritance of Paternal Lifestyles and Exposures through Sperm DNA Methylation". *Nature Reviews Urology* 20, nº 6 (2023): 356-70.

Houck, Patrick A. *When Ancestors Weep: Healing the Soul from Intergenerational Trauma*. Austin: Abbott Press, 2018.

Nam, Min-Ho, Kwang S. Ahn e Seung-Hoon Choi. "Acupuncture Stimulation Induces Neurogenesis in Adult Brain". *International Review of Neurobiology* 111 (2013): 67-90.

National Scientific Council on the Developing Child. "Early Experiences Can Alter Gene Expression and Affect Long-Term Development". 2010. https://harvardcenter.wpenginepowered.com/wp-content/uploads/2010/ 05/Early-Experiences-Can-Alter-Gene-Expression-and-Affect-Long-Term-Development.pdf.

Pembrey, Marcus. "A Whiff of Fear down the Generations". Progress Education Trust, 9 de dezembro de 2013. https://www.progress.org.uk/a-whiff-of-fear-down-the-generations/.

Raccanello, Daniella, Camilla Gobbo, Lavinia Corona, Giorgia de Bona, Rob Hall e Robert Burro. "Long-Term Intergenerational Transmission of Memories of the Vajont Disaster". *Psychological Trauma: Theory, Research, Practice, and Policy* 14, nº 7 (2022): 1107-116.

Serpeloni, Fernanda, Karl Radtke, Simone G. de Assis, Federico Henning, Daniel Nätt e Thomas Elbert. "Grandmaternal Stress During Pregnancy and DNA Methylation of the Third Generation: An Epigenome-Wide Association Study". *Translational Psychiatry* 7 (2017): 1202.

Shonkoff, Jack P. *Re-envisioning Early Childhood Policy and Practice in a World of Striking Inequality and Uncertainty.* Center on the Developing Child at Harvard University, janeiro de 2022. https://developingchild.harvard.edu/re-envisioning-ecd/.

Siegel, Daniel J. *The Developing Mind: How Relationships and the Brain Interact to Shape Who We Are*. Nova York: Guilford Press, 2012.

University of Haifa. "Unspoken Memories of Holocaust Survivors Find Silent and Nonpathological Expression". *ScienceDaily*, 22 de junho de 2009. https://www.sciencedaily.com/releases/2009/06/090622103823.htm.

Walsh, Colleen. "What the Nose Knows". *Harvard Gazette*, 27 de fevereiro de 2020. https://news.harvard.edu/gazette/story/2020/02/how-scent-emotion-and-memory-are-intertwined-and-exploited/.

Wellness McUniverse. "EFT Tapping Points and Recipe". 2020. https://wellness.mcuniverse.com/eft-tapping-points-recipe/.

Yehuda, Rachel, Stephanie M. Engel, Sarah R. Brand, Jonathan Seckl, Sue M. Marcus e Gertrud S. Berkowitz. "Transgenerational Effects of Posttraumatic Stress Disorder in Babies of Mothers Exposed to the World Trade Center Attacks During Pregnancy". *Journal of Clinical Endocrinology & Metabolism* 90, nº 7 (2005): 4115-118.

Capítulo 7 — A sua criança interior intergeracional

Ainsworth, Mary D. S., Mary C. Blehar, Everett Waters e Sally Wall. *Patterns of Attachment: A Psychological Study of the Strange Situation*. Mahwah: Erlbaum, 1978.

Archer, Caroline. *Reparenting the Child Who Hurts: A Guide to Healing Developmental Trauma and Attachments*. Philadelphia: Jessica Kingsley Publishers, 2013.

Baron-Cohen, Simon, Michael Lombardo e Helen Tager-Flusberg. *Understanding Other Minds: Perspectives from Developmental Social Neuroscience*. Nova York: Oxford University Press, 2013.

Bernard-Bonnin, Anne-Claude. "Maternal Depression and Child Development". *Paediatrics & Child Health* 9, nº 8 (2004): 575-83.

Bowlby, John. *Attachment and Loss*, Vol. 1, *Attachment*. Nova York: Basic Books, 1969, 1982.

Burke Harris, Nadine. *The Deepest Well: Healing the Long-Term Effects of Childhood Trauma and Adversity*. Nova York: Mariner Books, 2018.

Campbell, Jennifer A., Rebekah J. Walker e Leonard E. Egede. "Associations between Adverse Childhood Experiences, High-Risk Behaviors, and Morbidity in Adulthood". *American Journal of Preventive Medicine* 50, nº 3 (2016): 344-52.

Chang Ha, Betsy. *The Paper Tiger's Daughters: A Self-Healing Journey to Stop the Generational and Intersectional Harm of ACEs in the AAPI Community*. Self-published, 2022.

Cicchetti, Dante, Fred A. Rogosch e Sheree L. Toth. "Fostering Secure Attachment in Infants in Maltreating Families through Preventive Interventions". *Development and Psychopathology* 18, nº 3 (2006): 623-49.

Cummings, E. Mark e Patrick T. Davies. "Maternal Depression and Child Development". *Journal of Child Psychology and Psychiatry* 35, nº 1 (1994): 73-112.

Escueta, Maya. "The Economics and Child Development Science of Intergenerational Trauma". Columbia Academic Commons, 2021. https://academiccommons.columbia.edu/doi/10.7916/d8-a8xg-fk13.

Forward, Susan, with C. F. Buck. *Toxic Parents: Overcoming Their Hurtful Legacy and Reclaiming Your Life*. Nova York: Bantam Books, 1989.

Gibson, Lindsay C. *Adult Children of Emotionally Immature Parents: How to Heal from Distant, Rejecting, or Self-Involved Parents*. Oakland: New Harbinger Publications, 2015.

Graham, Linda. "The Power of Mindful Empathy to Heal Toxic Shame". 2020. https://lindagraham-mft.net/pdf/WiseBrainBulletin-4-1.pdf.

Hardie-Williams, Kathy. "Emotional Incest: When Parents Make Their Kids Partners". *GoodTherapy*, 15 de setembro de 2016. https://www.goodtherapy.org/blog/emotional-covert-incest-when-parents-make-their-kids-partners-0914165.

Heller, Laurence e Aline LaPierre. *Healing Developmental Trauma: How Early Trauma Affects Self-Regulation, Self-Image, and the Capacity for Relationship*. Berkeley: North Atlantic Books, 2012.

Hosseini, Khaled. *The Kite Runner*. Nova York: Riverhead Books, 2003.

Houck, James A. *When Ancestors Weep: Healing the Soul from Intergenerational Trauma*. Bloomington: Abbott Press, 2018.

Lyons-Ruth, Karlen. "Dissociation and the Parent-Infant Dialogue: A Longitudinal Perspective from Attachment Research". *Journal of the American Psychoanalytic Association* 51, nº 3 (2003): 883-911.

Nakazawa, Donna J. *Childhood Disrupted: How Your Biography Becomes Your Biology, and How You Can Heal*. Nova York: Atria Books, 2016.
Perry, Philippa. *The Book You Wish Your Parents Had Read: And Your Children Will Be Glad That You Did*. Nova York: Penguin Life, 2020.
Porges, Stephen. *The Pocket Guide to Polyvagal Theory*. Nova York: W. W. Norton & Company, 2017.
Sack, David. "When Emotional Trauma Is a Family Affair". *Psychology Today*, 5 de maio de 2014. https://www.psychologytoday.com/us/blog/where-science-meets-the--steps/201405/ when-emotional-trauma-is-family-affair.
Siegel, Daniel J. *The Developing Mind: How Relationships and the Brain Interact to Shape Who We Are*. Nova York: Guilford Press, 2012.
Simonelli, Alessandra e Micol Parolin. "Strange Situation Test". In *Encyclopedia of Personality and Individual Differences*, editado por Virgil Zeigler-Hill e Todd Shackelford. Nova York: Springer, 2016.
Wang, X. "Breaking the Cycle of Intergenerational Trauma". Tese de doutorado, Ohio State University, 2019.
Williams, Lewis. *Indigenous Intergenerational Resilience: Confronting Cultural and Ecological Crisis*. Nova York: Routledge, 2022.

Capítulo 8 — Ciclos intergeracionais de abuso
Alexander, Pamela C. *Intergenerational Cycles of Trauma and Violence: An Attachment and Family Systems Perspective*. Nova York: W. W. Norton & Company, 2014.
Beattie, Melody. *Codependent No More: How to Stop Controlling Others and Start Caring for Yourself*. Center City: Hazelden, 1987.
Burke Harris, Nadine. *The Deepest Well: Healing the Long-Term Effects of Childhood Trauma and Adversity*. Nova York: Mariner Books, 2018.
Edleson, Jeffrey. "Cycle of Violence". In *Encyclopedia of Interpersonal Violence*, Vol. 1, editado por Claire M. Renzetti e Jeffrey L. Edleson, 166. Thousand Oaks, CA: SAGE Publications, 2008.
Francis, Elizabeth M. "Eating a Can of Worms: Treating Transgenerational Trauma in Middle Eastern Women". Tese de doutorado, Pacifica Graduate Institute, 2022.
Forward, Susan, com Craig F. Buck. *Toxic Parents: Overcoming Their Hurtful Legacy and Reclaiming Your Life*. Nova York: Bantam Books, 1989.
Graham, Linda. "The Power of Mindful Empathy to Heal Toxic Shame". 2020. https://lindagraham-mft.net/pdf/WiseBrainBulletin-4-1.pdf.
Hooks, Bell. *All about Love: New Visions*. Nova York: William Morrow, 2000.
King, R. *Healing Rage: Women Making Inner Peace Possible*. Nova York: Avery, 2008.
Lyon, Bret. "Shame and Trauma". Center for Healing Shame, 21 de agosto de 2017. https://healingshame.com/articles/2017/8/21/shame-and-trauma.
MacKenzie, J. *Psychopath Free: Recovering from Emotionally Abusive Relationships with Narcissists, Sociopaths, and Other Toxic People*. Nova York: Berkley Books, 2015.

Matsakis, Aphrodite. *Loving Someone with PTSD: A Practical Guide to Understanding and Connecting with Your Partner after Trauma.* Oakland: New Harbinger Publications, 2013.

Moylan, Carrie A., Todd I. Herrenkohl, Cindy Sousa, Emiko A. Tajima, Roy C. Herrenkohl e Jean M. Russo. "The Effects of Child Abuse and Exposure to Domestic Violence on Adolescent Internalizing and Externalizing Behavior Problems". *Journal of Family Violence* 25, n° 1 (2010): 53-63.

Snarr, Jeffrey, Amy Smith Slep e Richard Heyman. "Intergenerational Transmission of Abuse". In *Encyclopedia of Human Relationships*, editado por Harry T. Reis e Susan Sprecher, 876-78. Thousand Oaks: SAGE Publications, 2009.

Capítulo 9 — Quando o trauma coletivo entra na sua casa

Abramson, Ashley. "Substance Use During the Pandemic". American Psychological Association, 1° de março de 2021. https://www.apa.org/monitor/2021/03/substance--use--pandemic.

Agyapong, Belinda, Reham Shalaby, Ejamai Eboreime, Gloria Obuobi-Donkor, Ernest Owusu, Menard K. Adu, Wanying Mao, Folajinmi Oluwasina e Vincent I. O. Agyaponga. "Cumulative Trauma from Multiple Natural Disasters Increases Mental Health Burden on Residents of Fort McMurray". *European Journal of Psychotraumatology* 13, n° 1 (2022): 2059999.

Barker, Joanne. "Racism Is a Health Issue: How It Affects Kids, What Parents Can Do". Boston Children's Hospital, 10 de junho de 2020. https://answers.childrenshospital.org/racism-child-health/.

Caruso, Gérman D. "The Legacy of Natural Disasters: The Intergenerational Impact of 100 Years of Disasters in Latin America". *Journal of Development Economics* 127(C) (2017): 209-33.

Cohen, Sandy. "Oprah Winfrey, U.S. Surgeon General Vivek Murthy headline WOW 2023 Mental Health Summit". *UCLA Health*, 4 de maio de 2023.. https://www.ucla health.org/news/oprah-winfrey-us-surgeon-general-vivek-murthy-headline-wow #:~:text="Mental%20health%20is%20the%20defining,4%20at%20UCLA%27s%20Royce%20Hall.

Columb, David, Raza Hussain e Colin O'Gara. "Addiction Psychiatry and COVID-19: Impact on Patients and Service Provision". *Irish Journal of Psychological Medicine* 37, n° 3 (2020): 164-68.

Czeisler, Mark É., Rashon I. Lane, Emiko Petrosky, et al. "Mental Health, Substance Use, and Suicidal Ideation During the COVID-19 Pandemic — United States". *Morbidity and Mortality Weekly Report* 69, Centers for Disease Control (2020): 1049-057.

DeGruy Leary, Joy. *Post Traumatic Slave Syndrome: America's Legacy of Enduring Injury and Healing.* Baltimore: Uptone Press, 2005.

Deoni, Sean C., Jennifer Beauchemin, Alexandra Volpe e Viren Dâ Sa. "Impact of the COVID-19 Pandemic on Early Child Cognitive Development: Initial Findings in a Longitudinal Observational Study of Child Health". *MedRxiv* 5 (2021): 13.

Der Sarkissian, Alissa e Jill D. Sharkey. "Transgenerational Trauma and Mental Health Needs among Armenian Genocide Descendants". *International Journal of Environmental Research and Public Health* 18, nº 19 (2021): 10554.

DeWolf, Thomas N. e Jodie Geddes. *The Little Book of Racial Healing: Coming to the Table for Truth-Telling, Liberation, and Transformation*. Newark: Good Books, 2019.

Dyer, Owen. "Covid-19: Children Born During the Pandemic Score Lower on Cognitive Tests, Study Finds". *British Medical Journal/British Medical Association* 374 (2021): n2031.

Ellis, Wendy R. e William H. Dietz. "A New Framework for Addressing Adverse Childhood and Community Experiences: The Building Community Resilience Model". *Academic Pediatrics* 17, nº 7S (2017): S86-93.

Gindt, Morgane, Arnaud Fernandez, Aurelien Richez, Ophelie Nachon, Michele Battista e Florence Askenazy. "CoCo20 Protocol: A Pilot Longitudinal Follow-Up Study about the Psychiatric Outcomes in a Paediatric Population and Their Families During and after the Stay-at-Home Related to Coronavirus Pandemic (COVID-19)". *BMJ Open* 11, nº 4 (2021): e044667.

Goodnough, Abby. "Overdose Deaths Have Surged During the Pandemic, C.D.C. Data Shows". *New York Times*, 4 de abril de 2021. https://www.nytimes.com/2021/04/14/health/overdose-deaths-fentanyl-opiods-coronaviurs-pandemic.html.

Haines, Staci K. *The Politics of Trauma*. Berkeley: North Atlantic Books, 2019.

Hesman, Judy, Marinus H. van Ijzendoorn e Abraham Sagi-Schwartz. "Cross-Cultural Patterns of Attachment: Universal and Contextual Dimensions". In *Handbook of Attachment: Theory, Research, and Clinical Applications*, editado por J. Cassidy e P. R. Shaver, 880-905. Nova York: Guilford Press, 2008.

Hirschberger, Gilad. "Collective Trauma and the Social Construction of Meaning". *Frontiers in Psychology* 9 (2018): 1441.

Institute for Collective Trauma and Growth. "Phases of Disaster Response". 2023. https://www.ictg.org/phases-of-disaster-response.html.

Kidron, Carol A. "Embracing the Lived Memory of Genocide: Holocaust Survivor and Descendant Renegade Memory Work at the House of Being". *American Ethnologist* 37, nº 3 (2010): 429-51.

Magee, Rhonda V. *The Inner Work of Racial Justice: Healing Ourselves and Transforming Our Communities through Mindfulness*. Nova York: TarcherPerigee, 2019.

Mason, Rhapsody. "The Impact of Racism on Pediatric Mental Health". Illinois DocAssist, 21 de abril de 2021. https://docassistillinois.org/2021/04/21/the-impact-of-racism-on-diatric-mental-health/.

Menakem, Resmaa. *My Grandmother's Hands*. Las Vegas: Central Recovery Press, 2017.

Menzies, Karen. "Understanding the Australian Aboriginal Experience of Collective, Historical and Intergenerational Trauma". *International Social Work* 62, nº 6 (2019): 1522-534.

Morin, Amy. "Is Spanking Children an Effective Consequence?" *Verywell Family*, 20 de setembro de 2022. https://www.verywellfamily.com/is-spanking-children-a-good-way-to-discipline-1094756.

Morsey, Leila e Richard Rothstein. "Toxic Stress and Children's Outcomes: African American Children Growing Up Poor Are at Greater Risk of Disrupted Physiological Functioning and Depressed Academic Achievement". Economic Policy Institute, 1º de maio de 2019. https://www.epi.org/publication/toxic-stress-and-childrens-outcomes- african--american-children-growing-up-poor- are-at-greater-risk-of-disrupted-physiological--functioning-and-depressed-academic-achievement/.

Pumariega, Andres J., Jo Youngsuhk, Brent Beck e Mariam Rahmani. "Trauma and US Minority Children and Youth". *Current Psychiatry Reports* 24, nº 4 (2022): 285-95.

Rashkin, Esther. "The Haunted Child: Social Catastrophe, Phantom Transmissions, and the Aftermath of Collective Trauma". *Psychoanalytic Review* 86, nº 3 (1999): 433-53.

Richtel, Matt. "The Surgeon General's New Mission: Adolescent Mental Health". *New York Times*, 21 de março de 2023. https://www.nytimes.com/2023/03/21/health/surgeon--general-adolescents-mental-health.html.

Rupcich, Claudia, Irinia Gonzalez e Karell Roxas. "Why Millennial Latinx Parents Are Saying Goodbye to Chancla Culture". *The Skimm*, 23 de setembro de 2022. https://www.theskimm.com/parenting/millennial-latinx-parenting.

Saad, Layla F. *Me and White Supremacy: Combat Racism, Change the World, and Become a Good Ancestor*. Nova York: Sourcebooks, 2020.

Sack, David. "When Emotional Trauma Is a Family Affair". *Psychology Today*, 5 de maio de 2014. https://www.psychologytoday.com/us/blog/where-science-meets-the--steps/201405/ when-emotional-trauma-is-family-affair.

Sangalang, Cindy C. e Cindy Vang. "Intergenerational Trauma in Refugee Families: A Systematic Review". *Journal of Immigrant Minority Health* 19, nº 3 (2017): 745-54.

Saul, Jack. *Collective Trauma, Collective Healing: Promoting Community Resilience in the Aftermath of Disaster*. Nova York: Routledge, 2022.

Shah, Pooja. "How Intergenerational Trauma Impacts the South Asian Community". *Teen Vogue*, 30 de agosto de 2022. https://www.teenvogue.com/story/how-intergenerational-trauma-impacts-the-south-asian-community.

Singh, Shweta, Deblina Roy, Krittika Sinha, Sheeba Parveen, Ginni Sharma e Gunjan Joshi. "Impact of COVID-19 and Lockdown on Mental Health of Children and Adolescents: A Narrative Review with Recommendations". *Psychiatry Research* 293 (2020): 113429.

Skloot, Rebecca. *The Immortal Life of Henrietta Lacks*. Nova York: Crown, 2010.

Substance Abuse and Mental Health Services Administration. *Crisis Counseling Assistance and Training Program Guidance*. 2016. https://www.samhsa.gov/sites/default/files/images/fema-ccp-guidance.pdf.

Ungar, Michael. "Systemic Resilience: Principles and Processes for a Science of Change in Contexts of Adversity". *Ecology and Society* 23, nº 4 (2018): 34.

Vidal, Juan. "'La Chancla': Flip Flops as a Tool of Discipline". *Code Switch*, NPR, 4 de novembro de 2014. https://www.npr.org/sections/codeswitch/2014/11/04/361205792/la-chancla-flip-flops-as-a-tool-of-discipline.

Washington, Harriet A. *Medical Apartheid: The Dark History of Medical Experimentation on Black Americans from Colonial Times to the Present*. Nova York: Anchor, 2006.

Winters, Mary-Frances. *Black Fatigue: How Racism Erodes the Mind, Body, and Spirit*. Oakland: Berrett-Koehler Publishers, 2020.

World Health Organization. "COVID-19 Pandemic Triggers 25% Increase in Prevalence of Anxiety and Depression Worldwide". 2 de março de 2022. https://www.who.int/news/item/02-03-2022-covid-19-pandemic-triggers-25-increase-in-prevalence-of-anxiety-and-depression-worldwide.

Zagorski, Nick. "COVID-19's Impact on Development Remains Unclear". *Psychiatric News*, 28 de março de 2022. https://psychnews.psychiatryonline.org/doi/10.1176/appi.pn.2022.04.3.38.

Capítulo 10 — Passando pelo luto da sua linhagem traumática

Foor, Daniel. *Ancestral Medicine: Rituals for Personal and Family Healing*. Rochester: Bear & Company, 2017.

Fruzzetti, Alan. *The High-Conflict Couple: A Dialectical Behavior Therapy Guide to Finding Peace, Intimacy, and Validation*. Oakland: New Harbinger Publications, 2006.

Graham, Linda. "The Power of Mindful Empathy to Heal Toxic Shame". 2020. https://lindagraham-mft.net/pdf/WiseBrainBulletin-4-1.pdf.

Mucci, Clara. *Beyond Individual and Collective Trauma: Intergenerational Transmission, Psychoanalytic Treatment, and the Dynamics of Forgiveness*. Nova York: Routledge, 2013.

Rankin, Lisa. *Sacred Medicine: A Doctor's Quest to Unravel the Mysteries of Healing*. Louisville: Sounds True, 2022.

Robertson, Patricia K. *Connect with Your Ancestors: Transforming the Transgenerational Trauma of Your Family Tree: Exploring Systemic Healing, Inherited Emotional Genealogy, Entanglements, Epigenetics and Body Focused Systemic Constellations*. Calgary: Peaceful Possibilities Press, 2018.

Winfrey, Oprah. *The Wisdom of Sundays: Life-Changing Insights from Super Soul Conversations*. Nova York: Macmillan, 2017.

Wolynn, Mark. *It Didn't Start with You: How Inherited Family Trauma Shapes Who We Are and How to End the Cycle*. Nova York: Penguin Publishing Group, 2017.

Yehuda, Rachel e Amy Lehrner. "Intergenerational Transmission of Trauma Effects: Putative Role of Epigenetic Mechanisms". *World Psychiatry* 17, nº 3 (2018): 243-57.

Capítulo 11 — Incorporando a resiliência geracional

Houck, James A. *When Ancestors Weep: Healing the Soul from Intergenerational Trauma*. Bloomington: Abbott Press, 2018.

Kumai, Candice. *Kintsugi Wellness: The Japanese Art of Nourishing Mind, Body, and Spirit*. Nova York: Harper Wave, 2018.

Lamar, Kendrick. "DNA", *DAMN*. TDE; Aftermath; Interscope, 2017, compact disc.

Morin, Amy. *13 Things Mentally Strong People Don't Do: Take Back Your Power, Embrace Change, Face Your Fears, and Train Your Brain for Happiness and Success*. Nova York: William Morrow, 2017.

Nakazawa, Donna J. *Childhood Disrupted: How Your Biography Becomes Your Biology, and How You Can Heal*. Nova York: Atria Books, 2016.

Rankin, Lissa. *Sacred Medicine: A Doctor's Quest to Unravel the Mysteries of Healing*. Louisville: Sounds True, 2022.

Rowe, Sheila W. e Soong-Chan Rha. *Healing Racial Trauma: The Road to Resilience*. Westmont: IVP, 2020.

Schwartz, Arielle. *The Post-Traumatic Growth Guidebook: Practical Mindy-Body Tools to Heal Trauma, Foster Resilience and Awaken Your Potential*. Nova York: Pesi Publishing Media, 2020.

Shevell, Meaghan C. e Myriam S. Denov. "A Multidimensional Model of Resilience: Family, Community, National, Global and Intergenerational Resilience". *Child Abuse & Neglect* 119, nº 2 (2021): 105035.

Tedeschi, Richard G. e Lawrence G. Calhoun. "The Posttraumatic Growth Inventory: Measuring the Positive Legacy of Trauma". *Journal of Traumatic Stress* 9, nº 3 (1996): 455–71.

Wolynn, Mark. *It Didn't Start with You: How Inherited Family Trauma Shapes Who We Are and How to End the Cycle*. Nova York: Penguin Publishing Group, 2017.

Capítulo 12 — Deixando um legado geracional

Cicchetti, Dante, Fred A. Rogosch e Sheree L. Toth. "Fostering Secure Attachment in Infants in Maltreating Families through Preventive Interventions". *Development and Psychopathology* 18, nº 3 (2006): 623-49.

Coates, Susan W., Daniel S. Schechter e Elsa First. "Brief Interventions with Traumatized Children and Families after Setembro 11". In *Setembro 11: Trauma and Human Bonds*, editado por Susan W. Coates, Jane L. Rosenthal e Daniel S. Schechter, 23-49. Nova York: Analytic Press/Taylor & Francis Group, 2003.

Duncan, Alaine D. e Kathy L. Kain. *Tao of Trauma: A Practitioner's Guide for Integrating Five Element Theory and Trauma Treatment*. Berkeley: North Atlantic Books, 2019.

Gapp, Katharina, Johannes Bohacek, Jonas Grossmann, Andrea M. Brunner, Francesca Manuella, Paolo Nanni e Isabelle M. Mansuy. "Potential of Environmental Enrichment to Prevent Transgenerational Effects of Paternal Trauma". *Neuropsychopharmacology* 41, nº 11 (2016): 2749-758.

Grand, Sue. *The Hero in the Mirror: From Fear to Fortitude*. Nova York: Routledge, 2009.

Morgan, Patricia. "Intergenerational Resilience: Care*Communicate*Connect". Solutions for Resilience, sem data. https://www.solutionsforresilience.com/intergenerational-resilience/.

Schechter, Daniel S. "Intergenerational Communication of Maternal Violent Trauma: Understanding the Interplay of Reflective Functioning and Posttraumatic Psychopathology". In *Setembro 11: Trauma and Human Bonds*, editado por Susan W. Coates, Jane L. Rosenthal e Daniel S. Schechter, 115-42. Nova York: Routledge, 2013.

Schechter, Daniel S., Michael M. Myers, Susan A. Brunelli, Susan W. Coates, Charles H. Zeanah Jr., Mark Davies, John F. Grienenberger, Randall D. Marshall, Jaime E. McCaw, Kimberly A. Trabka e Michael R. Liebowitz. "Traumatized Mothers Can Change Their Minds about Their Toddlers: Understanding How a Novel Use of Videofeedback Supports Positive Change of Maternal Attributions". *Infant Mental Health Journal* 27, nº 5 (2006): 429-47.

Schofield, Thomas J., Rand D. Conger e Tricia K. Neppl. "Positive Parenting, Beliefs about Parental Efficacy, and Active Coping: Three Sources of Intergenerational Resilience". *Journal of Family Psychology* 28, nº 6 (2014): 973-78.

Shonkoff, Jack P. *Re-envisioning Early Childhood Policy and Practice in a World of Striking Inequality and Uncertainty.* Center on the Developing Child at Harvard University, janeiro de 2022. https://developingchild.harvard.edu/re-envisioning-ecd/.

Stein, Bradley D., Lisa H. Jaycox, Sheryl H. Kataoka, Marleen Wong, Wenli Tu, Marc N. Elliott e Arlene Fink. "A Mental Health Intervention for Schoolchildren Exposed to Violence: A Randomized Controlled Trial". *JAMA: Journal of the American Medical Association* 290, nº 5 (2003): 603-11.

Williams, Lewis. *Indigenous Intergenerational Resilience: Confronting Cultural and Ecological Crisis.* Nova York: Routledge, 2022.

Sobre a autora

A dra. Mariel Buqué é uma psicóloga especializada em trauma, com formação na Universidade de Columbia, professora e curadora de meditação com banhos de som. Recebeu seu doutorado em psicologia de aconselhamento da Universidade de Columbia, onde também se formou como bolsista em saúde mental holística. A sua estrutura clínica infunde práticas de cura ancestrais e indígenas em uma abordagem terapêutica moderna e abrangente. Ela utilizou a sua formação em terapia holística para integrar práticas holísticas, como a meditação de banho de som e o trabalho de respiração, o que ajudou a aprofundar a cura de traumas para toda uma geração de clientes. Além disso, ela oferece workshops de cura para empresas da Fortune 100, incluindo Google, Capital One e Meta, e dá palestras no Departamento de Psicologia da Universidade de Columbia. A dra. Buqué é muito procurada por sua experiência clínica e abordagem ao trauma e tem sido apresentada nos principais meios de comunicação, incluindo *Today*, *Good Morning America* e *ABC News*. Foi nomeada uma das 100 pessoas de maior destaque a fazer o bem, da School of Greatness, e campeã de Saúde Mental da Verywell Mind 25. Ela é originária da República Dominicana e vive atualmente em Nova Jersey.

Seu trabalho pode ser encontrado em www.drmarielbuque.com e @dr.marielbuque.

Impressão e Acabamento:
EDITORA JPA LTDA.